Guia de Bolso de Obstetrícia
2ª edição

ANTÔNIO CARLOS VIEIRA CABRAL
Professor Titular de Obstetrícia da Universidade Federal de Minas Gerais (UFMG). Mestre em Obstetrícia pela UFMG. Doutor em Obstetrícia pela Universidade Federal de São Paulo (UNIFESP). Pós-Doutor em Medicina Fetal pela University of California (São Francisco, EUA)

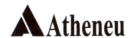

EDITORA ATHENEU

São Paulo — Rua Jesuíno Pascoal, 30
Tels.: (11) 2858-8750
Fax: (11) 2858-8766
E-mail: atheneu@atheneu.com.br

Rio de Janeiro — Rua Bambina, 74
Tel.: (21) 3094-1295
Fax: (21) 3094-1284
E-mail: atheneu@atheneu.com.br

Belo Horizonte — Rua Domingos Vieira, 319 — Conj. 1.104

CAPA: Paulo Verardo
PRODUÇÃO EDITORIAL/DIAGRAMAÇÃO: Fernando Palermo

CIP-BRASIL. CATALOGAÇÃO NA PUBLICAÇÃO
SINDICATO NACIONAL DOS EDITORES DE LIVROS, RJ

C117g
2. ed.

Cabral, Antônio Carlos Vieira
  Guia de bolso de obstetrícia / Antônio Carlos Vieira Cabral. - 2. ed. - Rio de Janeiro : Atheneu, 2017.
  : il.

  Inclui bibliografia
  ISBN 978-85-388-0811-4

1. Obstetrícia - Manuais, guias, etc. I. Título.

17-43117
CDD: 618.2
CDU: 618.2

05/07/2017   10/07/2017

CABRAL, A. C. V.
Manual Básico de Obstetrícia - 2ª edição

©Direitos reservados à EDITORA ATHENEU – São Paulo, Rio de Janeiro, Belo Horizonte, 2017.

Introdução

O *Guia de Bolso de Obstetrícia,* lançado há sete anos, atingiu seus objetivos iniciais, ou seja, permitiu que médicos em formação e durante a especialização em Tocoginecologia tivessem um instrumento de apoio a suas decisões obstétricas. De fácil consulta e com linguagem direta, permitiu que condutas iniciais de abordagem às gestantes fossem facilitadas.

Importante ressaltar que a padronização de condutas e propostas operacionais variam de serviço para serviço, tendo influência das normas padronizadas em cada secretaria municipal e estadual de saúde, assim como as normas padronizadas por organismos de âmbito nacional (Ministério da Saúde), e internacional (Organização Mundial da Saúde). Quando apresentamos uma proposta de conduta neste manual estamos considerando estes protocolos em sua média consensual, sem pretender estendê-los ou resumi-los.

Agora nesta segunda edição, incorporamos novos itens em todos os capítulos, atualizamos algumas condutas de cuidado à gestante e puérpera. Mantemos o desejo de alcançar a todos os profissionais que procuram um auxílio rápido no atendimento da paciente obstétrica.

Antônio Carlos Vieira Cabral

Sumário

Parte 1 – Protocolos e rotinas em obstetrícia

1 Assistência pré-natal 13

2 Propedêutica em obstetrícia e medicina fetal 29

3 Conduta na êmese e hiperêmese gravídica 95

4 Anemias na gravidez 99

5 Infecções na gravidez 103

6 Conduta no abortamento 117

7 Conduta na gravidez ectópica 127

8 Doença trofoblástica gestacional (mola hidatiforme) 133

9 Placenta prévia e descolamento prematuro da placenta 143

10 Conduta no trabalho de parto prematuro 155

11 Conduta na rotura prematura de membranas 163

12 Infecções urinárias na gestação 173

13 Infecções pulmonares e de vias aéreas na gestação 177

14 Normas fundamentais de assistência à gestante de risco 183

15 Conduta no diabetes durante a gravidez 189

16 Conduta nas síndromes hipertensivas 201

17 Tratamento da eclâmpsia e HELLP síndrome 211

18 Tratamento do tromboembolismo e da síndrome antifosfolipídica (SAF) na gestação 219

19 Doenças autoimunes na gestação (lúpus, síndrome antifosfolípede) 227

20 Controle tiroideano na gestação 233

21 Tratamento da epilepsia na gestação 241

22 Conduta na gestante portadora de cardiopatia 249

23 Isoimunização materna ao fator Rh 259

24 Gestação gemelar 267

25 Cuidados intensivos em obstetrícia 273

26 Assistência ao parto 295

27 Assistência ao puerpério 333

28 Infecção puerperal 343

Parte 2 – Tabelas e padrões em obstetrícia e medicina fetal

A Classificação dos fármacos pelo risco de teratogênese (FDA-OMS) 349

B Sumário dos riscos de teratogênese nos fármacos padronizados (OMS) 350

C Curva de valores normais da altura uterina 352

D Comparação de valores de altura uterina em vários estudos 353

E Ganho de peso esperado na gravidez 354

F Acurácia do cálculo da idade gestacional 355

G Cálculo da idade gestacional ao ultrassom a partir da medida do comprimento cabeça-nádega (CCN) 356

H Fórmulas para o cálculo do peso fetal (medidas em centímetros) 357

I Peso fetal para idade gestacional (peso em gramas) 358

J Peso fetal por idade gestacional em diversos estudos (peso em gramas) 360

K Parâmetros ultrassonográficos e diagnóstico do crescimento intrauterino restrito 361

L Predição do trabalho de parto prematuro pelo ultrassom transvaginal em gestações únicas assintomáticas em estudos transversais 362

M Categorias de diagnóstico para o índice de líquido amniótico (ILA) 363

N Valores normais do índice de líquido amniótico na gestação 364

O Critérios ultrassonográficos para maximizar a qualidade da translucência nucal ultrassonográfica 366

P Modificações nos índices de detecção de síndrome de Down usando TN ultrassonográfica e idade materna 367

Q *Performance* do estudo de fluxo do Doppler venoso como ferramenta de rastreamento para aneuploidia no primeiro trimestre da gravidez (ducto venoso anormal inclui ausência ou reversão do fluxo durante a contração atrial) 368

R Sumário da sensibilidade e especificidade para cada marcador ultrassonográfico 369

S Valores de referência para concentrações da hemoglobina fetal em função da idade gestacional 370

T Dopplerfluxometria da artéria cerebral média e anemia fetal 371

U Valores do pico da velocidade sistólica (média) da artéria cerebral média, em diferentes idades gestacionais 372

V Perfil de ação das insulinas 374

W Partograma – OMS 375

Índice remissivo, 377

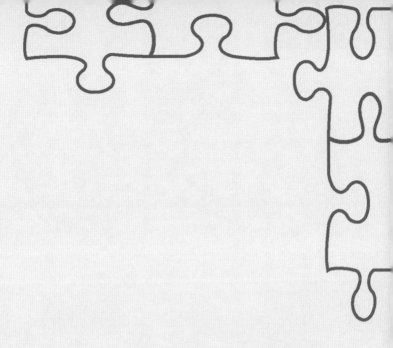

Parte 1

PROTOCOLOS E ROTINAS EM OBSTETRÍCIA

Capítulo 1

ASSISTÊNCIA PRÉ-NATAL

O início do pré-natal deve ocorrer o mais precoce possível, assim que a gravidez é diagnosticada. A avaliação clínica da gestante também é constituída de anamnese e exame físico.

Anamnese

Deve acontecer logo na primeira entrevista, de forma bastante completa, contemplando tanto informações relativas à gravidez quanto ao estado clínico geral. Alguns itens são fundamentais na entrevista para a caracterização dos fatores de risco gestacionais:

Idade materna	Tanto a adolescência quanto a idade superior a 35 anos se acompanham de particularidades que elevam o risco gravídico.
Profissão	Doenças profissionais e a exposição aos teratógenos devem ser rastreadas com minúcias.
Estado civil	A existência de uma relação estável e segurança econômica são fundamentais para o estado emocional durante a gestação.

Hábitos e costumes	Investiga-se tabagismo e uso de drogas lícitas (álcool) e ilícitas, atividade sexual e caracterização dos parceiros. É também importante conhecer sobre o uso de fármacos de rotina, cremes cosméticos e corantes de cabelos, além dos hábitos alimentares.
Passado mórbido	Pesquisam-se as doenças anteriores e atuais com enfoque para hipertensão arterial, diabetes, anemias, doenças infecciosas e cobertura vacinal, assim como a ocorrência de internações prévias, transfusões sanguíneas e cirurgias anteriores.
História familiar	São importantes as informações sobre consanguinidade, ocorrência de doenças genéticas entre sobrinhos, irmãos e tios, além do estado de saúde dos pais e da família do parceiro. Quadro de pré-eclâmpsia ou eclâmpsia em tias maternas, irmãs e mãe merece ser investigado pela característica hereditária desta condição (aumentando em 4 o risco), bem como outras como diabetes e hipertensão crônica.
História ginecológica	As características dos ciclos menstruais auxiliam na datação mais precisa da gestação. É importante pesquisar tratamento prévio de infertilidade, uso de métodos contraceptivos, cirurgias e infecções genitais, além de avaliação pré-concepcional. Também a menarca pode apontar para o maior risco de complicações gestacionais quanto menor a idade ginecológica (tempo decorrido entre a menarca e a gravidez).
História obstétrica	Perguntar sobre a evolução das gestações anteriores, intercorrências, tipo de parto e forma da interrupção. São de fundamental importância a ocorrência de quadros hipertensivos e perdas gestacionais anteriores. Deve-se verificar o peso dos neonatos, intercorrências neonatais, bem como existência de anomalias congênitas e infecciosas. Tempo de aleitamento e dificuldades encontradas.

ASSISTÊNCIA PRÉ-NATAL

Gravidez atual	Caracterização da última menstruação. Sintomas iniciais de gravidez. Relação emocional com a gestação. Percepção dos movimentos fetais. Expectativas próprias e da família.

Exame físico

Além do exame obstétrico, uma avaliação geral sumária é importante na primeira consulta, constituída de:

Peso corporal	Aferido a cada consulta pré-natal permite avaliar o ganho gestacional, chamando a atenção para o peso excessivo ou abaixo do esperado.
Aparelho cardiovascular	Medida da pressão arterial tomando como padrão a posição sentada. Palpação de pulsos periféricos (membros inferiores) e ausculta cardíaca. Alguns achados fisiológicos são comuns na ausculta da gestante, tais como terceira bulha e sopro sistólico, além de elevação da frequência cardíaca, geralmente em decorrência das alterações fisiológicas da gravidez (aumento do débito cardíaco e redução da resistência vascular periférica).
Tórax	Ausculta de murmúrio vesicular com a gestante sentada.
Abdome	Palpação de borda hepática e verificação de cicatriz de cirurgia previa. Ausculta de sopros abdominais.
Membros	É importante verificar a presença de varizes em membros inferiores. A ocorrência de edema deve ser valorizada, principalmente no início da gestação.

Exame ginecológico e obstétrico

O exame específico do sistema genital na gravidez é imprescindível e deve ser completo.

Avaliação das mamas	Realiza-se inspeção, palpação e expressão da mama. Investiga-se a existência de mamilos invertidos e mama extranumerária.
Medida da altura do fundo uterino	Utilizando-se fita métrica para mensuração desde a borda superior do osso púbico até o ponto mais alto do fundo uterino. Essa medida dividida por 4 e somada a 1 irá fornecer o número estimado de meses da gravidez.
Manobras de Leopold	As quatro manobras de Leopold são úteis no terceiro trimestre da gestação para avaliação da estática fetal. A primeira verifica se o eixo maior do feto está longitudinal ou transverso em relação ao eixo longitudinal materno (determinação da situação fetal). A segunda manobra determina o lado que se encontra o dorso fetal, se à direita ou à esquerda da gestante (posição fetal). A terceira manobra avalia o polo fetal que se apresenta no estreito superior (apresentação fetal). A quarta manobra, pouco usada atualmente, determina se o polo cefálico, no estreito superior, encontra-se fletido ou defletido.
Exame especular	Realiza-se de rotina uma avaliação inicial do colo uterino, podendo-se realizar a coleta de citologia oncótica e coleta de material endocervical para rastreamento de colonização por agentes infecciosos específicos. A detecção de lesões inflamatórias do colo uterino é possível através do exame direto, complementado pela medida do pH vaginal, realização do teste de aminas e colposcopia. A pesquisa de vaginose e clamídia é especialmente importante na prevenção e abordagem do trabalho de parto prematuro. O rastreamento do estreptococos beta hemolítico também faz parte da rotina, em torno da 36ª semana de gestação, para prevenção da sépsis neonatal.

Toque bimanual	Realizado com objetivo de verificar a elasticidade vaginal, mobilidade uterina e características do colo (fechamento do orifício externo e comprimento da cérvix). Além disto permite a avaliação do fundo de saco e anexos do útero. Deve ser realizado em todas as consultas.
Pelvimetria clínica	Trata-se de inspeção através do toque bimanual para avaliação das dimensões da pelve materna, através da identificação de pontos de referência: promontório, espinhas ciáticas e abertura do osso púbico. O fato de não se atingir o promontório indica estreito superior maior que 11 cm, a abertura dos dedos no estreito médio sem alcançar simultaneamente ambas as espinhas ciáticas indica medida deste estreito superior a 10,5 cm e, finalmente, a abertura do osso púbico suficiente para adaptar-se simultaneamente dois dedos indica estreito inferior com medida acima de 11 cm. Quando esses diâmetros são amplos, avaliados no período próximo ao parto, indica possibilidade de parto normal, em condições normais de crescimento fetal.

Rotina de atendimento pré-natal

A rotina da assistência pré-natal constitui-se de medidas preventivas que possibilitam a intervenção oportuna em favor do feto e da mãe, na presença de anormalidades. Além disso, o assistente deve orientar esclarecer dúvidas e apoiar a família que receberá o futuro bebê. Importante destacar que as normas de atendimento à gestante varia de acordo com os diversos serviços públicos (Secretarias Estaduais de Saúde, Secretarias Municipais de Saúde) e serviços privados (Planos de Saúde e Clinicas). A proposta que apresentamos tenta aglutinar a maior parte das recomendações consensuais entre todos esses serviços.

Frequência das consultas	Mensais até o sétimo mês completo (32 semanas) com exame especular na primeira consulta, repetido quando necessário e toque bimanual nas demais. Segundo a OMS, o número total de consultas não deve ser inferior a 6.
Avaliação entre 34 e 36 semanas	Deve ser realizado, adicionalmente, exame especular para avaliação de colonização por estreptococos beta hemolítico (coleta para cultura) e a identificação de quaisquer outras infecções vaginais.
Avaliação a partir de 36 semanas	Neste período, recomendam-se consultas semanais, para se avaliar o comportamento do colo (dilatação apagamento), encaixamento do polo fetal, que possam indicar proximidade do parto. Além disto que permitam um acompanhamento mais frequente da pressão arterial e o preparo da gestante para o parto.

Rotina laboratorial básica

Primeira consulta	• Grupo sanguíneo e fator Rh. • Hemograma. • Glicemia de jejum. • TSH. • Urina rotina. • Urocultura. • Sorologia para doenças infecciosas: VDRL, toxoplasmose, citomegalovírus, herpes genital, rubéola, hepatite B, HIV.
Consulta de 24 semanas	Teste pós-dextrosol (glicemia uma hora após ingestão oral de 50 g de dextrosol). *Repetir:* sorologia de VDRL, toxoplasmose, citomegalovírus quando não imune na primeira avaliação, urocultura.

Consulta de 34 semanas	Rastreamento de infecção vaginal para estreptococos-beta hemolítico (*swab* do terço vaginal inferior para cultura). *Repetir:* sorologia para toxoplasmose, VDRL, citomegalovirose (casos não imunes anteriormente), HIV e hepatite B além da urocultura.
Coombs indireto	Nas gestantes Rh negativas será acrescentado teste mensal de Coombs indireto.
Ultrassom	*Primeiro trimestre* (*12 semanas*): indicado para avaliação da vitalidade embrionária, medida da translucência nucal, datamento gestacional, propedêutica do sangramento genital. *Segundo trimestre* (*20 semanas*): época mais adequada para estudo da morfologia fetal, pesquisa dos marcadores de cromossomopatias. Além disto permite a localização placentária e datamento gestacional. São considerados marcadores de cromossomopatias: • *Maiores*: TN alterada, defeito de septo nasal, encurtamento de ossos longos em relação ao diâmetro biventricular (DBV), defeitos cardíacos, higroma cístico; • *Menores*: *golf ball* intraventricular, pieloectasia renal, hiperecogenicidade de alças intestinais, cisto de plexo coroide, artéria umbilical única. *Terceiro trimestre*: possibilita a avaliação do crescimento fetal a partir da 28ª semana gestacional, em gestação de risco e avaliação de vitalidade (perfil biofísico fetal) quando indicado.

Propedêutica em casos especiais

Doppler obstétrico	Indicado na gravidez de alto risco para: • Avaliação de artérias uterinas na 26ª semana gestacional. Persistência de incisura na artéria placentária indica possibilidade de desenvolvimento de pré-eclâmpsia no terceiro trimestre gestacional; • Estudo da centralização fetal (relação entre o índice de pulsatilidade da artéria umbilical/artéria cerebral média), a partir de 30ª semana gestacional para avaliar oxigenação fetal em gestações de risco para sofrimento fetal.
Propedêutica genética	Indicações: • Mulheres acima de 35 anos; • Transluscência nucal maior que 3,0 mm (entre 10 e 14 semanas de gestação; • Teste tríplice alterado (dosagem de gonadotrofina coriônica, estriol e alfa-feto proteína no sangue materno. O teste alterado associa-se a elevação na incidência de cromossomopatia; • História de translocações e deleções no casal; • O teste não invasivo de estudo genético fetal consiste na pesquisa de DNA livre fetal em circulação sanguínea materna. Pode ser realizado a partir de 8 semanas de gestação. Permite avaliar trissomias mais comuns (13,18,21). Também podem ser realizados procedimentos invasivos para realização de cariótipo fetal: • Biópsia de vilo corial: 12 a 13 semanas; • Amniocentese genética: 15 a 17 semanas; • Cordocentese: a partir de 20 semanas. Exames genéticos mais usados: • Cariótipo em tecido cultivado (amniócitos); • Cariótipo direto em células de vilo corial; • Hibridização *in situ* (FISH) em célula não cultivada; • Estudos de biologia molecular em DNA (células de vilo ou amniócitos).

Propedêutica infecciosa fetal

A propedêutica infecciosa materna será estendida ao feto quando indicado, em situações específicas:

Indicações	• Sorologia positiva (IgM) para citomegalovírus, toxoplasmose. • VDRL positivo com FTA-Abs positivo. • Teste de avidez do IgG compatível com infecção no período gestacional.
Teste complementar	• Amniocentese com PCR para agente específico (citomegalovírus e toxoplasmose). • Pesquisa de IgM e IgA em sangue fetal para agentes específicos (treponema, citomegalovírus e toxoplasmose). • Avaliação morfológica fetal específica em estruturas mais afetadas pelo quadro congênito.

Recomendações complementares de rotina no pré-natal

Ganho ponderal e dieta	O ganho de peso materno ideal situa-se entre 10 e 15% do peso corporal prévio (11 a 16 kg nas gestantes com peso normal). E a distribuição do ganho ponderal deve ocorrer com 1/3 no segundo trimestre e 2/3 no terceiro trimestre. Recomenda-se dieta com 30 a 50 calorias/kg de peso, devem ser fornecidos 40% da ingesta calórica através de proteínas.

Exercícios físicos	As gestantes que já praticam exercícios aeróbicos não precisam interrompê-los na gestação normal. Às que pretendem iniciá-los, recomenda-se a 12ª semana, sendo os mais recomendados os de baixo impacto, como a hidroginástica e caminhadas. São também válidos os exercícios preparatórios para o parto com reforço específico de grupos musculares envolvidos nesse processo.
Vacinação e imunoglobulina anti-Rh	Duas vacinas se tornaram obrigatórias na gestação. A Influenza (H1N1) e a Antitetânica. A vacina contra a gripe deve ser ministrada o mais precoce possível no início do pré-natal, a Antitetânica será ministrada em três doses bimensais nas que não fizeram o esquema básico ou não se lembram, sendo duas doses antes do nascimento e a 3ª dose 6 meses após a 2ª. Apenas uma dose de reforço nos casos em que a última dose aconteceu há mais de 10 anos. Recomenda-se uma dose da imunoglobulina anti-Rh (300 mcg) na 28ª semana gestacional na gestante Rh negativa não sensibilizada (se possível com determinação do Rh fetal positivo), ou então profilaxia exclusiva no pós-parto (até 72 horas), condicionada a determinação do fator Rh (positivo) com teste de Coombs direto negativo do recém-nascido.

Suplementação de ferro e vitaminas	Na mulher que deseja iniciar uma gestação (30 dias antes) e no primeiro trimestre recomenda-se a ingestão suplementar diária de 0,4 mg de acido fólico ou metilfolato, em mulheres sem fatores de risco para defeito de fechamento do tubo neural (história de filho afetado prévio, distúrbio metabólico, usuárias de fármacos que fazem depleção de folatos). Neste grupo, a dose de ácido fólico deve ser de 4,0 g diários pelo menos 90 dias antes da concepção. A partir de 14 semanas realiza-se também a suplementação de ferro elemento (20 mg) mantendo-se associação com 0,4 mg de ácido fólico e vitamina C. O ferro não deve ser utilizado antes desta idade gestacional, pois há indícios de que impeça a hemodiluição fisiológica da gestante e induz estado de estresse oxidativo e assim associa-se a quadros de CIUR, pré-eclâmpsia e diabetes gestacional. Os polivitamínicos e poliminerais de rotina devem ser iniciados após o primeiro trimestre. Ideal que possuam ferro quelato, vitamina D, ácido fólico e ômega 3. Os demais minerais e vitaminas também devem ser associadas, se possível.

Queixas e manifestações comuns do pré-natal

Náuseas e vômitos	É frequente o relato de náuseas e ocasionalmente vômitos nas primeiras 12 semanas de gestação. A causa deste desconforto é pouco definida, sendo atribuída a elevação da gonadotrofina coriônica e da progesterona sérica. Também relaciona-se com a adaptação psicoemocional da mulher ao período gestacional. Na ausência de distúrbio hidroeletrolítico, cetonúria ou perda de peso inferior a 10% em relação ao período pré-gravídico, o quadro é de baixa morbidade e realiza-se o tratamento com uso de antieméticos (vide tratamento terapêutico). As orientações dietéticas são fundamentais: evitar líquidos pela manhã e realizar ingestão de pequenos volumes de alimento em intervalos de 2 a 3 horas. O apoio emocional em casos específicos pode auxiliar na resolução do problema. Quando o quadro evolui desfavoravelmente é chamado de hiperêmese gravídica e deve receber cuidados especiais (Capítulo 3).
Sialorreia	Algumas gestantes relatam aumento acentuado da produção de saliva, caracterizando o quadro de sialorreia. Além do incômodo pode, ocorrer ocasionalmente perda significativa de eletrólitos. Sua etiologia é atribuída a ansiedade e estresse emocional. Além do apoio e orientações, o tratamento pode necessitar do uso de atropínicos, em pequenas quantidades e por curto período de tempo (uma semana).
Poliúria	O relato do aumento na frequência da diurese e sua ocorrência noturna (nictúria) é comum na gestação. Após afastada infecção urinária e bacteriúria assintomática (por urocultura) deve-se orientar a paciente sobre a normalidade e transitoriedade do sintoma e nenhum tratamento precisa ser instituído.

Edema de membros inferiores	Comum ao final da gestação, não devendo estar associado a nenhum outro sintoma de retenção hídrica (edema de face e mãos). A pesquisa de albuminúria estando negativa atribui-se o sinal como decorrente de redução do fluxo de retorno de membros inferiores. O repouso relativo e o uso de meia-calça para gestante, média compressão, a partir de 22 semanas, é suficiente para controlar a maior parte dos casos.
Constipação intestinal	Quadro importante de constipação intestinal é frequente desde o início da gestação, por influência da progesterona sobre a motilidade intestinal. A abordagem terapêutica deve incluir o uso de laxantes (ver memento terapêutico) e orientações de dieta rica em fibras. O ideal é que a gestante tenha função intestinal diária como profilaxia de distúrbios hemorroidários.
Dor lombar	A queixa de dor na região lombar compromete com frequência as gestantes ao final da gestação. Trata-se de quadro de lordose associado a mudança no centro de equilíbrio da mulher grávida. O uso de cinta abdominal para gestante no último trimestre reduz o problema. Massagens e o uso de analgésicos estão indicados em episódios de dor mais intensos.
Manchas cutâneas	A pele fica com maior sensibilidade ao sol e tem maior tendência ao surgimento de manchas (cloasma gravídico). O uso de filtro solar com FPS maior que 50 deve ser constante.
Alterações mamárias	Orienta-se a paciente para manutenção de sutiãs com bom sistema de sustentação para amenizar a mastalgia. Ao final da gravidez é comum a saída de colostro à expressão mamária. O preparo das mamas para o aleitamento é fundamental: uso da bucha vegetal nas aréolas durante os banhos, exposição por 15 minutos ao sol matinal e massagens de exteriorização mamilar previnem as fissuras areolares, retenção láctea e mastite.

Alterações fisiológicas da gestante

Sistema cardiovascular	Sofre mudanças expressivas: expansão do volume plasmático em até 50%, elevação do debito, resultando em elevação progressiva do débito e trabalho cardíaco. A ação da progesterona sobre a musculatura lisa dos vasos promove importante queda da resistência periférica. Esta ação é responsável pela queda fisiológica da pressão arterial que se observa no segundo trimestre gestacional em grande número das gestantes.
Sistema tegumentar	A gravidez promove estímulo dos melanócitos, causando escurecimento das aréolas mamárias e da linha infraumbilical mediana. Pode ainda ocorrer aumento da pigmentação das axilas e da região crural. Além disto é comum o surgimento de lesões papulares na pele, denominadas gravídicas, resultantes de estímulo hormonal. Ao redor das mamas há aumento das glândulas sebáceas, chamadas de corpúsculos de Montgomery, importantes durante o processo de aleitamento. O aumento da vascularização da região vulvar e vaginal resulta em coloração azulada dessas estruturas.
Sistema renal	A perfusão renal aumenta ao longo da gravidez, principalmente no segundo trimestre gestacional. O ritmo de filtração glomerular eleva-se cerca de 50% ao longo da gestação. É esperado um aumento do volume urinário residual por distensão da bexiga. A compressão uterina sobre as vias urinárias resulta com frequência em dilatação do sistema coletor e pequeno refluxo no ureter terminal. Essas modificações gravídicas resultam em importante aumento na incidência de pielonefrite em mulheres portadoras de bacteriúria assintomática (cerca de 25%).

Sistema musculo-esquelético	As adaptações na coluna vertebral durante a gestação são decorrentes do crescimento uterino e mudança do centro de gravidade da gestante. Ocorre uma lordose compensatória à distensão anteroposterior do abdome pelo útero-gravídico. Uma intercorrência muito frequente é o edema do túnel do carpo em ambos os pulsos, com consequente compressão do nervo mediano e queixa de dor e dificuldade de uso dos digitais. O uso de protetores do movimento do punho e vitamina B12 pode minimizar as queixas de compressão do túnel do carpo.
Sistema nervoso central	O aumento de fluxo sanguíneo cerebral por ação relaxante da progesterona pode resultar em aumento da queixa de cefaleia pulsátil. Em certas ocasiões, observam-se sinais que mimetizam um aumento da pressão intracraniana em decorrência desta ação hormonal. O uso de analgésicos pode ser realizado de maneira parcimoniosa nas gestantes com essa queixa.
Sistema endócrino	Grandes alterações são percebidas nesse sistema. Os hormônios sintetizados pela placenta (lactogênio placentário e cortisol) têm ação hiperglicemiante na segunda metade da gestação, podendo resultar em elevação da glicemia pós-prandial. Também o surgimento da insulinase placentária faz reduzir a ação da insulina materna e resulta em maior tendência a intolerância glicêmica na gravidez. A tireoide apresenta-se mais perfundida resultando em aumento de tamanho e maior produção hormonal.

Aspectos psicoemocionais na gravidez

O processo reprodutivo na atualidade associa-se à necessidade de intensas adaptações emocionais dos casais. A decisão de gestar já desencadeia repercussões importantes nas famílias, quer sejam pelo envolvimento com as questões financeiras, como também na harmonia familiar. A preparação da mulher para o processo da gestação e do parto em suas diversas etapas deve acontecer, pois a segurança e a motivação são essenciais para uma correta adaptação a este período. A mulher ao se descobrir grávida, com frequência desenvolve um sentimento de ambivalência afetiva, no qual o forte desejo de aceitação da gravidez se antepõe à dúvida e à rejeição. Considerado um período de constante sobrecarga emocional, a gestante vivencia esta dualidade, com labilidade emocional, choro fácil, alternado com momentos de euforia. Esse estado é geralmente superado após o início dos movimentos fetais. Além disto, uma ansiedade decorrente da dúvida quanto à saúde e normalidade estrutural do feto ocorre na maioria das vezes.

Ao aproximar-se do término da gestação, a preocupação se concentra no processo de parturição e nos cuidados neonatais. A insegurança na capacidade de parir com boas condições pode ser superada com a preparação adequada para este momento. O aprendizado de cuidados básicos a serem tomados com o recém-nascido também reduz a ansiedade, prepara para o aleitamento. Tradicionalmente se reconhece no pós-parto imediato um quadro de depressão transitória, muitas vezes associado ao esgotamento físico e a sensação nova e difícil da maternidade. Na maioria das vezes, esse quadro é transitório e se resolve sem o uso de medicamentos ou terapia. Há, no entanto, alguns casos graves que configuram psicose puerperal.

Capítulo 2

Propedêutica em obstetrícia e medicina fetal

Teste genético não invasivo

Trata-se de exame realizado em sangue materno (10 ml) com objetivo de identificar o DNA fetal livre em circulação. O exame pode ser realizado a partir da oitava semana gestacional. A partir do reconhecimento do material fetal realiza-se amplificação genômica por técnica de PCR em tempo real a consegue-se realizar alguns estudos fundamentais. Por esta técnica não invasiva é possível verificar existência de trissomias dos cromossomos 13, 18, 21, entre outros. Também a determinação do sexo fetal (doenças ligadas ao sexo) e Rh fetal (casos de gestantes sensibilizadas). A grande vantagem desse método é evitarem-se os riscos de abortamento verificado em procedimentos invasivos.

Biópsia de vilo corial

No desenvolvimento embrionário, por volta de 10 semanas, o embrião é envolvido pelo córion e âmnio, e o primeiro apresenta uma porção frondosa que irá formar a placenta definitiva. Como o vilo corial apresenta o mesmo genoma do embrião, pode ser biopsiado, em torno de 12 semanas gestacionais, para estudo genético, sem que ocorra prejuízo para a evolução da gravidez.

A retirada de fragmento do vilo corial, inicialmente feita na China na década de 1970 para determinação do sexo fetal, era realizada empregando-se instrumento pela via transcervical, às cegas (sem auxílio ecográfico), e as perdas gestacionais situavam-se em torno de 5 a 7%. Na década de 1980, foi introduzida a visão ulltrassonográfica para acompanhamento e direcionamento da pinça de biópsia até o vilo corial. Também foram desenvolvidos instrumentos delicados e maleáveis para realização do procedimento, sendo a pinça de Ward a mais conhecida da época. Mesmo com os avanços, há mais de 15 anos o procedimento tem sido realizado preferencialmente pela via transabdominal, com auxilio ecográfico e utilizando agulha de calibre 18 a 20.

A principal indicação do procedimento é a coleta de material destinado aos estudos cromossômicos e gênicos. O fragmento de vilo corial retirado pode ser estudado de diversas maneiras, sendo possível tanto a leitura direta de células trofoblásticas em metástase, como a aplicação de técnicas de hibridação *in situ* para reconhecimento de trissomias e monossomias e ainda o cultivo das células em cultura de longa duração para estudos subsequentes mais detalhados.

Existem condições que devem ser respeitadas para sua realização:
- informação clara à gestante dos riscos de perdas associadas,
- ultrassom revelando boa evolução embrionária,
- determinação do fator Rh materno,
- sorologia negativa para vírus HIV, Hepatite B e C,
- ausência de infecção endocervical em casos de técnica transcervical (indicação rara).

Indicações e contraindicações da biópsia de vilo corial

Indicações para realização da biópsia de vilo corial	• Idade materna acima de 35 anos. • Filho anterior com doença cromossômica. • Pais portadores de translocações balanceadas. • Exame de rastreamento bioquímico (*triple test*) positivo. • Rastreamento ecográfico alterado (translucência nucal >2,5 mm, osso nasal ausente) • Pais portadores de gene transmissor de doença gênica.
Contraindicações	• A presença de sinais ecográficos de desenvolvimento embrionário alterado e sinais de infecção intrauterina e pélvica contraindicam de maneira absoluta a realização do exame. • São consideradas contraindicações relativas os sangramentos pela cérvix uterina, mioma uterino, distúrbios da coagulação, isoimunização materna e gemelaridade. Alguns destes fatores podem ser contornados com a escolha apropriada da técnica da biópsia corial. A isoimunização é considerada contraindicação relativa pelo risco potencial de agravamento da sensibilização pelo procedimento invasivo.

Técnica da biópsia

Após completada avaliação embrionária para afastar evolução gestacional inadequada e risco de perda espontânea, realiza-se o datamento da gravidez pelo comprimento cabeça–nádega (CCN), que deve indicar idade de 12 semanas.

Técnicas da biópsia de vilo corial

Técnica via abdominal	A paciente em decúbito dorsal é avaliada pelo ultrassom para identificação do vilo frondoso e a melhor opção de acesso pelo abdome materno. Realiza-se a antissepsia do sítio de punção, com PVPI degermante, seguida de anestesia local com xilocaína. Utilizando uma agulha longa calibre 18 ou 20 penetra-se o vilo frondoso, seguido da retirada do mandril da agulha e conexão de seringa de 20 ml já contendo meio de cultura para transporte. Pratica-se então aspiração de fragmentos de vilo corial através de movimentos de avanço e recuo dentro do vilo frondoso. Pode-se constatar fragmentos de material obtidos dentro do meio de cultura contidos na seringa, finalizando-se o procedimento. A seringa é transferida ao biólogo que através de lupa confirma a existência de vilo corial em quantidade suficiente para exame genético. Na ausência desse profissional no local, envia-se a seringa lacrada para o laboratório, mas desta forma pode haver necessidade de nova punção por insuficiência de material para exame.
Técnica via cervical*	Pouco utilizada atualmente. A paciente é colocada em posição ginecológica, introduz-se o espéculo vaginal expondo-se o colo uterino. Pratica-se antissepsia rigorosa e pinça-se o lábio anterior com a pinça de Pozzi com tração do útero. Com a cânula de Ward atinge-se o vilo frondoso auxiliado pela visão ecográfica. Retira-se o mandril da cânula e adapta-se seringa de 20 ml contendo meio de cultura. Aspiram-se fragmentos do vilo com movimentos de avanço e recuo dentro do vilo frondoso. Após confirmada a presença de fragmentos dentro do conteúdo da seringa, em quantidade suficiente, avaliada pelo biólogo, a coleta é encerrada.

Complicações da biópsia de vilo corial	A mais frequente é o sangramento uterino pós-punção, sendo mais comum quando a técnica é transcervical em punção de vilo localizado próximo ao orifício interno do colo uterino. A queixa de dor do tipo cólica também acompanha a punção em alguns casos, podendo haver relato de distensão abdominal. Trata-se de pequeno sangramento pós-punção abdominal na pelve materna. A evolução destas complicações é habitualmente favorável. Algumas complicações mais graves podem ocorrer mais raramente, tais como a amniorrexe, infecção ovular e abortamento espontâneo, resultando em perda gestacional (1,2 a 1,5% de todos os casos). Importante lembrarmos que na paciente Rh negativo não imunizada, com marido Rh positivo deve ser ministrada a imunoglobulina anti-Rh, antes do procedimento. Do mesmo modo, devemos lembrar que no procedimento inadvertidamente realizado em mulheres portadoras de doenças viróticas como HIV e Hepatite B e C pode haver transmissão vertical consequente ao procedimento. Também o exame de cariótipo a ser realizado no material obtido pela biópsia de vilo corial pode acompanhar-se de uma complicação particular. Devido às características específicas das células trofoblásticas, é elevado o número de mosaicismo cromossômico nesse material, situando-se em torno de 1,0%. Na verdade, trata-se de pseudomosaicismo que não corresponde à realidade do cariótipo fetal. Nesses casos, deve-se recorrer à confirmação do achado no exame dos amniócitos (amniocentese genética).

> A ocorrência, a longo prazo, de anomalias fetais associadas a biópsia de vilo corial foi relatada nos procedimentos realizados em torno de 10 a 11 semanas gestacionais. Trata-se de anomalias de membros, possivelmente em decorrência de trombose de vasos coriais secundárias à punção precoce. Atualmente, considera-se, nesse aspecto, o procedimento seguro desde que realizado com 12 semanas gestacionais.

*A via de coleta através do colo uterino foi a primeira utilizada, porém é pouco usada atualmente pelos riscos de contaminação pela secreção vaginal, maior possibilidade de lesão da membrana amniótica e maior transtorno para paciente. Existem casos que se impõem a coleta transcervical, como a presença de mioma segmentar anterior que impede o acesso ao vilo por via abdominal e a presença do vilo frondoso, ocupando a região do orifício interno do colo uterino.

Comentários finais

O exame genético a partir da biópsia de vilo corial apresenta como vantagens sobre os demais a precocidade e a rapidez nos resultados. Estes fatos auxiliam a definição de conduta a ser tomada pelo casal diante de quadro definido. Para o futuro, temos como perspectiva a identificação de células fetais na circulação materna, que irá dispensar o uso dos métodos invasivos para esta finalidade. No momento a biópsia de vilo corial é o melhor método de diagnóstico citogenético que dispomos na medicina fetal.

Amniocentese

A punção da cavidade amniótica é denominada amniocentese podendo ser realizada com finalidade propedêutica e terapêutica. O início de uso da amniocentese ocorreu no final dos anos 1950 com objetivo de se estudar as gestações complicadas pela isoimunização materna pelo fator Rh.

Os primeiros procedimentos foram realizados sem a orientação ecográfica, apenas com uso do sonar Doppler se determinava o local provável de inserção da placenta (sopro placentário) e assim praticava-se a punção da cavidade amniótica. Os riscos eram elevados e a introdução do ultrassom para orientar o procedimento representou um grande avanço. Atualmente, essa intervenção é muito utilizada, com novas indicações, mostrando-se de grande benefício na medicina fetal. No quadro abaixo apresentamos as indicações atuais para a realização da amniocentese, sendo algumas delas ainda experimentais, aguardando confirmação clínica do seu real benefício.

Indicações e contraindicações da amniocentese

Amniocentese propedêutica – Indicações	**Estudo genético**: realizada na 12ª a 14ª semana (precoce) ou na 16ª semana (tradicional). **Determinação da concentração de alfa-feto proteína**: suspeita de defeito de tubo neural. **Infecções congênitas**: permite identificar agentes infecciosos, pela coleta do líquido e pelo método de PCR ou cultura. **Estudo da concentração de bilirrubina no líquido amniótico**: estudo do grau de hemólise fetal nas gestações imunizadas pelo fator Rh. **Determinação do Rh fetal**: identifica o tipo sanguíneo fetal. **Infecção amniótica**: verifica a presença de amnionite. **Morfologia fetal**: restabelece temporariamente o volume de líquido amniótico reduzido, para auxiliar a avaliação da morfologia fetal (amnioinfusão). **Maturidade pulmonar fetal**: coleta de líquido para estudo dos fosfolipídios pulmonares fetais.

Amniocentese terapêutica – Indicações	**Intraparto nas desacelerações do batimento cardíaco fetal**: restaurar volume do líquido evitando compressões de cordão umbilical (experimental). **Intraparto para diluir mecônio**: amnioinfusão para reduzir síndrome de aspiração meconial (experimental). **Amniocentese de alívio**: retirada de líquido amniótico na polidrâmnia sintomática e nas transfusões feto-fetais.
Contraindicações	Como qualquer procedimento invasivo obstétrico está contraindicada a realização da amniocentese em gestantes portadoras de infecção virótica pelo HIV ou Hepatites B e C.

Estudo genético

O líquido amniótico é rico em células de descamação da membrana amniótica (âmnio) que tem a mesma estrutura genética do feto. Essas células apresentam grande intensidade mitótica, entre 12ª e 18ª semanas gestacionais, sendo este o momento apropriado para coletá-las para a realização do cariótipo. Habitualmente, retira-se 1 ml para cada semana de idade gestacional, sendo que na 16ª semana coleta-se 20 ml de líquido amniótico, para o exame genético. Quando o procedimento é realizado entre 12 e 14 semanas denomina-se amniocentese precoce e pode substituir a biópsia de vilo corial. O material coletado pode ser examinado diretamente por técnica de PCR (*polimerase chain reaction*) e FISH (hibridização *in situ*), fornecendo resultado mais rápido (2 a 3 dias) ou através do cultivo com resultado após 10 dias. Os exames precoces, por estarem associados a maior risco (amniorrexe e bridas amnióticas) vêm sendo menos utilizados. A amniocentese realizada na 16ª semana tem elevado grau de confiabilidade, inclusive com menor incidência de mosaicismo genético do que o exame do vilo corial. A amniocentese pode ser também utilizada para realização de dosagens bioquímicas e de hormônios, quando se suspeita de doenças de erro inato do metabolismo e nos defeitos enzimáticos, possibilitando o diagnóstico da hiperplasia adrenal, erros do metabolismo lipídico e proteico, além de outras doenças. Grande valor deve ser dado aos exames que podem ser realizados em amniócitos cultivados para diagnóstico de doenças metabólicas.

Determinação da concentração de alfa-feto proteína

Sabe-se que a exposição das membranas serosas fetais ao líquido amniótico faz elevar neste compartimento a concentração desta substância. A dosagem elevada confirma os casos de suspeição de defeitos de fechamento do tubo neural (meningocele, anencefalia, espinha bífida) onde há exposição da meninge ao líquido amniótico. Também estará elevada na onfalocele e gastrosquise. Este método propedêutico tem perdido importância em decorrência da possibilidade de diagnóstico mais precoce e não invasivo com os exames de ultrassom morfológico no primeiro trimestre.

Infecções congênitas

Sabe-se que a cavidade amniótica é completamente asséptica quando a bolsa está íntegra. O aparecimento de qualquer agente infeccioso nesse compartimento indica provável contaminação fetal. A infecção fetal, interação agente e hospedeiro, pode não ter se desenvolvido, mas certamente o agente infeccioso percorreu o organismo fetal. Algumas das principais infecções de transmissão vertical podem ser reconhecidas através da contaminação do líquido amniótico. Realiza-se punção da cavidade amniótica com cuidado de evitar contaminação com sangue materno (parede abdominal, uterina e placenta) e coleta-se 10 a 15 ml de líquido para a realização de técnica do PCR que identifica o genoma ou fragmento específico do genoma do agente infeccioso que se pretende estudar. Atualmente é possível realizar-se exame de identificação no líquido amniótico por PCR dos seguintes agentes: citomegalovírus, toxoplasmose, rubéola, herpes vírus, *Treponema palidum*, clamídia e estreptococos beta-hemolítico. Algumas infecções sem abordagem terapêutica específica não devem ser motivo de pesquisa, situando-se neste contexto uma contraindicação, como o exame para as infecções viróticas pelo HIV e pelos vírus da hepatite.

Estudo da concentração de bilirrubina do líquido amniótico

Trata-se da indicação que originou a realização das primeiras amniocenteses. Sabemos que o feto que apresenta hemólise faz aumentar a concentração de bilirrubina no líquido amniótico, pois elimina pela diurese esse pigmento hemático. Quando maior a hemólise e, como consequência, a anemia maior será a concentração de bilirrubina neste líquido. A identificação deste pigmento e sua dosagem é realizada pelo método da espectrofotometria na densidade de desvio óptico de 450. Para se obter um resultado confiável, o líquido amniótico precisa ser armazenado em vidro de cor âmbar ou revestido de papel preto, evitando-se que até a realização da espectrofotometria ocorra redução do pigmento pela luz. O resultado obtido será analisado pela curva de Liley que confronta os valores obtidos com os esperados para determinada idade gestacional.

Determinação do Rh fetal

Esta indicação pode estar acoplada ou não ao exame anterior ou mesmo, em caso de amniocentese genética, para realizar uso da imunoglobulina. Através dos amniócitos em suspensão e por técnica de PCR é possível definir-se o tipo sanguíneo e fator Rh do feto. A amniocentese deve coletar cerca de 10 ml para permitir a realização do exame. Atualmente, a determinação do Rh fetal pode ser realizada em sangue materno, sem os riscos relacionados ao procedimento invasivo.

Infecção amniótica

Esta indicação se restringe aos casos de suspeita clínica, com relato de amniorrexe. A coleta deve promover a retirada de 10 a 20 ml de líquido amniótico que serão submetidos a variados exames, sendo a cultura e o Gram de gota os mais comuns. Outros exames podem ser realizados tais como a determinação da concentração de glicose (valor normal acima de 6 mg/dl), a contagem de leucócitos em suspensão (valor normal ausência de leucócitos) e a determinação das citocinas envolvidas em processos inflamatórios (interleucina 3 e 6).

Morfologia fetal

Esta indicação é muito frequente nos centros de Medicina Fetal e envolve o esclarecimento diagnóstico nos casos que se apresentam com oligoidrâmnio absoluto. A amniocentese visa a promoção da infusão de soro fisiológico e por isso é chamada nestas situações de amnioinfusão. Após introdução da agulha em região próxima aos membros fetais, em espaço virtual identificado pelo ultrassom, realiza-se infusão de soro fisiológico 0,9% em velocidade de 5 ml por minuto até restaurarem-se os valores do Índice de Líquido Amniótico (ILA), acima de 8 cm. Em geral, isso é obtido com a infusão de 300 a 500 ml, em gestações entre 20 e 30 semanas. Após o término da infusão deve-se injetar uma ou duas ampolas de vitaminas do complexo B, para colorir a infusão. A paciente colocará forro branco na vulva para observar saída do líquido infundido (diagnóstico de amniorrexe não suspeitada ou confirmada).

Realiza-se também o exame morfológico ecográfico para determinar outras causas do oligoidrâmnio (patologias renais). Os riscos específicos deste procedimento se referem às punções e infusão inadvertidas na parede uterina e na placenta. Todo o procedimento deve ser acompanhado pelo ultrassom durante a sua realização.

Estudo da maturidade pulmonar fetal

A principal indicação para a realização da amniocentese no último trimestre gestacional é sem duvida o estudo da maturidade pulmonar fetal. Sabemos que o feto apresenta movimentos respiratórios frequentes que faz com que o líquido amniótico penetre no pulmão e seja posteriormente reconduzido para cavidade amniótica. Esse mecanismo de "lavagem" do pulmão fetal faz surgir no líquido amniótico os componentes presentes no surfactante alveolar, substância responsável pela maturidade do pulmão e essencial para a respiração pós-natal. A coleta de 20 ml de líquido amniótico por amniocentese permite que se realizem dosagens e exames determinantes da maturidade referida. A dosagem mais empregada é o estudo da relação lecitina *versus* esfingomielina, conhecida como relação LE, que quando maior que 2 indica pulmão maturo. Outro método de constatação da presença de surfactante alveolar em quantidade suficiente no feto é a presença do fosfatidilglicerol no líquido amniótico. Além desses, outros métodos e exames de determinação da maturidade fetal estão disponíveis atualmente, citam-se a espectrofotometria na densidade óptica 650 e a pesquisa de células orangiófilas no líquido amniótico.

Indicações terapêuticas

O grupo de procedimentos terapêuticos sobre o feto realizados através da amniocentese deve ainda ser considerado experimental. Visam à correção, de forma aguda, da redução do volume de líquido amniótico através de realização da amnioinfusão de soro fisiológico até a restauração dos valores do Índice de Líquido Amniótico (ILA) normais. Fetos que apresentam desacelerações da frequência cardíaca durante as contrações apresentam muitas vezes uma redução do volume de líquido e compressão do cordão umbilical. Da mesma maneira, fetos durante o trabalho de parto que eliminam mecônio e que não apresentem sinais de sofrimento agudo podem assim mesmo apresentar síndrome de aspiração meconial, sendo que a amnioinfusão torna o líquido mais fluido e de menor risco para complicações neonatais.

Técnicas da amniocentese

Técnica do procedimento	Com a paciente em decúbito dorsal ou lateral realiza-se exame de ecografia para determinação do local de implantação da placenta e posição fetal. Os cuidados de antissepsia são realizados através da lavagem do abdome materno com sabão cirúrgico e degermação com povidine alcoólico. Pratica-se anestesia local com xylocaína (2% sem vasoconstritor) no local determinado para a punção, distante da placenta e do feto. Introduz-se agulha longa, calibre 16 ou 18, até que a cavidade amniótica seja atingida (ao ultrapassar o peritônio a paciente geralmente relata incômodo). Após atingido o bolsão de líquido amniótico, retira-se o mandril e adapta-se seringa para aspiração do líquido. Nos casos de exame em gestação dupla, diamniótica, deve-se ter o cuidado para introduzir corante (vitamina B), para marcar o saco amniótico puncionado antes de nova amniocentese da outra cavidade. Em quaisquer das indicações, os riscos do procedimento devem ser previamente apresentados para a gestante.

Complicações do procedimento	Utilizando-se a técnica descrita com auxílio do ultrassom, estimam-se complicações em cerca de 0,5% dos casos, embora a queixa de dor no local da punção seja comum. Como há uma pequena perda de sangue em direção a cavidade peritoneal no sítio da punção uterina, as queixas de dor e distensão abdominal subsequentes são as mais comuns. Há relatos de formação de hematoma na parede abdominal por lesão de vaso nos músculos da região ultrapassada pela agulha. Outras complicações mais graves são a amniorrexe prematura, o descolamento prematuro de placenta, o parto prematuro e a infecção amniótica. Deve-se lembrar de que gestantes Rh negativas com marido Rh positivo devem receber imunoglobulina anti-Rh antes do procedimento.

Comentários finais

A amniocentese é um procedimento de fundamental importância na história da Medicina Fetal. Ainda nos dias atuais se apresenta como recurso de grande valor no diagnóstico dos quadros obstétricos e fetais mais comuns. No entanto, o seu uso deve ser cuidadoso como qualquer procedimento invasivo pelo potencial de complicações que possui.

Cordocentese

O procedimento de puncionar vasos do cordão umbilical é chamado de cordocentese. Tem como sinonímia funiculocentese. Esse procedimento pode ser considerado um dos marcos do desenvolvimento da Medicina Fetal, na medida em que permitiu o acesso direto à circulação do feto possibilitando estudo hematológico, genético e infeccioso com grande precisão. Foi a partir da cordocentese que ampliaram-se as possibilidades terapêuticas sobre o feto, inclusive mudando a via de transfusão intrauterina de maneira definitiva.

Inicialmente, o procedimento era realizado por fetoscopia, principalmente no segundo trimestre gestacional, quando ainda é discreta a opalescência do líquido amniótico. Com essa técnica, o procedimento estava associado a elevada morbidade, relatando-se perda gestacional acima de 7,0%. No início dos anos 1980, foi descrita, por Daffos e colaboradores, a técnica de punção de vasos do cordão umbilical via transabdominal sob direcionamento do ultrassom. Assim, foi possível uma importante redução na morbidade fetal e materna e, consequentemente, seu uso foi ampliado.

Indicações da cordocentese

As situações clínicas que podem ser esclarecidas pelo estudo hematológico fetal constituem-se indicação para a cordocentese. No entanto, é de fundamental importância o conhecimento da fisiologia fetal, para que não se procure no sangue substância ou marcador sérico que não sejam produzidos na vida fetal. Os sistemas imunológico e endócrino do concepto são ainda imaturos, mesmo ao nascimento e, portanto, exames que avaliem seu funcionamento devem ser vistos com cautela. No quadro a seguir apresentamos as principais indicações para realização da cordocentese. A divisão entre procedimentos propedêuticos e terapêuticos é clássica.

Indicações e contraindicações para a realização da cordocentese

Cordocentese propedêutica – indicações	*Estudo genético*: a partir dos leucócitos pode-se realizar cariótipo e cultura de tecido. São possíveis também a identificação de marcadores dos erros inatos do metabolismo e outras doenças gênicas. *Doenças infecciosas*: pode ser verificada a infecção congênita pela identificação do agente causal ou resposta fetal a infecção. *Vitalidade fetal*: o estudo gasométrico do sangue fetal consiste no padrão-ouro para definição do comprometimento da vitalidade do concepto. *Doença hemolítica fetal*: permite a determinação do tipo sanguíneo fetal e a presença e gravidade da sensibilização através do nível de anemia fetal.
Cordocentese terapêutica – indicações	*Correção da anemia fetal*: principal indicação de terapia fetal por esta via pois viabiliza a transfusão intravascular nos casos de hemólise intraútero. *Ministração de fármacos*: a cordocentese permite digitalização e tratamento fetal direto com antibióticos.
Cordocentese propedêutica – contraindicações	Como qualquer procedimento invasivo obstétrico está contraindicada a realização da cordocentese em gestantes portadoras de infecção virótica do HIV e das Hepatites B e C.

Estudo genético

Na maioria dos casos é utilizada para estudo genético a partir de duas indicações: um exame ecográfico morfológico que revela uma anomalia fetal compatível com doença cromossômica ou doença gênica, possíveis de serem diagnosticadas com exame do sangue fetal. Outra indicação maior é a de esclarecimento nos casos de crescimento intrauterino restrito simétrico. Também empregada na presença de mosaicismo em cariótipo obtido através do exame do vilo corial ou para dosagem de marcadores séricos bioquímicos ou enzimáticos de doenças gênicas (erros inatos do metabolismo). Uma situação ainda bastante comum em Medicina Fetal é na propedêutica da hidropisia fetal não imune. A cordocentese nestes casos é fundamental para esclarecimento da causa da doença fetal (genética ou infecciosa).

Doenças infecciosas

A identificação do agente infeccioso pode ser motivo de realização da cordocentese no diagnóstico da infecção intrauterina da Toxoplasmose, citomegalovirose, parvovirose, sífilis e outras infecções bacterianas. Duas maneiras de se pesquisar a infecção fetal são empregadas: a primeira pela pesquisa indireta do agente empregando-se método de captura (RIE, ELISA), pesquisa da Imunoglobulina do tipo M que é especifica de produção fetal, pois não ultrapassa a placenta, e a resposta hematológica inespecífica dos quadros infecciosos do feto caracterizada por hemólise, trombocitopenia e leucocitose. Outra maneira é através da pesquisa do agente infeccioso na circulação fetal pela hemocultura ou pelo PCR (polimerase chain reaction) específico. Algumas doenças de transmissão vertical constituem contraindicação ao procedimento pelo risco de transmissão e não devem ser motivo de pesquisa no feto, principalmente a infecção pelo HIV e pelos vírus da hepatite.

Vitalidade fetal

Trata-se de indicação relativa que não se constitui rotina no acompanhamento fetal pelos riscos do procedimento em relação aos métodos biofísicos que permitem com boa acuidade este diagnóstico. Em casos especiais, a coleta do sangue fetal para realização da gasometria deve ser realizada quando já existe outra indicação para a cordocentese. Nessa situação, a presença de sofrimento fetal é revelada pela identificação do quadro de acidemia, caracterizada pelo valor do pH abaixo de 7,0 e BE maior que –12.

Doença hemolítica perinatal

Foi nesta a situação que a cordocentese interferiu de forma mais contundente na propedêutica de uma doença fetal. Inicialmente a diagnóstico da anemia fetal era realizado de forma indireta pelo estudo da concentração de bilirrubina no líquido amniótico obtido pela amniocentese, com falso-negativos e falso-positivos de até 40%, especialmente em idades gestacionais inferiores a 27 semanas. A cordocentese veio permitir uma avaliação mais precisa do feto em risco de doença hemolítica, através dos seguintes parâmetros: determinação do grupo sanguíneo e fator Rh, titulação do teste de Coombs direto, hematimetria e gasometria.

Cordocentese terapêutica

A possibilidade do contato direto com a circulação fetal fez abrir inúmeras possibilidades terapêuticas. Pela cordocentese pode-se tratar o feto sem expor a gestante desnecessariamente ao risco do fármaco. A digitalização de fetos com insuficiência cardíaca e o uso de antibióticos para tratamento de infecções congênitas abriu novos horizontes na terapia fetal. Ainda hoje, essa via é considerada experimental na terapia fetal, porém em algumas doenças se tornou fundamental. A mais importante é na correção da anemia fetal por imunização materna aos antígenos eritrocitários ou na doença hemolítica autoimune, pois permite ministrar diretamente o sangue na circulação do feto.

O procedimento é considerado ambulatorial, sendo, no entanto, conveniente que o acesso ao bloco obstétrico seja fácil e rápido, pois algumas das potenciais complicações podem indicar uma rápida interrupção da gravidez. Não é necessário que medicação analgésica ou sedativa sejam ministradas a gestante. O procedimento quando realizado com finalidade propedêutica não exige nenhum tipo de tocólise pré ou pós-procedimento. As cordocenteses realizadas com objetivo terapêutico podem ser demoradas e exigir mais de uma punção. Nessas situações, pode ser necessário o uso de inibidores de prostaglandina (indometacina 100 mg, por via retal) uma a duas horas antes do procedimento. Ocasiões raras podem indicar a necessidade de imobilização fetal por injeção, no vaso umbilical, de brometo de pancurônio (0,5 mg/kg de peso fetal estimado).

Técnica cordocentese

Punção	Pode-se alcançar o cordão umbilical por técnicas diferentes, sendo a transplacentária, com punção do cordão em sua inserção na placenta, a mais indicada, pois evita a entrada da agulha na cavidade amniótica. A placenta posicionada anteriormente na parede uterina permite com maior facilidade esse tipo de procedimento. Outro ponto de punção possível é a inserção do cordão umbilical no abdome fetal, mas dessa forma ocorre entrada da agulha na cavidade amniótica. Quando a placenta se posiciona posteriormente, especialmente em gestações mais avançadas, pode ser necessária a punção de outro segmento, inclusive os de alças livres do cordão.

O vaso a ser puncionado é de preferência a veia umbilical por vários motivos, tais como parede mais fina, maior calibre e menor reflexo vagal (bradicardia fetal). Inicialmente posiciona-se a paciente em decúbito dorsal e com auxílio do ultrassom determinamos o local do abdome materno que será puncionado. Realiza-se neste local rigorosa antissepsia com povidine. O trajeto da agulha é anestesiado a partir da pele com xilocaína. Com agulha longa (15 cm) e calibre 20 tenta-se atingir o local desejado do cordão umbilical, sempre contando com o direcionamento ecográfico. A punção da veia umbilical é suspeitada pelo refluxo de sangue na agulha de punção e confirmada ao ultrassom com a presença de fluxo do tipo turbilhão por injeção de soro glicosilado (1 a 2 ml) na agulha. Retira-se o volume de sangue pretendido que terá a pureza do sangue fetal confirmada e a análise pretendida no laboratório indicado para o caso. Retira-se a agulha de punção e monitoriza-se o local puncionado do cordão umbilical para verificar parada de sangramento (menos de 1 minuto) monitorizando a possível formação de trombos por elevação da ecogenicidade dentro do vaso puncionado. Recomenda-se que a paciente permaneça no serviço de Medicina Fetal por mais uma a duas horas até que seja liberada para retorno ao seu domicílio. Nos casos de procedimentos terapêuticos que exigem troca de seringas repetidamente, como a transfusão intravascular pode ser necessária a conexão de uma borracha ao canhão da agulha com o objetivo de não manipulá-la durante a injeção de sangue ou fármacos e assim evita-se a necessidade de novas punções do cordão.

Confirmação do sangue fetal	A amostra colhida pela cordocentese deve ser confirmada quanto a origem e pureza evitando-se que se examine inadvertidamente sangue materno. Essa situação é grave quando se pretende dosagens específicas e cariótipo fetal. O método mais seguro é a realização do teste de Kleihauer-Betke que por coloração específica permite a visualização do núcleo das hemácias fetais, diferente das células maternas que são enucleadas. Também, a dosagem de gonadotrofina coriônica no sangue fetal será negativa, ao contrário do sangue materno que apresenta elevada concentração deste hormônio. Um método bastante confiável e de fácil realização é a avaliação hematimétrica do sangue obtido: no caso de sangue fetal devido ao tipo específico de hemoglobina que possui, os valores do Volume Corpuscular Médio (VCM) estarão acima de 108, contrariamente ao sangue do adulto cujo limite superior desse marcador é 98. A contaminação do sangue fetal pelo líquido amniótico é outra possibilidade que deve ser descartada através da coloração do esfregaço sanguíneo, queda do hematócrito abaixo de 35% pela diluição e pela dosagem dos fatores de coagulação V e VIII que podem estar presentes nesses casos.
Dificuldades	Obesidade materna, oligo-hidrâmnio e movimentação fetal excessiva podem ser cruciais na realização da cordocentese. Alguns recursos são utilizados para minimizar essas dificuldades: a amnioinfusão, pois restaura o volume de líquido amniótico e permiti a visualização de local apropriado para a punção. A sedação materna com benzodiazepínico pode reduzir a movimentação fetal e facilitar o procedimento. Essas medidas são de maior importância quando se realiza a cordocentese com finalidade terapêutica, pois a punção será mais demorada.

Complicações	O procedimento pode apresentar complicações graves inerentes e outras relacionadas à doença que motivou sua realização. A punção do vaso umbilical pode desencadear reflexo vagal (principalmente a artéria) com bradicardia reflexa, parada cardíaca e eliminação meconial. O local da punção pode apresentar sangramento persistente sem que a geleia de Warthon promova o tamponamento local, resultando em exsanguinação fetal (choque hipovolêmico). Essa complicação é mais grave em fetos trombocitopênicos por infecção aguda ou por doença hematológica específica. O surgimento de trombose do vaso puncionado, muito relacionado com os procedimentos terapêuticos demorados, são quase sempre fatais. A presença da agulha dentro do vaso é fator de desencadeamento do mecanismo de coagulação, principalmente se ocorre alguma contaminação com líquido amniótico, rico em tromboplastina. Essas complicações são ainda mais graves se existem no feto fatores agravantes. Os cardiopatas respondem de forma pior e têm uma capacidade de recuperação comprometida. Os fetos em hipóxia crônica e com policitemia apresentam maior risco de trombose do vaso umbilical puncionado. Outras são comuns aos procedimentos invasivos: as infecções amnióticas e o desencadeamento do trabalho de parto prematuro, especialmente na técnica de cordocentese que atravessa a cavidade amniótica e nos procedimentos terapêuticos com múltiplas punções. Embora a maior parte das complicações sejam autolimitadas, existe uma perda esperada, inerente ao procedimento, que pode ocorrer até uma semana após a punção (4 a 5%). Portanto, o procedimento deve ter consentimento materno após as informações de riscos das complicações. Alguns cuidados podem minimizar os riscos, tais como operadores experientes e bons equipamentos de ultrassom, além da rigorosa avaliação da indicação do exame.

Comentários finais

A cordocentese representou para a Medicina Fetal o maior avanço das últimas duas décadas. O conhecimento da fisiologia fetal, o desenvolvimento da propedêutica e as novas opções terapêuticas são alguns dos ganhos obtidos a partir da incorporação da cordocentese na prática obstétrica atual.

Cardiotocografia anteparto

A cardiotocografia como método de propedêutica fetal foi introduzido ao final da década de 1960 e substituiu inteiramente a avaliação pelos métodos bioquímicos de rastreamento do bem-estar fetal (estriol urinário e sérico, ocitocinase placentária e hormônio lactogênico placentário). Como método biofísico, a cardiotocografia apresentou naquele momento vantagens econômicas e mais confiabilidade nos resultados obtidos. Passados mais de 40 anos, ela ainda é método de propedêutica fetal com grande valor e apresenta novos avanços técnicos que a tornam sempre atual.

O método pode ser utilizado no período anteparto para rastrear as condições basais do feto e no intraparto para avaliar a repercussão das contrações uterinas na vitalidade do concepto.

A cardiotocografia anteparto é ainda dividida em basal e estimulada, sendo que na primeira se realiza a observação da frequência cardíaca fetal (FCF) diante de fatos espontâneos gestacionais, tais como o movimento fetal ou contrações uterinas de Braxton Hicks. Na cardiotocografia estimulada, realiza-se uma ação sobre o feto ou útero de forma a avaliar a resposta fetal. São exemplos da cardiotocografia estimulada aquela realizada após aplicação de estímulo sonoro no polo cefálico do concepto, por estímulo mecânico quando se realiza movimentos de lateralidade na cabeça fetal e ainda a realizada em fetos submetidos a contrações uterinas induzidas por ocitocina (cardiotocografia por estresse ou Teste de Pose), este método pouco utilizado atualmente.

Fisiologia da resposta fetal

A cardiotocografia basal anteparto baseia-se no registro simultâneo da frequência cardíaca fetal e dos movimentos corporais do concepto. O feto, após 28 semanas gestacionais, possui amadurecimento do sistema intrínseco e extrínseco da inervação cardíaca, com modulação adequada do sistema nervoso autônomo simpático e parassimpático. No estado de normoxia dos centros cerebrais cardioaceleradores (simpático) e cardiofrenadores (parassimpático) situados no diencéfalo, há uma integração que resulta num batimento cardíaco com frequência e variabilidade adequados (120 a 160 bpm e variabilidade entre 10 e 25 bpm). A relação entre o movimento corporal e aceleração da frequência cardíaca fetal é denominada aceleração transitória (AT) ao movimento corporal e decorre da baixa mielinização encefálica na vida uterina. A baixa seletividade dos estímulos cerebrais corticais que desencadeam o movimento fetal faz com que o centro cardioacelerador situado no diencéfalo também seja estimulado.

Indicações do exame

A cardiotocografia anteparto está indicada quando há risco de hipóxia fetal. É muito empregado nas gestações de alto risco em que a oxigenação placentária pode ser insuficiente (quadros hipertensivos, vasculopatias maternas, diabetes gestacional). O exame pode ser realizado a partir de 26 semanas, quando a inervação extrínseca do coração fetal encontra-se madura, sem o predomínio parassimpático observado em prematuros extremos. Trata-se de importante complemento de outros métodos de propedêutica de vitalidade fetal.

Linha de base	Observando-se por 5 a 10 minutos de traçado com uma frequência cardíaca estável (sem acelerações ou desacelerações), caracteriza-se a linha de base como aquela em torno da qual se mantém o batimento cardíaco. Alguns aspectos do traçado são considerados em sua interpretação: • Frequência cardíaca normal: deve variar entre 110 e 160 bpm; • A taquicardia é a presença de linha de base acima de 160 bpm. As causas mais frequentes estão relacionadas a hipertermia (febre) na gestante, uso de fármacos adrenérgicos, infecção intracavitária, tireotoxicose e hiperglicemia materna. Como causas fetais para a taquicardia citam-se as lesões morfológicas do coração e hipertiroidismo fetal; • A bradicardia é a presença de linha de base menor que 110 bpm. São causas principais a hipóxia do concepto, as anomalias estruturais do coração fetal, ação de drogas de ação vagal, bloqueio atrioventricular por doença autoimune materna (lúpus sistêmico com anticorpos anti-Rho).
Oscilações da FCF	Há dois tipos de variação dos batimentos fetais que resultam da integração dos sistemas simpático e parassimpático. Oscilação batida-a-batida (*beat to beat*): são micro-oscilações na frequência cardíaca, cujo registro só é possível através da cardiotocografia computadorizada. O mecanismo de redução da oscilação de curta duração parece ser uma alteração na repolarização da fibra miocárdica, dificultada pela hipóxia.

O alongamento do complexo QRS leva a uma repolarização lenta. Nesses casos, a oscilação batida-a-batida da frequência cardíaca encontra-se abaixo de 4 batimentos/milissegundo. A microscilação inferior a 2 batimentos/milissegundo indica um miocárdio em estado de isquemia, com grande risco de morte da fibra cardíaca. No quadro abaixo apresentamos os resultados da microscilação e sua interpretação:

Microscilação pela cardiotocografia computadorizada

Padrão	Valores (batimentos/miliseg.)	Interpretação
Normal	> 4	Miocárdio hígido
Alterada	2 a 4	Hipóxia miocárdica
Ausente	0 ou 1	Lesão miocárdica

Macroscilações: São flutuações da linha de base com pelo menos 2 bpm. Relaciona-se à integração do sistema nervoso autônomo fetal. Trata-se da diferença entre o maior valor e o menor valor de registro da FCF no prazo de um minuto de registro cardiotocográfico. Os tipos de macroscilações observadas são apresentadas com sua interpretação no quadro a seguir.

Macroscilações no registro da cardiotocografia

Padrão	Valores (bpm)	Interpretação
Normal (ondulatório)	10 a 25	SNA (sistema nervoso autônomo) bem oxigenado
Aumentado (saltatório)	> 25	Compressão funicular Movimentação fetal excessiva
Diminuída (comprimida)	5 a 10	Hipóxia leve Sono fetal Drogas sedativas Prematuridade
Ausente (lisa)	< 5	Hipóxia grave Drogas depressoras do SNC (sistema nervoso central)
Acelerações da frequência cardíaca fetal (FCF)	São elevações abruptas na frequência cardíaca. Representam a resposta saudável aos estímulos internos ou externos aplicados sobre o feto. Existem dois tipos de acelerações que são valorizadas na interpretação da cardiotocografia, a aceleração transitória ao movimento fetal e a resposta acelerativa ao estímulo sonoro (cardiotocografia estimulada): • *Aceleração transitória ao movimento fetal (AT/MF)* – O estímulo elétrico cortical para realização do movimento corpóreo atinge simultaneamente o centro cardioacelerador devido à baixa mielinização existente neste momento do desenvolvimento neuromotor do concepto. A presença de elevação de pelo menos 15 batimentos com duração de mais de 15 segundos na aceleração coincidente com o movimento fetal caracteriza o feto ativo (Figura 2.1A e B).	

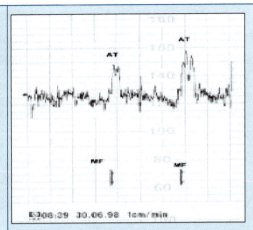

Figura 2.1A – Aceleração transitória (AT) ao movimento fetal (MF).

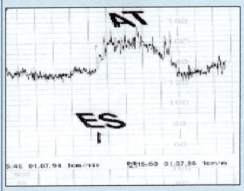

Figura 2.1B – Aceleração transitória (AT) ao estímulo sonoro (ES).

A observação linha basal normal, padrão oscilatório normal e um episódio de AT/MF em dez minutos de registro cardiotocográfico determina higidez do feto (cardiotocografia categoria 1 – tranquilizador). Existem casos em que não ocorre movimento fetal (feto inativo) ou que o feto se movimenta e não ocorre aceleração transitória da FCF; nesses casos, o diagnóstico cardiotocográfico será de feto não reativo e as causas podem ser hipóxia fetal, ação de fármacos (depressores do SNC, beta bloqueadores) e sono fetal. Está indicada a cardiotocografia estimulada com a aplicação do estímulo sonoro para afastar a possibilidade de sono fetal. Algumas vezes observa-se resposta aceleraliva diante de contrações uterinas espontâneas, sendo a interpretação a mesma quando da aceleração ao movimento corporal.

- *Cardiotocografia estimulada*: ocorre em resposta ao estímulo sonoro. O exame se realiza através do registro cardiotocográfico com aplicação de estímulo vibroacústico padronizado: tempo de 3 segundos, fonte sonora com pressão de 110 a 120 e frequência de 500 a 1.000 Hz, sobre o polo cefálico fetal. Sabemos que o feto com audição íntegra irá escutar o som e reagir com movimentação ativa e com descarga adrenérgica intensa. O estímulo desencadeia resposta cardioacelerativa de pelo menos 20 bpm acima da linha de base, com duração > 3 minutos (Figura 2.1B). No quadro a seguir apresentamos as possibilidades do exame de cardiotocografia estimulada e sua interpretação.

Resultados de Cardiotocografia Basal e Estimulada		
Padrão	*Registro*	*Interpretação*
Categoria 1 (tranquilizador)	Basal – AT em MF, LB 120 A 160 BPM, variabilidade Normal Estimulada Elevação da FCF > 20 bpm e 3 min	Feto bem oxigenado
Categoria 2 (suspeito)	Basal – Ausência de MF **Estimulada** Elevação da FCF de 10-20 bpm, ou < 3 min Basal – bradicardia, Ausência de MF, Desacelerações	Feto suspeito de hipóxia, ação de fármacos
Categoria 3 (comprometido	Estimulada Ausência de resposta da FCF ao estímulo	Surdez fetal / Hipóxia fetal

Comentários finais

O exame cardiotocográfico representou grande impacto na avaliação da vitalidade fetal. Antes, os exames bioquímicos utilizados para avaliação de bem-estar fetal eram de baixa acuidade e difícil interpretação. O exame cardiotocográfico tradicional avalia a oxigenação encefálica, tanto na relação AT/MF quanto na resposta cardioacelerativa ao estímulo vibroacústico. Trata-se de marcador importante quando mostra feto reativo pois assegura a existência de bom fluxo de oxigenação ao encéfalo. A frequência recomendada é semanal, na dependência das condições clínicas maternas e fetais. Quando existe hipóxia do sistema nervoso central é a cardiotocografia o primeiro exame a se alterar, antes mesmo que outros marcadores da função cerebral fetal (movimentos respiratórios, movimentos corporais e tônus muscular). A introdução do exame computadorizado representou um aumento de acuidade, pois é capaz de avaliar a oxigenação miocárdica através do registro das micro-oscilações. Portanto, o método ao revelar feto com padrão reativo com registro normal das micro-oscilações revela normoxia encefálica e cardíaca, órgãos nobres vitais na vida intrauterina.

Ultrassonografia em obstetrícia

A Obstetrícia obteve um grande avanço assistencial a partir da introdução do ultrassom na rotina do atendimento às gestantes. Sua importância é evidenciada na detecção precoce da gemelaridade, correção da idade gestacional assim como no diagnóstico diferencial entre os quadros hemorrágicos. Mas foi na gravidez de alto risco que o ultrassom representou um marco ao trazer um auxílio inestimável à saúde materna e fetal, em situações clínicas específicas. São exemplos dos avanços o diagnóstico do sofrimento fetal crônico, permitindo a associação da imagem à fisiopatologia do comprometimento da saúde fetal, estabelecendo o diagnóstico e prognóstico mais seguro na evolução do crescimento fetal restrito. O outro ponto importante foi a detecção das anomalias estruturais do feto. Dirigindo a atenção para os ganhos no seguimento materno destacam-se o reconhecimento de tumores associados à gravidez e anomalias de posição fetal incompatíveis com o parto vaginal.

O método vem sendo utilizado na rotina obstétrica há cerca de quatro décadas, com segurança biológica para o feto. O princípio da tecnologia empregada no ultrassom se baseia no efeito Doppler, também usado em outras modalidades de exames realizados no feto, como na cardiotocografia. O exame de ultrassom obstétrico tradicional emprega o modo bidirecional que através da emissão e captação dinâmica de ondas sonoras em frequências específicas consegue formar imagens em escala de cinza (desde o branco até o preto). O estudo de fluxo em vasos maternos e fetais através do Doppler contínuo e pulsado são variantes do princípio ultrassônico, assim como os estudos ecocardiográficos com ondas do modo M também são exames ultrassonográficos. Mais recentemente foi introduzido com o mesmo princípio físico o chamado ultrassom tridimensional que utilizando a emissão e captação ultrassônica acoplada à uma análise espectral, possibilitando a formação de imagens em três dimensões.

Classificação dos exames ultrassonográficos

Pode ser realizada em função do trimestre gestacional em que o exame é feito, pela via utilizada para visualização intrauterina (endovaginal e abdominal) ou ainda pelo seu nível de complexidade. Este último, apresentado no quadro a seguir, parece-nos ser a melhor maneira para a classificação do exame ecográfico obstétrico:

Classificação dos exames de ultrassom em obstetrícia

Tipo	*Caracterização do Exame*
Rotina obstétrica (Nível 1)	Determinação da posição e número fetal. Características da placenta e do líquido amniótico. Biometria fetal
Vitalidade fetal (Nível 2)	Perfil biofísico e estudo do comportamento fetal
Morfologia fetal (Nível 3)	Estudo detalhado das estruturas externas (anatomia) e dos órgãos e sistemas internos do feto

Considerações sobre sua utilização

É importante que se compreenda as indicações para os tipos citados dos exames, definidas pela necessidade específica de informações desejadas pelo médico assistente, pelo risco gestacional ou motivado por questões pessoais da gestante.

Indicações do exame de ultrassom obstétrico

A realização do exame de forma rotineira e compulsória nos parece um equívoco. Trata-se de um exame complementar que deve ser direcionado pela necessidade determinada pelo raciocínio clínico compreendendo a anamnese e semiologia obstétrica. Há situações presentes na história obstétrica prévia e atual que já podem indicar a realização do exame ecográfico, como mostra o quadro de indicações a seguir. Muito relevante ao solicitar-se um exame de ultrassom obstétrico é esclarecer a gestante sobre as possibilidades reais do método, evitando-se transmitir a ideia de que o exame é absoluto em diagnosticar a saúde ou a doença do concepto. Estudos multicêntricos (RADIUS Study Group, 1995) mostram que há uma possibilidade de erro na avaliação morfológica fetal pelo ultrassom mostrando que ele detectou 35% dos fetos com anomalias no grupo de risco e apenas 11% na população controle, na dependência do equipamento e do examinador. Esta situação se repete nas demais indicações do exame (vitalidade e biometria).

Indicações para a realização do exame de ultrassom obstétrico

Indicação	*Situação Clínica*
Determinação da implantação do saco gestacional Visualização embrionária	Passado de gravidez ectópica, cirurgia tubária, tratamento para infertilidade, sangramento de primeiro trimestre

Biometria fetal	Diabetes materno, doenças vasculares da gestante (hipertensão arterial, vasculopatia lúpica)
Crescimento fetal	Estudo detalhado das estruturas externas (anatomia) e dos órgãos e sistemas internos do feto
Vitalidade fetal (perfil biofísico)	Presença de insuficiência placentária
Morfologia fetal	Idade materna, rastreamento de cromossomopatias (osso nasal e transluscência nucal) doença gênica familiar, polidrâmnio, crescimento fetal restrito
Avaliação placentária	Sangramento de terceiro trimestre, suspeita de doença trofoblástica
Posição fetal e colo uterino	Exame obstétrico difícil (obesidade materna), incompetência istmo-cervical, risco de prematuridade
Visualização fetal	Ansiedade materna, doença psicoemocional, questões judiciais
Método auxiliar de propedêutica invasiva	Permitir a realização de amniocentese, biópsia de vilo e cordocentese

Determinação da vitalidade embrionária (sangramento de primeiro trimestre)

De maneira ideal, esse tipo de avaliação deve ser realizado pela via endovaginal por permitir melhor e mais precoce avaliação do embrião e de seus anexos. Nesse exame, visualiza-se o saco gestacional que deve estar com as paredes regulares e implantado na região do fundo uterino. A área de contato entre a parede do saco gestacional e a decídua deve ser observada à procura de hematomas (subcorial) que sugerem processo de abortamento em evolução. O acompanhamento do referido hematoma pode permitir o estabelecimento de prognóstico na gravidez com a presença de sangramento de primeiro trimestre. A vitalidade do embrião pode ser determinada pela visualização dos batimentos cardíacos, presentes a partir da sexta semana gestacional. A vesícula vitelina é um importante anexo para ser avaliado na gestação, pois em situações de risco e de mau prognóstico se torna aumentada de volume (hidrópica) em relação à idade da gravidez.

Determinação das características da gemelaridade

No primeiro trimestre gestacional, em torno da 9ª/10ª semana, é bastante oportuna a avaliação ecográfica da gemelaridade. Neste momento é possível visualizar o número de sacos gestacionais e de embriões, as características de cada um deles quanto ao aspecto das paredes e posição dentro do útero. Assim, pode-se reconhecer as gestações dicoriônicas que irão apresentar um saco gestacional com um embrião e um vilo frondoso (placenta) independentes. A presença de dois embriões em um mesmo saco gestacional com um só vilo frondoso caracteriza a gemelaridade monocoriônica. Com a evolução da gravidez pode ser difícil a determinação da zigosidade pelo exame ultrassonográfico. As placentas podem se fundir e dar a impressão de uma só estrutura. No segundo e terceiro trimestres, pode-se utilizar a visualização da membrana amniótica para caracterizar a gravidez diamniótica e, caso a espessura da membrana seja superior a 2 mm, ou seja, possível a visualização de quatro folhetos na sua constituição, pode-se considerar a gestação como dicoriônica, assim como a visualização de sexos discordantes entre gêmeos são indicativos da mesma corionicidade. Os gêmeos dizigóticos têm sempre uma placentação dicoriônica.

As respectivas placentas podem ser completamente separadas ou intimamente fundidas. Já os monozigóticos podem apresentar diferentes tipos de placentação, de acordo com o momento em que ocorre a segmentação do ovo fertilizado. Quanto mais precoce a segmentação, mais independentes são as estruturas embrionárias; quando a segmentação ocorre nas primeiras 72 horas após a fecundação, serão dicoriônicos/diamnióticos; Se a segmentação ocorrer entre o quarto e o oitavo dia, sabendo-se que o amnion segmenta-se primeiro, será dianmótica e monocoriônica (neste tipo se enquadra dois terços dos gêmeos monozigóticos). Quando a segmentação ocorre após o nono dia, será monocoriônica e monoamniótica (menos de 1% dos casos). Caso a divisão ocorra após o nono dia, isto é, após a formação do disco embrionário, a sua clivagem será incompleta e dará origem a fetos acolados, fato ainda mais raro.

Determinação da idade gestacional

Esta é uma das principais indicações do exame de ultrassom obstétrico. Alguns estudos revelam que até 35% das gestações são incorretamente datadas pela cronologia. São fatores que promovem erro de cronologia: a irregularidade menstrual, uso de anticoncepcionais orais e ovulações tardias. A técnica utilizada para esta será a endovaginal no primeiro trimestre e transabdominal nos dois últimos trimestres gestacionais. O melhor parâmetro a ser utilizado no primeiro trimestre será o comprimento entre o ápice da cabeça fetal e a extremidade caudal da coluna vertebral, denominado comprimento cabeça–nádega (CCN – Figura 2.2), pois apresenta uma excelente acuidade, com variação no desvio-padrão de dois a três dias quanto à idade gestacional real. Nos casos em que não se visualiza o embrião (abaixo de 5 semanas pelo exame por via endovaginal) pode-se determinar a idade gestacional pela utilização do diâmetro médio do saco gestacional. Esse parâmetro é pouco

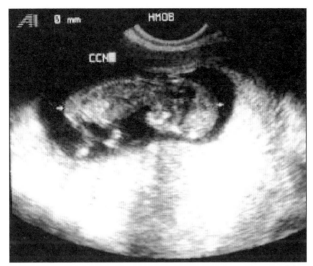

Figura 2.2 – Determinação da idade gestacional pelo CCN.

preciso porque altera-se nas gestações anembrionadas e interrompidas. No segundo trimestre da gravidez outros parâmetros se tornam interessantes para a determinação da idade gestacional, todos baseados em biometria do feto. O mais utilizado é sem dúvida o diâmetro biparietal (DBP), obtido pela medida entre os ossos parietais da cabeça fetal. Esse parâmetro pode ser utilizado também no terceiro trimestre, assim como o comprimento do fêmur. Como todos os ossos longos do feto, o fêmur apresenta, ao longo da gravidez, uma relação linear e constante com a idade gestacional, se prestando para a finalidade do datamento da gravidez. Tanto o diâmetro biparietal quanto o fêmur apresentam um desvio-padrão de 10 dias para a idade gestacional real. Outra medida bastante empregada nos últimos dois trimestres é a circunferência abdominal do feto. Pratica-se essa medida em um corte ultrassonográfico realizado à altura do fundo gástrico, coluna vertebral e bifurcação da artéria hepática. O valor da circunferência obtido será correlacionado com a semana gestacional com precisão de duas semanas de desvio-padrão. As relações entre os segmentos corporais do feto podem indicar proporcionalidade entre os segmentos e ajuda a orientação quanto a alguma anormalidade. São elas: a relação circunferência cefálica/circunferência abdominal (CC/CA), comprimento do fêmur/circunferência abdominal (CF/CA). Quando existem discrepâncias entre os parâmetros citados é possível que o feto tenha algum dismorfologismo, tais como microcefalia, macrocrania, encurtamento de ossos longos (displasias ósseas) e outras situações. Nesses casos, deve-se utilizar outros parâmetros de biometria fetal para datar a gestação. Pode-se recorrer à circunferência cefálica, à medida do úmero e à medida do diâmetro transverso cerebelar. A melhor conduta é sempre a utilização de média de três ou mais parâmetros para a determinação da idade gestacional, reduzindo o desvio-padrão da determinação ecográfica do datamento para uma semana no segundo trimestre e para duas semanas no terceiro trimestre.

Parâmetros de determinação da idade gestacional

Parâmetro	Desvio-padrão (precisão)		
	1º trimestre	2º trimestre	3º trimestre
Diâmetro médio do saco gestacional	7 dias		
Comprimento cabeça–nádega	3 a 5 dias		
Diâmetro biparietal		7 dias	20 dias
Circunferência abdominal		10 dias	14 dias
Circunferência cefálica		7 dias	14 dias
Diâmetro cerebelar transverso		7 dias	7 dias

Estudo da posição fetal e placentária

O exame de ultrassom para visualização fetal e verificação de sua posição, apresentação e situação está restrito a situações excepcionais já que as manobras de Leopold são suficientes para esta finalidade, na maior parte das vezes. Gestantes obesas e gestações múltiplas podem, no entanto, configurar indicação do ultrassom para este fim. A rotina do exame é determinar-se qual o pólo fetal que se apresenta no estreito superior da bacia materna e qual a posição da coluna vertebral fetal. A posição da placenta deve ser determinada quando da ocorrência de sangramento sugestivo de placentação baixa ou prévia e quando se pretende fazer amniocentese sem possibilidade de uso concomitante da ecografia, o que não seria a situação ideal. A posição da placenta habitualmente é corporal e/ou fúndica, implantada acima do polo fetal, que se apresenta no estreito superior da bacia materna. A distância entre o orifício interno do colo uterino e a borda inferior da placenta é geralmente superior a 10 cm. Quando essa distância é menor, diz-se tratar de placenta baixa e quando a placenta se interpõe entre orifício interno do colo e polo fetal denomina-se placenta prévia (total ou parcial). Também a avaliação das características placentárias pode ser fundamental em certas situações de risco gestacional. Na presença de suspeita de infecção congênita, a presença de placenta hidrópica e a presença de áreas de hiperecogenicidade podem indicar a transmissão vertical pós-placentite. No passado muito se valorizou as características de calcificação da placenta como indicação da função do órgão. Atualmente, a maturidade placentária (calcificações) determinada pelos critérios de Grannum (1 a 4) são valorizados com menor destaque, mas ainda são de utilidade na presença de suspeita de insuficiência placentária e indicam de maneira razoável e indireta a maturidade pulmonar fetal.

Determinação do peso e acompanhamento do crescimento do fetal

Uma indicação do exame de ultrassom que se torna mais comum é a verificação de alterações no crescimento fetal. Doenças que promovem a insuficiência vascular da placenta (hipertensão arterial, lúpus, nefropatias) podem causar redução no crescimento fetal. De modo contrário, doenças endócrinas maternas (diabetes, hipotiroidismo) podem acelerar o crescimento fetal. A melhor forma de avaliação fetal nestes casos é pelo ultrassom. Para cálculo do peso estimado, realizam-se medidas biométricas fetais, como o diâmetro biparietal, comprimento o fêmur e a circunferência abdominal, e por fórmula específica chega-se ao peso fetal com desvio-padrão de 10%. Ao confrontar o peso obtido com a Curva Internacional de Peso Fetal é possível determinar o percentil do peso estimado para sua idade gestacional. Os conceptos considerados com peso adequado à idade gestacional irão situar-se entre os percentis 10 e 90. Os fetos com suspeita de apresentarem crescimento restrito, ou seja, pequenos para idade gestacional (PIG) irão situar-se abaixo do percentil 10 e aqueles com crescimento acelerado, ou seja, grande para idade gestacional (GIG) estarão acima do percentil 90. O acompanhamento do crescimento fetal através do cálculo de peso a cada duas semanas pode ser necessário para melhorar a precisão na detecção dos quadros anteriormente citados.

Estudo do volume do líquido amniótico

Sabemos que a presença do líquido amniótico em quantidade normal é fundamental para a adequada evolução gestacional. A partir da segunda metade da gestação, o volume e constituição do líquido amniótico é a resultante entre a capacidade de deglutição e a diurese fetal. O feto só apresenta diurese adequada na ausência de estado hipóxico, pois como sabemos, no processo de centralização de fluxo, ocorre uma redução na perfusão dos rins fetais. Assim o volume de líquido amniótico é marcador de vitalidade fetal pois quando diminuído indica hipóxia e mecanismo de redistribuição de fluxo sanguíneo. Há uma outra situação além da vitalidade para se avaliar o volume de líquido amniótico: a suspeita de amniorrexe. A ruptura da membrana amniótica faz sair progressivamente grande parte do volume de líquido contido na cavidade amniótica. Casos duvidosos pela avaliação clínica podem ser esclarecidos pela ultrassonografia. A presença de volume amniótico aumentado também será determinante na procura de anomalias fetais, já que este é um marcador de cromossomopatias, principalmente quando associado com crescimento restrito. A poliúria fetal promovida pela hiperglicemia nos fetos de gestantes diabéticas também pode ser a causa de aumento do volume do líquido. A técnica mais empregada para se avaliar o líquido amniótico é a do Índice de Líquido Amniótico (ILA), fazendo-se a mensuração dos bolsões presentes nos quadrantes do útero materno, em centímetros e somando-os, O quadro a seguir traz a classificação do volume, segundo este índice.

Classificação do volume de líquido amniótico, segundo o Índice de Líquido Amniótico (ILA)

ILA	Diagnóstico
< 5 cm	Oligoidrâmnio acentuado
5-8 cm	Oligoidrâmnio moderado
8-18 cm	Volume normal
18-22 cm	Polidrâmnio moderado
> 22 cm	Polidrâmnio grave

Perfil biofísico fetal

Este exame se constitui na avaliação ultrassonográfica da vitalidade fetal, nos dias atuais. O método foi desenvolvido no início dos anos 1980 e até hoje tem atualidade. Constitui na observação de alguns parâmetros do comportamento fetal (movimento corporal, tônus e movimento respiratório fetal), associada ao volume de líquido amniótico e exame cardiotocográfico. Sabemos que o feto para realizar movimentos corpóreos, manter o tônus e realizar movimentos respiratórios deve estar com bom nível de oxigenação encefálica. Do mesmo modo, a aceleração da frequência cardíaca ao movimento fetal é indicativo de boa oxigenação cerebral. O volume de líquido amniótico como apresentado anteriormente é também um marcador de vitalidade fetal pois se relaciona com o processo de centralização de fluxo, resposta ao estado de hipóxia fetal crônica. Cada uma das cinco variáveis é pontuada de zero a dois (quadro abaixo) e a nota final constitui-se em sua soma. O feto que apresenta pontuação de 8 ou 10 é considerado hígido; quando a pontuação é de 6 o exame é considerado duvidoso e deve ser repetido ou complementado com outro método como a cardiotocografia computadorizada ou o Doppler obstétrico. Quando o escore é inferior a 4 diz-se que o feto encontra-se em hipóxia, sendo mais grave os quadros com pontuação zero ou 2. Atualmente ainda se considera o Perfil Biofísico Fetal um bom método para acompanhamento fetal na gravidez de alto risco, embora outros com melhor desempenho estejam sendo agregados.

Parâmetros do perfil biofísico fetal

Parâmetro	Comportamento	Presente	Ausente
Reatividade cardiotocográfica	Reativo ao MF	2	0

Movimento respiratório	4 movimentos em 30'	2	0
Movimento fetal	2 movimentos em 30'	2	0
Tônus fetal	Flexão/extensão	2	0
Volume de líquido amniótico	ILA > 5,0 cm	2	0

Avaliação morfológica fetal

A avaliação estrutural do feto é atualmente a indicação do exame que mais cresce nos serviços de ultrassom da especialidade. O exame baseia-se em aspectos específicos, avaliados diretamente pela visibilização das estruturas fetais e indiretamente, pela detecção de alterações ecográficas determinadas pela perda de alguma de suas funções. Assim, ao se avaliar o sistema urinário é importante visibilizar os rins e bexiga (estruturas), bem como o volume do líquido amniótico (função diurese).

O primeiro passo do exame morfológico obstétrico é a procura pelos marcadores ecográficos das cromossomopatias ou doenças gênicas (Figuras 2.3 e 2.4A e B). Os marcadores são imagens ultrassonográficas que se associam com maior frequência às aneuploidias e dessa forma indicam a necessidade de realizar-se procedimento invasivo para determinação do cariótipo fetal. O exame morfológico propriamente dito constitui-se do estudo sistematizado e sequencial dos órgãos internos e estrutura externa do feto e anexos. Nos quadros a seguir, são apresentados os principais marcadores ecográficos e uma súmula da rotina de avaliação fetal no exame morfológico.

GUIA DE BOLSO DE OBSTETRÍCIA

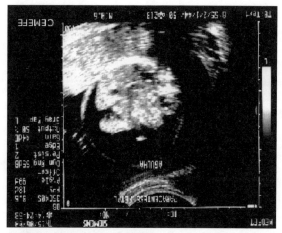

Figura 2.3 – Paracentese fetal.

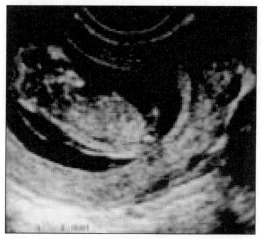

Figura 2.4A – Transluscência nucal aumentada.

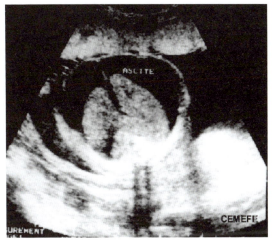

Figura 2.4B – Ascite fetal.

Marcadores ultrassonográficos de cromossomopatias

Exame morfológico fetal	• Transluscência nucal aumentada (> 3 mm). • Encurtamento de ossos longos (fêmur/DBP). • Redução do osso nasal. • Hiperecogenicidade de alças intestinais. • Higroma cístico. • Cisto de plexo coroide. • Artéria umbilical única. • Polidrâmnio/oligoidrâmnio. • Ciur simétrico.

Súmula do exame morfológico fetal

Segmento fetal	Estrutura/exame realizado
Cabeça fetal	Ossos do crânio, encéfalo
Face fetal	Lábios, distância interorbital, nariz
Pescoço	Prega occipito-cutânea
Tórax	Coração, pulmões, dimensões torácicas
Abdome	Inserção do cordão, rins, bexiga, parede ventral, fígado
Membros	Medida dos ossos proximais e distais, desvios e fraturas
Coluna vertebral	Fechamento vertebral anterior e posterior
Cordão umbilical	Presença de duas artérias e uma veia

Ultrassonografia no intraparto

Recentemente introduzido, o ultrassom na sala de parto tem grande potencial para auxiliar o obstetra em procedimentos de maior complexidade até então realizados às cegas. Assim, é possível orientar-se a extração manual de placenta, a apreensão do pé do segundo gemelar, a necessidade de curetagem após extração placentária difícil, permite a identificação da presença de líquido na cavidade pélvica indicativa de ruptura uterina, além de avaliar procidência de mão e outras. Na sala de parto, o ultrassom deve ser visto como um adicional aos procedimentos obstétricos, acrescentando segurança.

Ultrassonografia puerperal

Método cada vez mais utilizado tem permitido reconhecer com precocidade a presença de restos ovulares e placentários na cavidade uterina, assim como a ocorrência de involução uterina inadequada, o surgimento de abscessos de miométrio e de cavidade pélvica, além da identificação de hematomas parauterinos e pélvicos.

Método auxiliar de procedimentos invasivos

O ultrassom permitiu o desenvolvimento de métodos de coleta de material intrauterino e fetal com maior segurança. A amniocentese e cordocentese (Figura 2.5), coleta de fragmento de vilo corial, punções de cavidade fetais com efusões (derrame pleural, ascite) são procedimentos rotineiramente orientados pelo ultrassom. Com o material obtido realizam-se exames genéticos (cariótipo, estudo do genoma) , exames de identificação de agente infeccioso (PCR) nas suspeitas de infecção congênita, estudo da anemia fetal e outros.

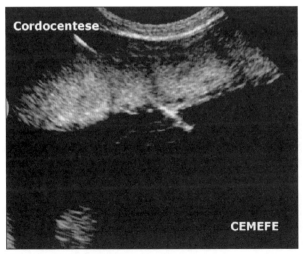

Figura 2.5 – Cordocentese.

Também a ultrassonografia orienta a realização de procedimentos terapêuticos sobre o feto, tais como a amnioinfusão, transfusão intravascular, colocação de derivação vesicoamniótica e pleuroamniótica, e outros procedimentos.

Comentários finais

O exame ultrassonográfico tornou o feto visível permitindo expressivo crescimento na qualidade da assistência obstétrica. No entanto, seu uso não deve reduzir a atenção clínica à gestante e ao feto. Também é fundamental que se mantenham critérios na solicitação do exame e competência na sua realização. O método é complementar e como tal estará sujeito às indicações motivadas pelas dúvidas que o exame físico ou história da gestante indicar. Não é necessária rotina de solicitação do exame, mas sim determinação do momento apropriado para a sua realização.

Doppler em obstetrícia

Um dos grandes problemas na assistência obstétrica é a elevada taxa de mortalidade perinatal secundária ao sofrimento fetal crônico. No entanto, o desenvolvimento de métodos de diagnóstico precoce pode influir de modo marcante na identificação dos fetos acometidos, refletindo na redução não apenas a mortalidade como também a morbidade perinatal. Importância especial está em seu emprego nos países cujo número de leitos para recém-nascidos de risco é um problema, assim como custo da assistência neonatal destas crianças também, pois além do longo período em UTI e berçário, elas demandam procedimentos de alto custo.

O uso do Doppler em Obstetrícia iniciou-se com os estudos de Fitzgerald e Drumm, que avaliaram a velocidade do fluxo sanguíneo e assim viabilizaram o estudo não invasivo dos vasos uterinos, placentários e da circulação fetal. Praticamente todos os vasos sanguíneos de maior calibre fetais passaram a ser estudados. A descrição de curvas de normalidade dos diversos vasos possibilitou um maior conhecimento da fisiologia fetal e comparação com situações patológicas. Um outro aspecto importante tem sido o desenvolvimento de equipamentos com tecnologia cada vez melhor, pois este fato tem possibilitado o estudo de vasos cada vez menores e uma maior compreensão da hemodinâmica fetal.

Tipos de Doppler

Existem quatro tipos de Doppler que são utilizados no estudo da paciente obstétrica, quais sejam:

Tipos de Doppler em obstetrícia

Tipos	Descrição
Doppler pulsátil	O equipamento é dotado de apenas um cristal que tem a finalidade de emitir e captar a onda. Está sempre acoplado a um aparelho de ultrassom, sendo que o vaso avaliado pode ser observado durante o exame. Por isso, tem sido a técnica mais utilizada na avaliação obstétrica, pois a visualização do vaso insonado confere maior segurança aos resultados
Doppler contínuo	O equipamento dispõe de 2 cristais, sendo que um emite e o outro capta a onda refletida. Os primeiros estudos de Doppler em obstetrícia utilizaram este equipamento, mas não vem mais sendo utilizado na perinatologia pelas suas limitações de aplicação

Doppler colorido	Possibilita o mapeamento colorido dos vasos, até os de menor calibre, facilitando a realização do exame. Outra vantagem da técnica está na determinação do sentido do fluxo, sendo o vermelho demonstra o que se aproxima do transdutor e o azul aquele que se afasta. Se antes era um equipamento de alto custo, atualmente os aparelhos de Doppler já incorporaram esta tecnologia
Power-Doppler	É uma função disponível em alguns equipamentos que possibilita a identificação de vasos de pequeno calibre. Algumas situações específicas se beneficiam muito, como nos casos de suspeita de sequestro lobar em pulmão fetal, podendo-se visualizar o vaso anômalo

Índices Dopplerfluxométricos

Aparentemente, a avaliação ideal do fluxo sanguíneo seria sua medida quantitativa. Tecnicamente há grande dificuldade em se medir volume de fluxo devido ao erro decorrente da determinação da medida transversal do vaso estudado e o ângulo de insonação adequada.

Para se evitar essas dificuldades técnicas, foram desenvolvidos índices que avaliam indiretamente as características do fluxo vascular, portanto independentes das medidas citadas anteriormente. Esses índices apresentam pequena margem de erro e possibilitam uma determinação qualitativa do fluxo através da análise do fluxograma que representam as velocidades máxima e a mínima das hemácias no vaso. São descritos: a relação A/B (sístole/diástole), o índice de resistência (IR), o índice de pulsatilidade (IP), índice de pulsatilidade para veias (IPV), índice de pré-carga (relação CA/SV), relação SV/CA e o índice do pico de velocidade para veias (IPVV), sendo que estes quatro últimos são utilizados no estudo Dopplerfluxométrico do compartimento circulatório venoso.

Principais índices de fluxo utilizados em obstetrícia

Tipos	Utilização
Relação A/B	É sem dúvida o mais empregado na avaliação das artérias uterinas maternas e da artéria umbilical. É calculado pela razão da medida do valor máximo da sístole pelo valor mínimo da diástole. Seu uso, no entanto, é impossibilitado em casos onde ocorre a ausência de fluxo diastólico final, observado principalmente nas artérias umbilicais
Índice de pulsatilidade	Vem sendo amplamente utilizado e os novos aparelhos realizam o seu cálculo automaticamente, facilitando o seu emprego. É utilizado no estudo de todos os vasos da circulação fetal, apresenta como grande vantagem sobre os demais índices, a possibilidade de se quantificar a resistência de fluxo em determinado vaso, mesmo nas situações em que ocorre a ausência de fluxo diastólico final ou mesmo fluxo reverso
Índice de resistência	Também denominado índice de Pourcelot é mais amplamente utilizado nas artérias uterinas e umbilicais. Tem a mesma aplicação do índice de resistência
Índice de pulsatilidade para veias	É semelhante ao utilizado nas artérias, exceto pelo fato de também se incluir o componente reverso dos vasos quando o mesmo se encontra presente. Os aparelhos modernos fazem automaticamente sua medida. Este índice assim como o IPVV e o índice de pré-carga são utilizados no estudo do Doppler venoso

Aplicações do Doppler em obstetrícia

Com a maior qualidade dos equipamentos atuais e com a ampliação dos estudos clínicos e experiência com este método propedêutico temos observado um crescente número de aplicações dos exames de Dopplerfluxometria na prática obstétrica. As indicações mais comuns são: rastreamento da doença hipertensiva específica da gravidez, diagnostico do crescimento intrauterino restrito, reconhecimento da anemia fetal, estudo da função placentária na gravidez pós-termo, diagnóstico da transfusão feto/fetal na gemelaridade e hidropisia fetal não imunitária.

DOPPLER DAS ARTÉRIAS UTERINAS

Sem dúvida os estudos com o Doppler de artérias uterinas têm mostrado sua grande importância na avaliação da circulação materna. A perfusão do útero é prioritariamente realizada pelas artérias uterinas, originadas das ilíacas. Durante a gestação ocorre uma mudança significativa neste vaso que passa de uma situação de elevada resistência e baixo volume para a de vaso de baixa resistência e alto volume de sangue. Estas alterações são responsáveis pela adequada perfusão do espaço interviloso através das artérias espiraladas, o que proporciona um crescimento embrionário adequado. A avaliação deste vaso tem como objetivo o estudo do componente de fluxo materno que nutre a placenta. Permite, portanto, o diagnóstico da insuficiência placentária, além de possibilitar a detecção de um grupo de pacientes com risco de desenvolvimento de pré-eclâmpsia.

O exame deve ser realizado após a 26ª semana da gestação. Localiza-se a placenta, determinando-se também sua posição relativa aos vasos uterinos. Ambas as artérias uterinas são insonadas, sendo que maior importância é dada quando o vaso alterado é a artéria uterina placentária, ou seja, a que nutre preferencialmente a placenta, nos casos de placenta lateral.

Interpretação do resultado do Doppler das artérias uterinas

Resultado	Interpretação
Relação A/B	O cálculo da relação entre a sístole (A) e a diástole (B), se estiver abaixo de 2,6, a partir da 26ª semana, é considerado como normal. Valores acima sugerem insuficiência placentária e risco de crescimento intrauterino retardado (CIUR)
Delta A/B: Diferença entre a relação A/B das artérias uterinas	Valor normal abaixo de 1,0. Valores acima de 1,0 sugerem insuficiência placentária
Presença de incisura protodiastólica	A persistência desta alteração no sonograma da artéria uterina placentária (Figura 2.6) após a 26ª semana gestacional está associada ao desenvolvimento da pré-eclâmpsia e do crescimento intrauterino restrito **Figura 2.6** – Sonograma da artéria uterina alterada e com a presença de incisura protodiastólica.

| Índice de resistência | O valor do índice de resistência (IR) >0,58 após a 26ª semana de gestação, no lado placentário, associa-se ao desenvolvimento da pré-eclâmpsia e do crescimento intrauterino restrito |

DOPPLER DE VASOS FETAIS

Após os estudos iniciais com a técnica de Dopplerfluxometria, observamos um grande avanço na avaliação da circulação fetal em várias situações clínicas. Podemos dividir, para melhor compreensão, o estudo dos vasos sanguíneos fetais em sistema arterial e venoso. Várias são as artérias fetais estudadas tais como: as artérias umbilicais, artéria cerebral média, artérias pulmonares, renal, aorta torácica, esplênica, mesentérica, entre outras. No sistema venoso podemos destacar os vasos de maior importância clínica: veia umbilical, ducto venoso e veia cava inferior.

Estudo Dopplerfluxométrico da artéria umbilical

Importância	Este vaso iniciou o estudo da circulação fetal pela Dopplerfluxometria, não só pela facilidade na obtenção dos traçados, mas também por apresentar informações relevantes quanto à perfusão da unidade feto-placentária. Para que ocorra adequada oxigenação e nutrição fetal é necessária uma circulação placentária suficiente para possibilitar as trocas gasosas e o aporte de nutrientes para o concepto.
Fisiopatologia	O fluxo nas artérias umbilicais apresenta progressivo aumento volumétrico com o evoluir da gestação, subsequente ao aumento no número e calibre dos vasos terciários que nutrem no leito placentário e pelo crescente volume sanguíneo fetal. Estas adaptações fisiológicas podem ser identificadas, ao estudo Doppler, através da queda progressiva da resistência ao fluxo nas artérias umbilicais observada com o avançar da gestação (Carrera, 1997).

No primeiro trimestre este vaso apresenta-se com elevada resistência, identificada pela ausência de fluxo diastólico até a 15ª semana gestacional ao estudo Doppler. Com as progressivas modificações na circulação feto-placentária, representadas ao Doppler pela queda na resistência ao fluxo sanguíneo umbilical, observa-se um fluxo diastólico cada vez com maior. A diminuição da viscosidade sanguínea, o desenvolvimento rápido da rede vascular terminal, com abertura de arteríolas e a expansão do espaço interviloso são os principais responsáveis por este achado. Sendo assim, na segunda metade de uma gestação normal, o fluxo diastólico elevado na artéria umbilical reflete uma perfusão placentária satisfatória.

Várias doenças maternas que cursam com vasculopatia, os estados hipertensivos, o diabetes, dentre outras, podem influenciar negativamente a formação da rede vascular placentária. Nestes casos, a perfusão fetal inadequada pode ser identificada ao Doppler de artéria umbilical, através do aumento da resistência ao fluxo sanguíneo no vaso, reduzindo sua perfusão na diástole. Com o agravamento das lesões vasculares um quadro de ausência do fluxo ao final da diástole também denominado diástole zero poderá ocorrer, refletindo extrema gravidade. Acredita-se que na ausência de fluxo sanguíneo diastólico mais de 75% dos vasos placentários estão obliterados e quando o fluxo diastólico é reverso mais de 90% dos vasos estão obstruídos. Esta situação se correlaciona com elevada morbidade e mortalidade perinatais, pois mantendo-se a hipóxia fetal e a restrição das trocas, o feto pode evoluir para descompensação cardíaca e hipóxia miocárdica, identificadas também ao Doppler venoso (veia cava inferior e ducto venoso).

	Os fetos com diástole zero e fluxo reverso apresentam mortalidade superior a 50% além de outras complicações perinatais importantes como a enterocolite necrotizante, hemorragia interventricular e insuficiência respiratória grave (Cabral *et al.*, 1993). Esse mesmo achado pode ser encontrado precocemente em gestações de fetos com cromossomopatias, principalmente as trissomias, pois angiogênese placentária comprometida resulta em baixo fluxo umbilical. O achado de fluxo sanguíneo ausente ao final da diástole no segundo trimestre, associado ao fluxo de artéria uterina normal indica fortemente a ocorrência desta alteração cromossômica.
Intepretação dos resultados	Muitos autores recomendam que a relação A/B deve estar abaixo de 3 após a 30ª semana de gestação. Recomenda-se o emprego de curva de normalidade para sua interpretação, pois os índices variam com a idade gestacional. Casos com diástole zero ou reversa são graves. Também é importante a análise conjunta do resultado do Doppler da artéria cerebral média para identificar a presença da centralização de fluxo fetal.

Estudo Dopplerfluxométrico da artéria cerebral média

Importância	Vários são os vasos cerebrais que podem ser estudados pela técnica de Doppler, porém a artéria cerebral média vem merecendo maior destaque e assim acumulando maior experiência dos examinadores e dos trabalhos científicos. Isto se deve à facilidade na insonação, pela sua localização anatômica, mesmo antes do emprego do Doppler colorido.

	Muitas são as indicações para o estudo Dopplerfluxométrico da artéria cerebral média, sendo duas as situações de destaque: o estudo dos fetos submetidos a hipóxia, quando observa-se aumento da pulsatilidade do vaso e nos fetos com quadro de anemia, quando encontra-se aumento no pico da velocidade sistólica.
Fisiopatologia	**Sofrimento fetal crônico**: fetos de gestantes portadoras de doenças ou condições que levam à redução da perfusão placentária, estão sujeitos à diminuição progressiva das trocas no leito placentário. A hipóxia fetal desencadeada nesta situação resulta progressivamente em vasodilatação compensatória da artéria cerebral média. Este mecanismo conhecido como centralização de fluxo tem a finalidade de proteger o sistema nervoso central da hipóxia e acidose. Nos casos de hipóxia persistente e prolongada poderá haver um acúmulo de ácido lático com alteração na permeabilidade da membrana celular, aumento da pressão osmótica intracelular, edema e morte celular. Neste estágio grave da hipóxia encefálica, a artéria cerebral média passa a ser comprimida pelo tecido cerebral, observando-se casos de aumento da resistência vascular e aparente "reversão" do processo de centralização. O fluxo da artéria cerebral média nestes casos apresenta elevado índice de resistência, porém esta é uma situação clínica que antecede a falência circulatória e o óbito fetal. **Anemia fetal:** a avaliação não invasiva de fetos com anemia, principalmente secundária à hemólise induzida pela isoimunização materna pelo fator Rh tem motivado um grande número de estudos com a Dopplerfluxometria de vasos fetais.

	Sabe-se que há aumento significativo na velocidade média da artéria cerebral média à medida que ocorre queda progressiva no valor da hemoglobina no sangue fetal. Isto ocorre devido ao estado hiperdinâmico e de baixa viscosidade sanguínea dos fetos anêmicos.
Intepretação dos resultados	Recomenda-se o emprego das curvas de normalidade para interpretação dos vários índices que podem ser calculados no sonograma deste vaso, pois os valores normais variam com a idade gestacional. 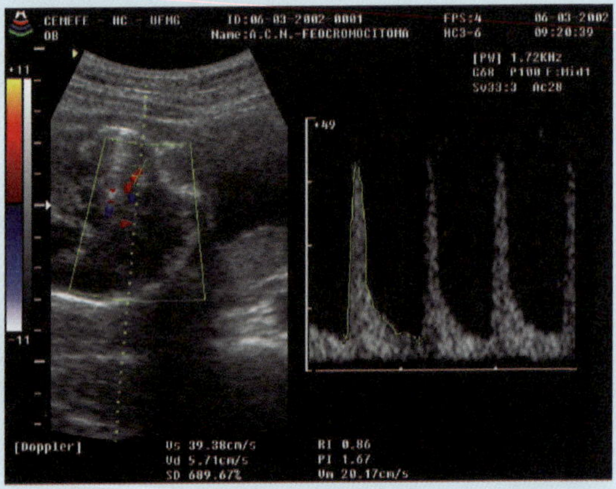

Figura 2.7 – Sonograma de artéria cerebral média.

Estudo da centralização de fluxo fetal

A redução progressiva das trocas gasosas e de nutrientes entre a gestante e feto, desencadeia mecanismos de compensação fetal que buscam manter a vida intrauterina. Modificações hemodinâmicas no feto em estado de insuficiência placentária incluem aumento na capacidade de extração do oxigênio pelos tecidos, aumento do volume sanguíneo na circulação venosa e redistribuição do sangue na circulação arterial. O fluxo sanguíneo passa a ser direcionado com prioridade ao encéfalo e torna-se reduzido para órgãos subdiafragmáticos. Este estado é conhecido como "centralização de fluxo" (*brain sparing effect)* e associa-se à presença de hipóxia e acidemia fetal. Visa à proteção de tecidos nobres como encéfalo e miocárdio. Ao exame Dopplerfluxométrico observa-se um aumento no fluxo na artéria cerebral média, artérias coronarianas e suprarrenais. Por outro lado, ocorre uma redução nos vasos que nutrem órgãos considerados menos importantes para a sobrevida intraútero como as artérias renais, mesentéricas, pulmonares e responsáveis pela nutrição da musculatura. A centralização de fluxo arterial fetal pode ser identificada pela insonação ao Doppler pulsátil e colorido das artérias cerebral média e umbilical do concepto. Realiza-se o cálculo do índice de pulsatilidade (IP) em ambos os vasos e determina-se a relação entre os valores encontrados, estabelecendo-se o chamado índice umbílico/cerebral, que quando maior que 1,0 indica a ocorrência de centralização fetal.

Outros vasos de importância clínica

Vaso sanguíneo	Características
Aorta torácica	A aorta torácica apresenta algumas características que a tornam um vaso de grande importância no estudo da hemodinâmica fetal. Recebe mais de 50% do débito cardíaco refletindo, portanto, grande parte do fluxo arterial fetal. Diante do processo de centralização de fluxo podemos observar modificações importantes principalmente no seu componente diastólico. Outras situações clínicas estudadas com o Doppler de aorta torácica são as arritmias cardíacas, algumas anomalias cardíacas e os quadros de anemia fetal.

	A aorta deve ser estudada logo abaixo do ducto venoso e acima do diafragma. É um vaso de difícil avaliação já que a posição insonada pode influir nos seus resultados; quanto mais próximo ao coração, maiores são as interferências. O estudo visa à avaliação da velocidade média do fluxo e pode ser realizado nos casos de fetos com restrição de crescimento secundário a insuficiência placentária. Nos fetos com risco para anemia, o estudo Doppler da aorta torácica descendente tem demonstrado uma associação significativa da velocidade média com o grau de anemia. Isto ocorre provavelmente pelo aumento do fluxo secundário ao débito cardíaco fetal aumentado. Nos casos de anemia grave ocorre uma redução da velocidade média, decorrente da insuficiência cardíaca que estes fetos exibem (Nicolaides et al., 1990). Nos casos de fetos com hipóxia crônica o achado de ausência de fluxo diastólico na aorta torácica implica mau prognóstico perinatal. Esse achado ao Doppler revela intenso fenômeno de centralização de fluxo arterial revelando grave hipóxia. Outro achado em fetos anêmicos é a associação significativa e inversa entre a velocidade média ao estudo Doppler da aorta torácica descendente e o valor da hemoglobina em sangue fetal. Esse achado demonstra que é um método eficaz na determinação não invasiva da anemia fetal.
Artéria esplênica	Assim como outros vasos de menor calibre, a artéria esplênica também passou a ser passível de estudo com os novos equipamentos de ultrassom e Doppler. Nos casos de fetos com restrição de crescimento devido a hipóxia crônica observa-se uma diminuição da resistência ao fluxo neste vaso. Acredita-se que essas modificações seriam secundárias aos níveis aumentados de eritropoietina, desencadeada pela hipóxia fetal, o que levaria a uma elevação do fluxo esplênico compensatória à hipóxia.

	Sabemos que fetos com crescimento intrauterino restrito apresentam policitemia intensa e o achado do Doppler de artéria esplênica revela este fato. Este mesmo mecanismo pode explicar a queda de resistência no fluxo da artéria esplênica em fetos anêmicos, em decorrência do aumento da eritropoese compensatória (eritroblastose fetal). Os estudos da artéria esplênica podem ser realizados com relativa facilidade pelo Doppler colorido, sendo este vaso insonado atrás do estômago fetal, no interior do hilo esplênico.
Artéria renal	Também os novos equipamentos de ultrassom com Doppler colorido propiciaram uma grande facilidade na avaliação Dopplerfluxométrica das artérias renais. Esta artéria pode ser melhor estudada através de um corte longitudinal na altura das lojas renais. Em situações de normalidade observa-se um aumento da perfusão renal com o avanço da gestação. A avaliação do fluxo nas artérias renais tem sido utilizada em duas situações clínicas: na insuficiência placentária e auxiliando no diagnóstico diferencial de anomalias renais, como agenesia, rim multicístico e hidronefroses. Nos casos de suspeita de crescimento intrauterino restrito secundário à hipóxia crônica, podemos observar antes do aparecimento do oligoidrâmnio, uma alteração na perfusão renal, ou seja, há uma diminuição do índice de pulsatilidade das artérias renais, que pode anteceder em muito a redução do líquido amniótico. A outra situação é nos casos de diagnóstico diferencial de redução de líquido amniótico secundária ao pós-datismo ou à insuficiência placentária. No grupo de fetos com quadro de pós-datismo o índice de pulsatilidade (IP) das artérias renais se mantém dentro de valores normais, enquanto fetos com quadro de insuficiência placentária apresentam perfusão renal com IP alterado.

Artéria pulmonar	As artérias pulmonares apresentam pulsatilidade ao Doppler dependente do grau de resistência vascular do parênquima pulmonar. Com o crescimento dos pulmões, há uma maior formação vascular que é evidenciada pela queda progressiva do índice de pulsatilidade das artérias pulmonares. Nas situações clínicas em que o desenvolvimento pulmonar se encontra comprometido, espera-se uma alteração também na formação vascular do órgão, como ocorre nos quadros de hipoplasia pulmonar, independente da etiologia (Resenen *et al.*, 1996). As artérias pulmonares devem ser insonadas na altura da visão de 4 câmaras cardíacas, onde são facilmente localizadas. Deve-se medir a pulsatilidade dos dois vasos sendo os resultados comparados com curvas de normalidade. Valores são considerados alterados quando abaixo de 2 desvio-padrão. Temos encontrado uma associação positiva entre os achados do estudo Doppler de artéria pulmonar e a hipoplasia pulmonar em casos de hérnia diafragmática congênita, oligoidrâmnio secundário a anomalia renal fetal e alguns casos de derrame pleural.

Doppler venoso

O sistema venoso fetal tem grande importância também na vida intrauterina, pois pelas características da circulação fetal o oxigênio retorna ao coração pela veia umbilical, veia cava inferior e ducto venoso. O fluxo venoso fetal passou a ser estudado por Eik-Nes em 1980 que avaliaram o volume médio de fluxo na porção intra-abdominal da veia umbilical em conceptos normais, no terceiro trimestre de gestação. A seguir, surgiram outros buscando compreender as alterações fisiológicas e patológicas, principalmente nas situações de hipóxia, doenças cardíacas e anemia fetal (Reed, 1995).

A pulsatilidade no sistema venoso reflete alterações patológicas na diferença de pressão entre o ventrículo direito e átrio direito. Nos casos de insuficiência cardíaca grave um fluxo em direção retrógrada se faz para o sistema venoso e o átrio direito durante o ciclo cardíaco. O ducto venoso também contribui adicionalmente na pressão no átrio esquerdo durante a sístole.

O estudo do compartimento venoso através do Doppler tem demonstrado ser este um importante método de avaliação da hemodinâmica cardíaca, dos mecanismos de adaptação circulatória seja diante da hipóxia crônica ou a anemia, nas cardiopatias congênitas, nas arritmias cardíacas e na hidropisia não imunitária. Para abordagem do sistema venoso ao Doppler são estudados a veia umbilical, a veia cava inferior e o ducto venoso.

Principais vasos para o estudo Dopplerfluxométrico do sistema venoso fetal

Vaso sanguíneo	Características
Veia umbilical	Apresenta-se, após o primeiro trimestre, como uma onda de fluxo contínuo. A presença de padrão pulsátil reflete um comprometimento da função cardíaca associada à insuficiência cardíaca congestiva e aumento da mortalidade perinatal. A pulsação na veia umbilical relaciona-se com aumento da pressão ventricular e com a diminuição da complacência ventricular. Os fetos que apresentam quadro de diástole zero na artéria umbilical e pulsatilidade na veia umbilical apresentam mortalidade seis vezes maior que fetos com diástole zero sem pulsatilidade na veia umbilical.

Ducto venoso (DV)	O DV conecta a veia umbilical diretamente na veia cava inferior sendo que 50% do fluxo da veia umbilical atinge diretamente o forame oval e o átrio esquerdo. Em situações de hipóxia, há um aumento do volume de fluxo no ducto venoso secundário a uma diminuição da circulação hepática. O local adequado de visualização do DV é na origem da veia umbilical, local de menor velocidade de fluxo. Os índices utilizados no estudo destes vasos são: a relação sístole ventricular/contração atrial (SV/CA), o índice de pré-carga (relação CA/SV), o IPV e a IPVV.
Veia cava inferior (VCI)	A onda de velocidade de fluxo na VCI normal apresenta um padrão trifásico com três picos distintos de velocidade que apresentam sincronia com o ciclo cardíaco, ou seja, a sístole ventricular, diástole ventricular e a contração atrial. O local ideal para insonação da VCI, que pode ser obtida em qualquer ponto do seu trajeto, situa-se entre as veias renal e hepática. Os movimentos respiratórios do feto apresentam profunda influência na onda de velocidade de fluxo da VCI e do DV fazendo com que o traçado apresente-se irregular impossibilitando sua análise. Os fetos submetidos a hipóxia crônica apresentam elevação na pós-carga do ventrículo direito (VD), secundária à vasoconstrição periférica (centralização). Um aumento do gradiente de pressão entre o VD e o átrio direito (AD) eleva o fluxo retrógrado para VCI e ocasiona redução na velocidade de fluxo, secundária ao retorno venoso insuficiente. Alterações no retorno venoso e no enchimento ventricular podem originar um aumento na pressão diastólica final resultando em elevação do percentual de fluxo reverso na fase de contração atrial na VCI.

A reversão do fluxo pode se propagar em direção ao DV causando perda ou reversão no fluxo diastólico final na fase de contração atrial, com presença de pulsatilidade na veia umbilical, caracterizando o quadro de insuficiência cardíaca congestiva. Estes achados são descritos no crescimento intrauterino restrito grave associado a hipóxia, transfusão feto-fetal grave, nas taquiarritmias, em anomalias cardíacas congênitas, hemoglobinopatias e hipóxia secundária à anemia (Arduini *et al.*, 1995; Hecher e Campbell, 1996).

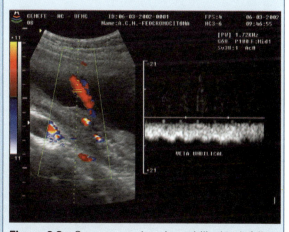

Figura 2.8 – Sonograma da veia umbilical pulsátil.

Comentários finais

O estudo Doppler de vasos fetais, placentários e maternos se tornam atualmente importante recurso de propedêutica em medicina fetal. Através destes exames podemos reconhecer diversos quadros de comprometimento da saúde fetal e promover a conduta mais apropriada, evitando inclusive exames invasivos.

Capítulo 3

CONDUTA NA ÊMESE E HIPERÊMESE GRAVÍDICA

A ocorrência do quadro de náuseas e vômitos na gravidez acomete 80% das mulheres. São denominados de êmese gravídica. Acredita-se que a etiologia seja multifatorial, sendo a elevação do hormônio HCG uma das principais razões. Outros fatores psicoemocionais, tireoidiano e autoimune já foram também associados ao quadro. A hiperêmese gravídica consiste numa condição clínica de alto risco, caracterizada por vômitos incontroláveis que acabam por determinar distúrbios hidroeletrolíticos e nutricionais. Sua incidência é variável devido a divergência de critérios utilizados para sua definição (de 0,04 a 7,1/1000 gestações). Geralmente se iniciam na oitava semana persistindo até a 16a semana, podendo levar a desidratação e desnutrição nos casos graves. Náuseas e vômitos são sintomas muito comuns na gestação; no entanto, o quadro se torna patológico quando presente uma das situações abaixo:

Critérios de gravidade da hiperêmese gravídica
Perda de peso igual ou maior que 10% do peso pré-gravídico
Presença de cetonúria (++ ou maior) em amostra única de urina
Desidratação evidente pelo turgor ou por baixa diurese (< 500 ml/dia)
Alterações do ionograma (hiponatremia, hipopotassemia)

As formas leves de êmese gravídica podem ser abordadas com medidas gerais, tais como, orientação dietética, apoio emocional e medidas não farmacológicas (acupuntura, aromaterapia, hidroginástica). Quando necessário pode ser utilizado na forma leve a pridoxina (vitamina B6) e gengibre. Nos casos de maior intensidade, denominados de moderado e grave, quando já presente vômitos diários e náuseas incapacitantes para atividades cotidianas, devemos recorrer ao tratamento medicamentoso. A primeira opção será a ondansetrona por via oral na dose de até 32 mg diários. Outros fármacos podem também serem utilizados, com maior incidência de efeitos colaterais, tais como a metoclorpramida, meclizina e dramamine.

Diante do quadro de hiperêmese, de risco à vida materna, a conduta visa a coibir as manifestações eméticas e corrigir os distúrbios hidroeletrolíticos. Deve-se indicar a internação da gestante para hidratação venosa, correção do desequilíbrio ácido-básico e hidroeletroliítico, além do tratamento dos vômitos. Exames complementares são realizados para avaliação do estado clínico e diagnóstico diferencial com outras situações não gestacionais que levam a náuseas e vômitos (colecictite, hepatite, apendicite, infecção urinára, úlcera gástrica, hérnia hiatal esofageana e tumores cerebrais).

Avaliação materna e fetal para diferenciação dos quadros de vômitos na gravidez

Ultrassom (afastar mola hidatiforme e gemelaridade).
Urina rotina e Gram de gota de urina.
Urocultura.
Provas de função hepática (bilirrubinas, fosfatasse alcalina, desidrogenasse, transaminases).
Avaliação endócrina - dosagem de ACTH e TSH.
Hemograma.
Fundoscopia (avaliar hipertensão craniana).

Conduta na hiperêmese gravídica

Alimentação	Jejum por 24 a 48 horas. Reiniciar dieta de forma progressiva após a ausência de vômitos, ainda sob ação dos antieméticos. Recomenda-se dieta branda de 30 calorias/kg de peso, ingeridas em 6 refeições diárias. Passar para dieta sólida após 24 horas.
Hidratação	Infusão venosa por 24 horas (esquema básico sugerido): • Ringer Lactato: 500 + 0 + 500 + 0 + 500 (ml); • Soro fisiológico: 0 + 500 + 0 + 500 + 0 (ml); • Solução glicosada hipertônica 50%: 80 ml em cada frasco de 500 ml; • Raramente a reposição venosa de potássio é necessária (se necessário 0,15mEq/ml): - Ondansetrona (Zofran) – 8,0 mg (IV) de 6 em 6 horas.
Antieméticos	• Dramamine (Dramin B6®): 1 ampola (IM) de 12/12 horas, ou • Metoclopramida (Plasil®): 1 ampola (IM) de 8/8 horas. Após controle dos vômitos utilizar a via oral ou retal para ministrar por mais 48 horas a terapia antiemética: • Ondansetrona (Vonau, Listo): 1 comprimido de 4 a 8 mg, VO de 8/8 horas; • Metoclopramida (Plasil) – 1 comprimido (VO) de 8/8 horas.
Bloqueadores de histamina	Bloqueadores de H2 como a ranitidina 150 mg de 8/8h podem ser necessários para prevenção de lesão esofagiana (Mallory-Weis), nos casos de hiperêmese persistente.

Sedação	Pode ser importante, em raros casos, dependendo do comportamento psíquico da gestante: levopromazina 3 a 5 gotas a cada 4 ou 6h, ou clorpromazina 25 mg IM.

Nos casos que clinicamente não se reconhece nenhum fator orgânico está recomendada uma avaliação psicoemocional da gestante, abordando dificuldades de adaptação gestacional. Grupos de risco para as causas emocionais são conhecidas, destacando-se a gravidez não programada, não desejada e com rejeição familiar e social.

Capítulo 4

ANEMIAS NA GRAVIDEZ

Entre as diversas intercorrências clínicas da gestação a anemia é sem dúvida a mais frequente nas populações carentes. O grupo de risco para esta condição está presente na presença de fatores como: mulheres com intervalo entre parto menor que 18 meses ou gestações sucessivas, baixa condição socioeconômica, adolescentes (sendo tanto maior o risco quanto mais próxima tiver sido a menarca), dietas vegetarianas e utilização de regimes alimentares, alcoólatras e portadoras de intercorrências clínicas como hipertiroidismo, lúpus, insuficiência renal e outras.

A gestante está sujeita aos vários tipos das anemias, porém a ferropriva (carencial) e megaloblástica são as mais frequentes, em decorrência das necessidades aumentadas de ferro e ácido fólico deste período. As necessidades diárias de ferro fora da gravidez são de 2 mg/dia; no primeiro trimestre este valor sobe para 3 mg/dia, chegando a 6 mg/dia no terceiro trimestre gestacional. Setenta por cento do ferro estão ligados à molécula de hemoglobina e 25% em estoques de ferritina. As necessidades de ácido fólico vão de 200 μg/dia fora da gravidez para 500 a 800 μg/dia durante a gestação.

Durante a gestação, a hemodiluição fisiológica altera os parâmetros hematimétricos, que apresentam critérios específicos para o diagnóstico da anemia.

Valores de referência para o hemograma na gestação (valores mínimos)

Período	Hemoglobina	Hematócrito
Não grávida	12,0 g%	36%
1º trimestre	11,0 g%	33%
2º trimestre	10,5 g%	32%
3º trimestre	11,0 g%	33%

Valores abaixo de 10 g% podem comprometer a boa oxigenação fetal, sendo fator de risco para hipóxia de crescimento intrauterino restrito. Na presença de valores limítrofes da hemoglobina materna recomenda-se a dosagem sérica de Ferritina. Valores superiores a 30 ng% asseguram boa reserva de ferro, mantendo o uso de ferro em doses habituais. No caso de valores de Ferritina baixos torna-se necessária reposição (terapia) com doses mais altas de ferruginosos (20 mg de ferro elemento diários).

Diagnóstico

As anemias por carência nutricional devem ser diferenciadas das hemolíticas. As primeiras estão associadas com deficiência de ferro, vitamina B12 e ácido fólico. As segundas, associadas às hemoglobinopatias, infecções, doenças autoimunes.

Diante do quadro laboratorial de anemia através do hemograma, devemos realizar exames para esclarecimento do diagnóstico:

Exames complementares de seguimento das anemias na gestação

Tipo de anemia	Exames complementares
Carências	Dosagem sérica de ferro e ferritina. Nos casos de anemia megaloblástica, realizar dosagem sérica de B12 e acido fólico
Hemolíticas	Fosfatase alcalina e dosagem de bilirrubinas (observa-se elevação significativa da bilirrubina direta, não conjugada). Solicitar também eletroforese de hemoglobina, fator antinuclear (FAN) e avaliar uso de fármacos. Pesquisa por teste de Coombs indireto (autoimune hemolítica)

Tratamento

Nos casos de anemia por deficiência de ferro, o tratamento será a reposição do elemento ferro por via oral (em casos especiais, por via parenteral). Por via oral, recomenda-se a administração de sulfato ferroso, 300 a 600 mg/dia, que vão fornecer 20% de ferro elemento para absorção. Ingerir o medicamento 30 minutos antes das refeições, para melhor absorção.

O aumento das demandas nutricionais, a hemodiluição e a redução das reservas de ferro são fatores responsáveis pela suplementação rotineira de ferro a partir do segundo trimestre. Essa suplementação é feita com 150 mg/dia de sulfato ferroso, que fornecerá 30 mg de ferro elemento, dos quais ocorre a absorção de 20% (6 mg) necessários ao dia. A alternativa de uso com menor ocorrência de efeitos colaterais e melhor absorção é o ferro quelato (absorção de 60%) e ferro lipossomal (absorção de 50%).

Nas deficiências de acido fólico e vitamina B12, utilizar a reposição de rotina associada à orientação dietética.

Esquemas para reposição de ferro na gravidez

Formulação	Dose diária
Sulfato ferroso	400 mg (Combirom®, Iberin fólico®)
Ferro quelato	150 mg (Neutrofer fólico®)
Ferro lipossomal	14 mg (Fisiogen)

Os casos de anemia hemolítica devem receber conduta dirigida para a causa da destruição das hemácias. Nos casos de hemoglobinopatias como a anemia falciforme a conduta de transfusões para reduzir a concentração de hemácias alteradas para valor inferior a 20% deve ser reservada aos casos graves ou na vigência de episódios repetidos de crise hemolítica.

Nos casos de doença autoimune recorre-se ao uso de imunossupressores (corticoterapia e outros). O controle através do uso de predinisolona é o de eleição pela baixa passagem placentária do corticoide. Nos casos de anemia materna por anticorpos hemolíticos pode haver passagem placentária e anemia fetal. Portanto, o estudo de hemólise fetal também deve ser realizado. O mesmo risco existe em relação aos quadros de trombocitopenia autoimune (púrpura trombocitopênica idiopática) da gestante.

Capítulo 5

INFECÇÕES NA GRAVIDEZ

A gestante está particularmente sujeita a um maior risco de apresentar quadros infecciosos durante o período gravídico. Algumas situações podem ser apontadas para explicar este fato: plena atividade sexual, imunomodulação desencadeada pelos níveis crescentes de cortisol plasmático e tolerância imunológica ao feto, convivência frequente com filhos em idade pré-escolar e escolar.

O conhecimento prévio ou no início da gravidez do cadastro sorológico (avaliação imunológica da gestante) permitirá diagnóstico de exposição de risco e soroconversão com maior facilidade.

Diagnóstico e conduta na infecção vaginal e vaginoses durante a gestação

Rastreamento e diagnóstico	O exame vaginal completo pode ser realizado na gestação e é sem dúvida indispensável para diagnóstico das vaginites e vaginoses. O tratamento adequado de infecções por bactérias não componentes da flora vaginal habitual da gestante, diminui o risco de parto prematuro e amniorrexe, além de evitar doenças neonatais tais como a conjuntivite provocada pela clamídia e infecções puerperais. O diagnóstico geralmente é clínico, mas os exames a fresco, Gram e cultura específicas também podem ser úteis.

Conduta na gestação	***Tricomoníase:*** É uma infecção do trato genital baixo causada pelo *Trichomonas vaginalis*, cuja principal forma de transmissão é a sexual, sendo considerado, portanto, uma DST (doença sexualmente transmissível). Na gravidez, está associada a trabalho de parto prematuro. A gestante pode apresentar corrimento abundante, amarelo, esverdeado, bolhoso, eventualmente com odor fétido, prurido ou irritação vulvar, sintomas urinários e dor pélvica. O diagnóstico é feito pela associação dos sinais e sintomas com o exame a fresco da secreção vaginal, onde se vê o parasita flagelado móvel, ou pela sua identificação em esfregaços corados pelo método de Gram, giensa ou papanicolau. O tratamento é feito a partir da segunda metade da gravidez com Secnidal 2,0 gramas por via oral ou Tinidazol (2,0 g) via oral dose única. Outra opção é Metronidazol (500 mg de 12/12 horas) por 7 dias O parceiro sexual deve ser tratado com a mesma dosagem. No primeiro trimestre emprega-se: Clotrimazol 1% vaginal por 7 dias. ***Clamídia:*** As *Chlamydias trachomatis* são bactérias gram-negativas, anaeróbias e intracelulares obrigatórias, pois necessitam da célula hospedeira para sua nutrição. Apresentam-se com odor fétido. A *chlamydia* pode causar um quadro de cervicite com colo hiperemiado, sangrante, friável, corrimento purulento ou muco opacificado. Pode levar a uma uretrite com disúria, cervicite, bartolinite, proctite – sindrome de Reiter – com conjuntivite, uretrite e artrite. O diagnóstico pode ser feito pela citologia cérvico-vaginal. A cultura em meio especifico é a técnica mais útil na pratica clínica.

A infecção por clamídia pode associar-se com amniorrexe prematura, parto prematuro, endometrite puerperal, conjuntivite do recém-nascido e pneumonia neonatal. Está associada a conjuntivite neonatal através da transmissão vertical no canal de parto. Gestantes sabidamente portadoras de clamídia devem ser tratadas durante o pré-natal com azitromicina (1 g dose única) ou estearato de eritromicina (2,0 g/dia por duas semanas). Profilaxia neonatal contra conjuntivite por clamídia é feita de rotina com colírio de eritromicina, que deve ser aplicado nas primeiras 24 horas de vida.

Candidíase: É caracterizada pela infecção da vulva e vagina causada pela Cândida albicans. Causa prurido, ardência e hiperemia vulvo-vaginal, secreção branco-leitosa em grumos ou em placas. O diagnóstico é feito, pela queixa de prurido associado ao aspecto clinico. O exame a fresco com KOH 10% permite a visualização de pseudo-hifas á microscopia direta indicativa da infecção tratada com derivados imidazólicos locais como o nitrato de miconazol a 1% por 7 dias, o terconazol por 5 dias ou tioconazol 300 mg em aplicação única de um óvulo vaginal. Por via oral emprega-se Itraconazol: 200 mg/ dia, em duas tomadas.

Vaginose (*Gardnerella vaginalis*): A vaginose bacterina é infecção polimicrobiana. São várias as bactérias que se instalam, dentre elas a *Gardnerela vaginalis*, *Mycoplasma*, *Mobiluncus*, *Bacteroides* fragilis sp., *Prevotella* sp. e *Peptoestreptococcus*. É uma das infecções mais frequentes, ocorrendo cerca de 6% a 32% nas gestantes.

Os sinais e sintomas clínicos são: corrimento branco-acizentado, odor fétido, prurido leve a moderado e desconforto pélvico.

	O diagnostico é relativamente feito com o teste de aminas (*sniff test*). Na citologia cérvico-vaginal podem ser observadas as chamadas células-alvo ou clue cells. abordada com prioridade pelo risco de prematuridade, amniorrexe e infecção puerperal, a vaginose deve ser tratada com secnidazol 2 g, ou tinidazol 2 g, dose única via oral, à partir do segundo trimestre. No primeiro trimestre emprega-se a clindamicina vaginal por 7 dias ou ampicilina 500 mg, VO, 7 dias. ***Mobiluncus:*** Com incidência crescente é a principal causa de Tricomoniase de repetição, excluída a reinfecção. O tratamento se realiza com Tianfenicol (2,5 g em dose única).
Via de parto	Geralmente não precisa ser alterada na presença dos corrimentos, mas todo possível é feito para tratá-las durante o pré-natal.

Diagnóstico e conduta na infecção vaginal por estreptococos beta-hemolítico durante a gestação

A infecção neonatal causada por estreptococos do grupo B (*Streptococcus agalatiae*) é responsável por grande morbimortalidade entre recém-nascidos a termo e, principalmente, entre os pré-termo. Sendo a profilaxia conhecida e eficaz, faz-se necessário rastreamento pré-natal de todas as gestantes. Rastreamento pré-natal deve ser realizado em pacientes entre a 35ª e a 37ª semana de gestação. O rastreamento é realizado por cultura bacteriológica do intróito vaginal e anal, em meio seletivo para estreptococos do grupo B. Pacientes que apresentaram, durante a gestação, bacteriúria por estreptococos, não necessitam de rastreamento pré-natal, devendo receber quimioprofilaxia intraparto.

As indicações para a quimioprofilaxia intraparto são:
- Gestantes com rastreamento positivo durante o pré-natal.
- Gestantes com bacteriúria ou ITU por estreptococos durante o pré-natal.
- Gestante com filho anterior que apresentou sepse por estreptocos do grupo B.
- Gestantes que não foram submetidas a rastreamento pré-natal e que apresentam fator de risco:
  1. Trabalho de parto antes da 37ª semana de gestação.
  2. Rotura das membranas amnióticas por mais de 18 horas.
  3. Febre intraparto.

Pacientes submetidas a cesariana eletiva a termo, com bolsa íntegra, mesmo que colonizadas, não necessitam de quimioprofilaxia. O antibiótico de escolha é a penicilina G cristalina na dose de ataque de 5 MUI, endovenosa. As doses subsequentes, até a clampeagem do cordão, são de 2,5 MUI, EV, de 4/4 horas. Opção alternativa é a ampicilina, 2 g, EV (dose ataque) e 1g EV, 4/4 horas até o parto. Em pacientes alérgicos à penicilina pode-se utilizar cefazolina (pacientes de baixo de baixo risco) ou, em pacientes de alto risco, clindamicina, eritromicina ou vancomicina.

Diagnóstico e conduta na infecção pelo condiloma acuminado (HPV) durante a gestação

Rastreamento e diagnóstico	O risco de transmissão ao feto na passagem do canal de parto e a ocorrência de papiloma de laringe no período neonatal indicam a necessidade de tratamento de todos os casos diagnosticados no pré-natal. O diagnóstico do condiloma acuminado vulvar geralmente é clínico e realizado através do exame de rotina dos genitais ou, em caso de suspeita, a partir da queixa da paciente (ardor, verrugas).

	O rastreamento do colo uterino pela colpocitologia e a colposcopia com biópsia não precisam ser suspensos na gestação e possibilitam o diagnóstico da infeção do colo uterino.
Conduta na gestação	O uso da cauterização do colo e a aplicação da podofilina estão contraindicados na gestante. Recorre-se ao tratamento com aplicação de ácido tricloacético a 80% e em casos especiais ao uso de interferon local e antivirais sistêmicos. Nas lesões extensas de vulva e introito vaginal pode-se recorrer ao tratamento cirúrgico sob anestesia local (exérese).
Via de parto	Geralmente não precisa ser alterada na presença dos condilomas, a não ser que seu tamanho represente obstáculo à passagem do feto pelo canal do parto, mas todo possível é feito para tratá-los durante o pré-natal.

Diagnóstico e conduta no herpes genital durante a gestação

Rastreamento e diagnóstico	A avaliação clínica da região genital deve ser realizada rotineiramente durante as consultas de pré-natal, com atenção especial ao diagnóstico do herpes nas queixas de ardência. O diagnóstico será realizado com a detecção da úlcera vaginal ou com sorologia mostrando títulos de Ig M positivo. O diagnóstico de doença aguda será feito pela cultura de secreção vaginal (fundo de saco e cérvix) ou pela detecção de IgM em sorologia materna. O vírus do herpes genital pode ter efeito teratogênico, levando a microcefalia, anomalia cardíaca e crescimento intrauterino restrito simétrico. Pode-se ter também a septicemia neonatal herpética.

	A primo-infecção materna é a que apresenta maior risco de transmissão vertical (doença fetal em 1% a 2%). As infecções recorrentes são improváveis de causar infecção fetal.
Conduta na gestação e parto	O tratamento do episódio agudo poderá ser realizado localmente com creme de aciclovir (4 vezes ao dia). O tratamento por via oral fica reservado aos casos de maior gravidade. Na gravidez, a importância da doença se refere principalmente em relação ao parto. No caso de doença aguda, nas últimas quatro semanas gestacionais, deve-se fazer a opção pela via alta (cesariana).

Diagnóstico e conduta na sífilis durante a gestação

Rastreamento e diagnóstico	O exame de VDRL deve ser solicitado trimestralmente (sugere-se na consulta inicial e nas semanas 24 e 34 da gravidez). No caso de VDRL positivo deve-se realizar o teste de FTA-ABS para afastar os exames falso-positivos.
Conduta na gestação	Confirmada a positividade de ambos os exames se realiza o tratamento: Doença em fase aguda (visualização do cancro ou úlcera genital): • Penicilina Benzatina – dose de 2.400.000 unidades em dose única (IM); • Doença em fase primaria (primeiro ano de evolução): – Penicilina Benzatina – 4.800.000 UI em dose única (IM). • Doença em fase latente (mais de ano de evolução):

	– Penicilina Benzatina – 7.200.000 UI (IM) em três tomadas com intervalos de cinco dias cada. Gestantes alérgicas a penicilina podem fazer uso da eritromicina ou cefalosporina. Uso mínimo de 20 dias para todas as formas.
Via de parto e aleitamento	Não precisam ser alterados na presença da doença. Segue-se a indicação obstétrica.

Diagnóstico e conduta da infecção pelo HIV durante a gestação

Rastreamento e diagnóstico	A pesquisa do HIV deverá ser realizada de maneira universal em todas as gestantes, independente de fatores ou comportamento de risco. O diagnóstico: realizado por duas provas de Elisa positiva ou por uma prova de Elisa positiva e teste de Western Blot confirmatória.
Conduta na gestação	*Seguimento:* as pacientes com sorologia positiva devem realizar exames para avaliação da condição imunológica (contagem de linfócitos CD 4) e verificação do nível da carga viral. Consideramos como preservada a capacidade imunológica da gestante com contagem de Linfócitos T-CD 4 maior que 200 células por ml. Quanto a carga viral consideramos elevada a contagem superior a 10.000 colônias por mm^3 e, baixa quanto inferior a 1000 colônias por mm^3. *Uso de antivirais na gravidez:* será iniciado imediatamente após o diagnóstico, independentemente da idade gestacional. As pacientes com contagem de CD 4 maior que 350 células/ml e com carga viral inferior a 1.000 copias por ml serão submetidas ao uso exclusivo de AZT (zidovudina) – 300 mg de 12/12 horas por toda a gravidez.

	As pacientes com carga viral maior que 10.000 colônias/ml ou com contagem de CD 4 abaixo de 350 células/ml serão submetidas ao esquema TARV (terapia antiviral) combinada, associando AZT + Lamivudina (3 TC) + Nevirapina. ***Ação dos antirretrovirais:*** • AZT: inibidor da transcriptase reversa; • Lamivudina (3TC): inibidor da transcriptase reversa Nevirapina (NVP): inibidor da transcriptase reversa não nucleosídeos; • Indinavir (IDV): inibidor de protease.
Via de parto	Está indicada a cesariana em gestantes com carga viral desconhecida ou maior que 1.000 colônias/ml. Naquelas com carga viral menor que 1.000 colônias/ml o parto poderá ser via vaginal (nestes casos deverá ser utilizado a infusão de AZT, via venosa, na dose de 100 mg/hora durante a evolução do trabalho de parto até o momento da ligadura do cordão umbilical).
Aleitamento	Deve ser suspenso em todos os casos confirmados de puérpera HIV positivo. Nas pacientes que não possuem teste de HIV no pré-natal realiza-se o teste rápido de HIV no momento da internação para assistência ao parto. Assim, orientamos também o tipo de parto, proteção da equipe obstétrica.

Diagnóstico e conduta na toxoplasmose aguda durante a gestação

Rastreamento e diagnóstico	O rastreamento é universal e se inicia na primeira consulta de pré-natal devendo ser repetido trimestralmente. O diagnóstico é feito a partir da conversão sorológica. As possibilidades de diagnostico são descritas abaixo (qualquer método – Elisa, RIE ou outros): • IgG negativo e Ig M positivo: confirmação com IgG positivado após quatro semanas; • Ig G positivo em ascensão e IgM positivo em queda; • IgG positivo e IgM negativo, com história clinica da doença e teste da avidez mostrando período provável de infecção dentro da gestação. Teste da avidez – menor que 30% – infecção a menos de seis meses. Maior que 60% – infecção a mais de seis meses.
Conduta na gestação	***Tratamento:*** Imediatamente após a suspeição, mesmo aguardando confirmação ou já com diagnóstico obtido deve-se iniciar o uso de Espiramicina (via oral) na dose de 3,0 gramas/dia (1 g de 8/8 horas). ***Rastreamento da contaminação fetal:*** pode ser não invasivo, através de achados ultrassonográficos que indiquem doença fetal (calcificações cerebrais, hepáticas, hidrocefalia, crescimento restrito, alterações do volume de líquido amniótico). De forma invasiva pode-se proceder à identificação direta do parasita na placenta, no líquido amniótico ou no sangue fetal (cultura), ou por pesquisa indireta através de alterações sanguíneas inespecíficas (plaquetopenia, leucocitose eosinofilia) e/ou identificação de anticorpos IgM no sangue fetal (lembrando que o feto é imunocompetente só após 22 semanas).

	Atualmente, a técnica mais sensível e mais utilizada é a pesquisa do genoma do parasita no líquido amniótico por PCR (exame a ser realizado após 18 semanas). Nos casos com avaliação amniótica positiva, deve-se modificar o esquema terapêutico. Sugere-se: • Pirimetamina – 25 mg/dia dose única por 4 semanas seguidas. Por sua capacidade de supressão da medula óssea com trombocitopenia e leucopenia, recomenda-se acrescentar 3 a 5 mg de ácido folínico (não de ácido fólico, pois este inibiria a ação do medicamento no parasita); • Alterna-se com quatro semanas de espiramicina. Realiza-se o esquema alternativamente até o parto. O uso de fator de resgate (Leucovorin® 10 mg/dia) deve ser avaliado dependendo do tempo previsto de uso da piremetamina.
Via de parto e aleitamento	Não precisam ser alterados na presença da doença. Segue-se a indicação obstétrica.

Diagnóstico e conduta na infecção pelo citomegalovírus (CMV) durante a gestação

Rastreamento e diagnóstico	O diagnóstico será realizado pela conversão sorológica. Mulheres com sorologia negativa no período pré-natal passam a apresentar IgM positivo e IgG positivo. No caso de suspeita clínica e com IgM negativo, realiza-se novo exame de IgG em quatro semanas e observa-se o comportamento da titulação. Caso ocorra elevação significativa no novo exame pelo mesmo método deve-se suspeitar de conversão sorológica.

	Estado imunológico materno	IgG	IgM
	Imunidade	+	−
	Infecção aguda	−	+
	Suscetível	−	−
	Reinfecção	+	+
Conduta na gestação e parto	A infecção ocorre por passagem transplacentária do vírus, com risco de 30 a 40% quando a contaminação ocorre na primeira metade da gravidez. Não há ainda experiência com antivirais nos pacientes com Citomegalovírus em fase aguda. Nesses casos, está indicada a pesquisa de doença fetal ao ultrassom, sendo os marcadores mais frequentes a microcefalia e CIUR. O exame do líquido amniótico através de PCR pode orientar quanto a contaminação da cavidade amniótica e nestes casos avaliar conduta de emprego de antivirais ou antecipação do parto.		

Infecção pelo Zika Vírus

Zika (ZIKV), predominantemente na América Central e do Sul, tem associação dessa infecção durante a gravidez com o desenvolvimento da microcefalia "uma emergência de saúde pública de interesse internacional". O vírus Zika é um membro da família de vírus *Flaviviridae*, do género *Flavivirus*, que inclui outros vírus, tais como o vírus do Nilo Ocidental, dengue e febre amarela com os quais os testes sorológicos podem reagir de forma cruzada. O principal modo de transmissão de humano para humano é transmitido por vetores, através da picada de mosquitos infectados. A doença é transmitida pela picada do mosquito *Aedes aegypti*, mesmo vetor da dengue e da febre Chikungunya, e pode ser facilmente confundida com essas patologias, uma vez que possui sintomas muito semelhantes como febre, dores nas articulações, dor muscular, cefaleia, erupções e vermelhidão na pele. Os sintomas de infecção pelo vírus Zika começam de 3 a 12 dias após a picada do mosquito e são: febre baixa (entre 37,8 e 38,5 graus), dor nas articulações (mais frequentemente nas articulações das mãos e pés, com possível inchaço), dor muscular, dor na cabeça e atrás dos olhos, erupções cutâneas- acompanhadas de coceira. Os sintomas mais raros de infecção pelo vírus Zika incluem, dor abdominal, diarreia, constipação, fotofobia e conjuntivite e pequenas úlceras na mucosa oral. Assim, para a confirmação do diagnóstico e aplicação do tratamento é imprescindível a realização do exame de sangue (teste rápido). Confirmado a doença materna, resta o acompanhamento ecográfico para estabelecer a ocorrência de microcefalia.

Infecção pelo vírus da dengue

A infecção por dengue tem se tornado extremamente comum no Brasil. Para efeito prático consideramos duas formas da doença:

Dengue clássica	
• Febre alta com início súbito • Dor de cabeça • Dor atrás dos olhos, que piora com o movimento deles • Perda do paladar e apetite • Náuseas e vômitos • Tonturas	• Extremo cansaço • Manchas e erupções na pele semelhantes ao sarampo, principalmente no tórax e membros superiores • Moleza e dor no corpo • Muitas dores nos ossos e articulações

Dengue hemorrágica
Os sintomas da dengue hemorrágica no início da doença são os mesmos da dengue comum. A diferença ocorre, com maior frequência, quando acaba a febre e começam a surgir os sinais de alarme: <ul><li>Dores abdominais fortes e contínuas</li><li>Vômitos persistentes</li><li>Pele pálida, fria e úmida</li><li>Sangramento pelo nariz, boca e gengivas</li><li>Sonolência, agitação e confusão mental</li><li>Sede excessiva e boca seca</li><li>Pulso rápido e fraco</li><li>Dificuldade respiratória</li><li>Perda de consciência</li></ul>

A gestante é considerada grupo de risco de complicações para a infecção por Dengue, por isso os cuidados devem ser maiores neste grupo. Não há risco fetal documentado em infecções maternas agudas.

Infecção pelo vírus Influenza e H1N1

As gestantes constituem um grupo de risco para infecções viróticas tanto para influenza como para o vírus H1N1. A mortalidade é maior, porém não há registros de acometimento fetal (teratogênese ou infecção congênita). Atualmente, recomenda-se a vacinação compulsória para toda mulher grávida ou no período pré-gestacional (ideal).

Capítulo 6

CONDUTA NO ABORTAMENTO

É a interrupção da gestação antes da viabilidade fetal, ou seja, antes da 22ª semana de gestação ou com peso inferior a 500g. A perda pode ser espontânea ou provocada, com ou sem a eliminação de embrião.

Incidência – extremamente difícil definir a incidência do abortamento em nosso país em decorrência da ilegalidade do abortamento provocado, o que resulta em desconhecimento de sua real incidência. Sabemos que o aborto espontâneo ocorre em 8 a 10% de todas as gestações já laboratorialmente (dosagem de HCG) e clinicamente (atraso menstrual) reconhecidas. Se reconhecermos como verdadeiro o número de 2 milhões de abortos provocados no Brasil chegaríamos a uma incidência de 15% de abortamentos em mulheres brasileiras grávidas, sendo a metade espontânea e a outra parte provocada. Sabemos que há relação de prevalência do aborto com idade materna, sendo maior nos extremos da vida reprodutiva, principalmente após aos 40 anos. Muito importante a associação de 10% de todas as mortes no ciclo gestacional estarem ligadas ao aborto e as suas complicações. A maior parte dessas mortes se associa aos procedimentos ilegais, realizados em péssimas condições assistenciais.

O abortamento é classificado através de parâmetros clínicos e ecográficos, em função da fase em que se encontra o processo. Na avaliação clínica, deve-se considerar o volume de sangramento, dor pélvica em cólica, presença de febre e achados do toque bimanual como a dilatação do colo e o volume uterino. Na avaliação ecográfica, os sinais mais importantes são a presença de embrião com batimentos cardíacos e movimentos, a ocorrência de hematoma subcorial e a dilatação do orifício interno do colo do útero.

Classificação evolutiva dos abortamentos

	Características
Ameaça de aborto	Clinicamente há presença de discreto sangramento, geralmente indolor, o colo uterino está fechado, o embrião apresenta-se com vitalidade ao ultrassom (BCF positivo e movimentos). O risco de perda é estimado em 50%.
Abortamento em evolução	O sangramento genital está aumentado, com cólicas e colo uterino apresentando-se dilatado ao exame ginecológico. Na maioria das vezes observa-se embrião ausente (ovo cego) ou inerte, com BCF negativo ao ultrassom. Chama-se abortamento inevitável aquele em que o embrião está presente com batimentos cardíacos visualizados, mas o quadro é de abortamento em evolução.
Abortamento incompleto	Há sangramento uterino e cólicas, o colo uterino se apresenta dilatado com eliminação parcial de membranas ovulares. Detecta-se ao ultra-som de sinais de restos ovulares na cavidade uterina, com embrião geralmente não visualizado.

Abortamento completo	Ao exame clínico observa-se discreto sangramento genital, o útero geralmente já está com volume normal e colo fechado. A cavidade uterina apresenta-se com contornos regulares e sem conteúdo sugestivo de embrião ou restos ovulares, ao ultrassom. A paciente com frequência relata história de eliminação de produto da gravidez.
Abortamento infectado	Refere-se à presença de agente infeccioso na cavidade uterina, podendo acontecer em qualquer dos tipos anteriores, especialmente quando o colo uterino está dilatado. A ocorrência de infecção intracavitária traz repercussões clínicas como febre (temperatura acima de 38ºC), taquicardia, queda do estado geral, mau cheiro vaginal. Acompanha-se também de alterações nos exames hematológicos (PCR, leucometria, gama GT).

O abortamento também pode ser classificado em função do período gestacional em que ocorre e em função da sua frequência.

Classificação temporal dos abortamentos

	Características
Abortamento habitual (repetição)	Ocorrência de duas perdas consecutivas da gravidez ou três alternadas com gestações a termo.
Abortamento precoce	Perda que ocorre antes de 12 semanas de gravidez. Associa-se com mais frequência às anomalias genéticas e cromossômicas ovulares.
Abortamento tardio	Perda que ocorre após 12 semanas de gravidez. Associa-se com mais frequência às doenças infecciosas e à incompetência istmocervical.

Causas principais de abortamento espontâneos

Aborto precoce

- Causas genéticas – doenças cromossômicas e gênicas.
- Endócrina – Insuficiência de corpo lúteo (baixa de progesterona).
- Infecciosas – virais (rubéola, citomegalovírus), bacterianas.
- Uterinas – endométrio de baixa qualidade (sinéquias), miomas, septos e outras anomalias.

Aborto tardio

- Incompetência istmocervical.
- Infecções – *Treponema* (sífilis).
- Anomalias uterinas – septo cavitário, útero de delfos, miomas, sinéquias.
- Endocrinopatias maternas – diabetes descompensado, tireoideopatias.
- Doenças trombofilicas – fator V de Leiden, deficiência de atividade das proteínas C e S, elevação de homocisteína sérica.
- Síndrome antifosfolipídica – anticardiolipina e anticoagulante lúpico.

Avaliação da paciente com quadro de abortamento

Para diagnóstico adequado dos quadros de sangramento na primeira metade da gestação, atenção especial deve ser dada a história menstrual e relato evolutivo do sangramento. Em seguida, avalia-se a gestante clinicamente, sendo muitas vezes necessários exames complementares (ultrassonografia e bioquímicos). As queixas mais associadas ao abortamento são a hemorragia e dor em cólica. Na gestante na primeira metade da gravidez a ocorrência de sangramento ocorre em torno de 30%. Esses episódios, em grande parte (mais da metade). são sangramentos de implantação com o trofoblasto invadindo a decídua uterina. Nesses casos, o processo é autolimitado, pequeno volume e com baixa sensação de dor. No caso de abortamento o sangramento é persistente, com eliminação de coágulos, e seguido de sensação dolorosa intensa. Ocorre cólica na região do hipogástrio com irradiação para o dorso. Lembra os sintomas da dismenorreia e decorre da atividade contrátil uterina.

Ao exame físico, podemos encontrar uma mulher ansiosa, descorada e com estado geral comprometido nos casos mais intensos e de evolução longa. O mais comum é o quadro geral preservado. No exame ginecológico constata-se sangramento saindo do orifício externo do colo uterino. Ao toque podemos encontrar útero de volume aumentado, amolecido e com colo entreaberto. O exame de ultrassom permite complementar o diagnóstico com maior detalhamento (Figura 6.1).

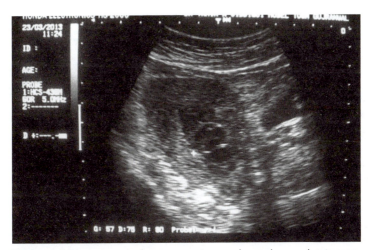

Figura 6.1 – Imagem uterina com restos ovulares de um abortamento incompleto.

Avaliação clínica e laboratorial da gestante nos abortamentos

	Características
Avaliação clínica da paciente	Exame geral: avaliam-se as mucosas, temperatura corporal, frequência cardíaca, pressão arterial. O exame ginecológico é importante para quantificar-se a intensidade do sangramento uterino, presença de dilatação do colo, volume do útero, assim como sinais de gravidade como dor à mobilização do útero, anexos ou fundo de saco e sinais de irritação peritoneal.
Exame ecográfico	Importante para avaliação da implantação intrauterina da gestação e da viabilidade embrionária. Identifica o saco gestacional dentro da cavidade uterina, a regularidade da membrana do saco gestacional, o embrião com movimentos e batimento cardíaco fetal. Também pode apresentar líquido livre na pelve e visualização do corpo lúteo.
Exame laboratorial	Dosagem sérica de progesterona: indica bom prognóstico quando acima de 20 picograma/ml. β-HCG: a duplicação da concentração sérica da gonadotrofina coriônica em 48 horas é indicador de bom prognóstico. Leucometria e gama GT: avaliam a resposta materna na presença de infecção intracavitária, enquanto a hematimetria determina a gravidade da perda sanguínea.

Conduta nos quadros de abortamento

Quadro	Conduta
Ameaça de abortamento	Recomenda-se observação no domicílio e revisão do quadro após 24 horas. A repetição do ultrassom obstétrico e as dosagens de progesterona e de gonadotrofina coriônica são importantes no seguimento, assim como a continuidade ou interrupção do sangramento genital. O uso da progesterona, por via oral ou vaginal, só se justifica na gestação viável com dosagem de progesterona sérica materna abaixo do esperado (insuficiência lútea). As mais indicadas são as progesteronas naturais (Utrogestan®, Duphaston®, Crinone®).
Abortamento em evolução, incompleto, inevitável e retido	Estão indicadas internação e curetagem uterina. A conduta conservadora nas gestações iniciais, aguardando-se a expulsão espontânea, é possível em casos selecionados. O emprego de prostaglandinas como o Misoprotol (Cytotec®) ou o Dinoprostona (Propess®) para indução do aborto retido é geralmente indicado. Este tipo de medicamento é empregado para maturação e dilatação do colo uterino. Em casos de aborto retido que se opta pela dilatação mecânica do colo uterino como medida inicial pode-se utilizar a Laminaria natural ou o tipo sintético (Dilapan®). Alta após 12 horas de observação do sangramento. Recomendação retorno ao médico assistente para exames de rotina preconcepção.
Abortamento de repetição	Conduta: a gestante deverá receber avaliação ginecológica e genética antes de nova concepção. Casos de insuficiência ístimo-cervical serão tratados pelo método de cerclage, sob anestesia geral e após esvaziamento da bexiga, de preferência entre 14 e 16 semanas.

Abortamento infectado

Nos abortamentos infectados, a conduta será cirúrgica na endometrite (curetagem uterina) e no abscesso pélvico. Associado ao uso dos antibióticos.

Esquema de antibioticoterapia no abortamento infectado.

ESTÁGIO I – MONOTERAPIA

- Clindamicia – 1,2 mg/dia; ou
- Ceftriaxona – 2,0 g/dia.

ESTÁGIO 2 – ESQUEMA TRÍPLICE

- Clindamicina – 1,2 mg/dia ou metronidazol – 500 mg (IV) a cada 8 horas.
- Cefotaxima – 3,0 g /dia
- Gentamicina – 240 mg (IV) por dia.

ESTÁGIOS 3 E 4 – ESQUEMA TRÍPLICE

- Metronidazol – 500 mg (IV) a cada 8 horas ou Clindamicina
- Imepenem – 500 mg a cada 6 horas.
- Cefotaxima – 3,0 g/ dia.

Complicações do abortamento

Todos os casos de abortamento podem ser associados com complicações graves imediatas e tardias. O choque hipovolêmico deve ser tratado imediatamente à sua identificação, perfuração uterina com tratamento cirúrgico e as complicações tardias (sinéquias uterinas, obstrução tubária, disfunções emocionais).

Cuidados gerais nos quadros de abortamento

A determinação do grupo sanguíneo e fator Rh está indicada para todos os quadros de abortamento. As gestantes RH negativo não sensibilizadas (Coombs indireto negativo) deverão receber imunoglobulina anti-RH.

Outro cuidado importante é também enviar o material de curetagem uterina para exame anatomopatológico, sendo opcional o exame genético dependendo da necessidade do caso. O objetivo é fazer o diagnóstico diferencial com as doenças trofoblásticas gestacionais e identificar outras causas de abortamento.

Capítulo 7

CONDUTA NA GRAVIDEZ ECTÓPICA

Consiste na implantação do saco gestacional ou tecido trofoblastástico fora da cavidade uterina. Entende-se como região apropriada para implantação, do ponto de vista anatômico, como sendo aquela que se inicia no orifício interno do canal cervical e se encerra na óstio interno da tuba uterina.

Estima-se que a incidência da gravidez ectópica na população geral seja de 0,5 a 0,8%. No entanto estes índices são mais elevados em grupos de risco. A recorrência da gravidez ectópica é alta e situa-se em torno de 25 a 30%.

Toda mulher com atividade sexual está sujeita a esta ocorrência, mas existem fatores predisponentes para este evento.

Fatores predisponentes para ocorrência de gravidez ectópica

Uso de dispositivo intrauterino (DIU)
História de cirurgia pélvica anterior
História de doença inflamatória pélvica
Tratamento de infertilidade: indução de ovulação, fertilização *in vitro* (FIV)

Diagnóstico

O melhor momento para seu diagnóstico é quando feito antes de sua ruptura, ou seja, na fase inicial, ainda íntegra. Para que isto seja possível, dois parâmetros devem ser avaliados em todo caso suspeito: em pacientes do grupo de risco e naquelas que apresentem sangramento do início da gestação. São eles: os níveis séricos maternos da gonadotrofina coriônica (β-HCG) e a visualização do embrião dentro da cavidade uterina, ao exame de ultrassom.

Rastreamento para o diagnóstico precoce da gravidez ectópica

Exame	Achados indicativos de gravidez ectópica.
Dosagens hormonais	A observação do crescimento do valor da gonadotrofina coriônica (β-HCG) sérica com taxa de aumento inferior a 65% do valor inicial após 48 horas de intervalo. Dosagem de progesterona sérica menor que 15 ng/ml.
Exame de ultrassom	Ausência de visualização do saco gestacional na cavidade uterina, pela ecografia endovaginal, quando a dosagem de gonadotrofina sérica se encontra em níveis superiores a 800 mUI.

O diagnóstico da gravidez ectópica rota baseia-se no aparecimento do quadro de abdome agudo hemorrágico. Os sinais mais importantes são a anemia aguda evidenciada clinicamente e pela queda de hematócrito, o sinal de irritação peritonial, achado de abaulamento do fundo de saco ao toque ginecológico. O ultrassom endovaginal revela presença de líquido em fundo de saco em quantidade que varia com o tempo de rotura. O tratamento nestes casos será cirúrgico com laparoscopia ou laparotomia e a preservação da tuba uterina dificultada.

Associação de sintomas e sinais observados nos quadros de gravidez ectópica

Sinais/Sintomas	Resultado - % de ocorrência
Atraso menstrual	Presente em 70%
Dosagem sérica de HCG	Positivo em 50%
Imagem ecográfica de saco gestacional ectópico	Visualizado em 10%
Imagem de "útero vazio"	Presente em 70%
Líquido livre na pelve	100% nas rotas
20% nas íntegras
Dor pélvica	90% entre rotas e íntegras
Irritação peritoneal	50% nas formas rotas
Fundo de saco abaulado	30% das formas rotas

Do ponto de vista laboratorial também é necessário fazer distinção do estágio da doença. Nos casos íntegros, se observa crescimento das dosagens de beta gonadotrofina em patamares inferiores a 70% de crescimento após intervalo entre os exames de 72 horas. Outro marcador de possível gravidez ectópica será a dosagem sérica da progesterona inferior a 15 nanogramas por ml. Além destes marcadores há o chamado "útero vazio" ao ultrassom endovaginal com níveis de beta gonadotrofina superiores a 600 UI/ml. Neste nível de dosagem hormonal é esperado a presença do ovo/embrião dentro do útero. Nos casos de gravidez ectópica rota, o laboratório irá evidenciar queda de hemoglobina, hematócrito e outros sinais da hipovolemia. A imagem do ultrassom revela grande quantidade de liquido livre no fundo de saco e entre as alças intestinais. A visualização do saco gestacional fora da cavidade uterina é pouco frequente, porém muito segura para o diagnóstico. Nas ectópicas localizadas no canal cervical (cérvix) é possível visualizar-

-se o colo em barril, também facilmente diagnosticado pelo toque bimanual. Casos de dificuldade de diagnóstico, principalmente nas formas integras, pode ser necessário a realização propedêutica da laparoscopia para localização da prenhez (Figura 7.1).

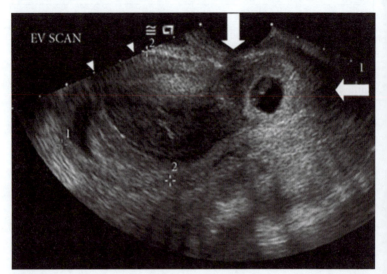

Figura 7.1 – Ecografia mostrando o saco gestacional na região tubária (setas).

Conduta na gravidez ectópica

A abordagem terapêutica estará na dependência da forma que se apresenta ao setor de emergência. A ectópica integra deve ser abordada rapidamente, antes de se torne um quadro ameaçador a vida da mulher. Quando diante de uma gravidez inicial, com saco gestacional de diâmetro inferior a 3,5 cm, sem sinais de sangramento, estabilidade hemodinâmica, embrião sem sinais cardíaco e níveis de beta HCG inferiores a 10.000 UI pode-se optar pelo tratamento farmacológico. A droga indicada é o metotrexate (um antiblástico de alta seletividade contra o tecido trofoblástico, que realiza absorção do saco gestacional. A dose é de 50 mg (IM), com acompanhamento posterior a cada 72 horas com dosagem sérica do beta HCG. Espera-se queda constante dos níveis hormonais até sua negativação no 7 dia. Caso isso não ocorra, recomenda-se uma nova dose de metotrexate.

O tratamento cirúrgico na gravidez ectópica integra também será uma alternativa nos casos que não atendem o critério para o tratamento farmacológico. A opção será a laparoscopia (videolaparoscopia) com abertura da trompa e aspiração do conteúdo gestacional. Revisão de hemostasia e sutura linear. Caso de gravidez ectópica em outros locais o princípio do tratamento será o mesmo.

Nos casos de gravidez ectópica rota a conduta deverá ser emergencial, como requer os quadros de abdome agudo hemorrágico. A laparoscopia ou a laparotomia devem ser realizadas em caráter de urgência e seguida de medidas de reposição volêmica e atenção intensiva ao equilíbrio hemodinâmico.

Cuidados adicionais

A determinação do grupo sanguíneo e fator Rh está indicada. As gestantes RH negativo não sensibilizadas (Coombs indireto negativo) deverão receber imunoglobulina anti-RH.

Capítulo 8

Doença trofoblástica gestacional (mola hidatiforme)

A doença trofoblástica gestacional (DTG) engloba um grupo heterogêneo de condições caracterizadas pela proliferação anárquica do tecido trofoblástico, caracterizados por degeneração do estroma e alterações vasculares. Alguns aspectos caracterizam a DTG:
- características clínicas, padrões histológicos e gravidade variável;
- são lesões funcionantes, produzindo altos níveis beta-hCG;
- a abordagem precoce é fundamental para a cura.

Possui incidência rara e algumas vezes são de ocorrência familiar. Varia de 1:10.000 a 1:70.000 gestações nos países do ocidente, até 1:250 a 1:6.000 gestações na Ásia. No Brasil há poucos dados, alguns centros de atendimento hospitalar indicam incidência de 1 para cada 250 gestações.

Classificação histopatológica

Embora a condução da DTG seja baseada em critérios clínicos, é importante considerar os diferentes tipos histológicos para se estabelecer o prognóstico da doença. A Organização Mundial da

Saúde (OMS) recomendou, em 1983, uma classificação que tem por base os aspectos histológicos da doença, a saber:
- Mola hidatiforme.
- Completa.
- Parcial.
- Mola invasora.
- Coriocarcinoma.
- Tumor trofoblástico de sítio placentário (PSTT).
- Lesões trofoblásticas-miscelânea.

O termo tumor trofoblástico gestacional (TGG) define o estado da doença em que há evidência clínica de mola hidatiforme invasora ou de coriocarcinoma e que tem comportamento maligno. O Quadro 8.1 mostra as características clínicas que diferenciam a mola hidatiforme completa da parcial

Mola hidatiforme completa (MHC)

É caracterizada pela degeneração hidrópica das vilosidades coriais, o que dá origem às vesículas (hidátides) que configuram a doença. Possuem cariótipo diploide e habitualmente são de fácil diagnóstico macroscópico. Em função do diagnóstico cada vez mais precoce, a mola completa pode mostrar alterações morfológicas sutis e ser confundida com a mola parcial ou com o aborto não-molar.

Mola hidatiforme parcial (MHP)

A mola parcial possui duas populações distintas de vilosidades coriais, uma normal e a outra com degeneração hidrópica. Seu cariótipo é geralmente triploide e o feto está sempre presente.

Mola hidatiforme invasora

A presença de vesículas na intimidade do miométrio, nos espaços vasculares ou em locais a distância, principalmente vagina e pulmões, caracteriza a mola invasora, considerada sequela da mola hidatiforme completa ou parcial. A frequência com que ela ocorre é de determinação difícil, pois a grande maioria dos casos é diagnosticada com base em evidências clínicas, sem confirmação histopatológica.

Coriocarcinoma

Trata-se de tumor maligno composto de células trofoblásticas em arranjo dimórfico, citotrofoblasto e sinciciotrofoblasto, sem mostrar vilosidades coriais. O coriocarcinoma pode estar associado a qualquer tipo de gestação: a termo, ectópica, abortamento ou gestação molar.

Tumor trofoblástico de sítio placentário – é um tumor que compromete o endométrio e o miométrio, composto predominantemente de trofoblasto intermediário, com baixa produção de HCG e elevada síntese de hormônio lactogênio placentário (hPl). Pode ter como antecedente gestacional uma mola hidatiforme, uma gravidez a termo ou um abortamento.

Quadro clínico

Um dos aspectos importantes da doença trofoblástica, pelo menos quanto a sua forma mais frequente (MHC), é a mudança da forma de apresentação nas últimas décadas. Assim, quadros clínicos com molas de grande volume, eliminação de vesículas e anemia são cada vez menos frequentes. Situações de emergência tornaram-se mais raras, mas continuam a exigir atenção. Dentre elas, são ainda detectadas a insuficiência respiratória após o esvaziamento da mola, pré-eclâmpsia, hipertireoidismo e crise tireotóxica.

Embora o quadro clínico seja variável, devemos estar atentos para os seguintes sintomas:
- Sangramento vaginal intermitente, volume variável, com aspecto de "suco de ameixa" (em cerca de 97% dos casos).

- Útero maior que a idade gestacional
- Náuseas e vômitos intensos
- Sinais de pré-eclâmpsia ou eclampsia, de surgimento precoce (antes de 20 semanas)

A mola completa geralmente torna-se sintomática entre 6 e 8 semanas de gestação e, se não tratada, evolui para o aborto espontâneo entre 16 e 18 semanas. Já a sintomatologia da mola parcial é de surgimento mais tardio, decorrente provavelmente do pouco tecido molar de da presença do concepto.

Quadro 8.1 – Características clínicas que diferenciam mola completa e parcial

Características	Mola completa (MHC)	Mola parcial (MHP)
Manifestação clínica	Abortamento espontâneo	Abortamento retido ou espontâneo
Tamanho do útero	Grande para a idade gestacional	Pequeno para a idade gestacional
ß-HCG	++++	+
Evolução	8 a 29% desenvolvem TTG*	Menos de 5% desenvolvem TTG*
*TTG-tumor trofoblástico gestacional		

Outros sintomas

- **Cistos tecaluteínicos:** metade das pacientes apresentará quadro de hiperestímulo ovariano, decorrente da intensa produção de HCG. Os ovários se apresentam aumentados de volume contendo inúmeros cistos de tamanhos variados, denominados cistos tecaluteínicos.
- **Anemia:** decorrente da excessiva perda sanguínea,

- **Crise tireotóxica:** ocorre estimulação direta da tireoide materna pelas concentrações elevadas de gonadotrofina coriônica (hCG). Este aumento, que atinge valores de pico entre a 8ª e a 14ª semana de gestação, é acompanhado por inibição do eixo hipotálamo-hipófise e, em face da reatividade cruzada com o receptor de TSH, promove aumento temporário do T4 livre.
- **Pré-eclâmpsia:** decorre provavelmente de má adaptação do tecido trofoblástico anárquico.
- **Coagulação intravascular disseminada e embolização trofoblástica:** Estes representam talvez as principais complicações da mola.

Exames complementares

Ultrassom

O ultrassom mostra as seguintes imagens:
- Ecos amorfos intrauterinos, com a clássica imagem em "nevasca" e ausência de embrião (mola completa) (Figura 8.1). Tecido placentário com ecos dispersos, em dimensões variadas, juntamente com embrião (embrionada).
- Ovários aumentados de volume, contendo múltiplos cistos de tamanho variados.

É importante considerar que metade das gestações molares de primeiro trimestre vai apresentar essa aparência clássica ao ultrassom. O ultrassom poderá indicar uma gestação anembrionada, abortamento incompleto ou abortamento retido, até a avaliação histopatológica.

A ultrassonografia pode contribuir mais para o diagnóstico de MHP. Alguns achados são considerados bastante sugestivos, como alterações císticas focais na placenta (múltiplas vesículas) correspondentes ao acentuado edema das vilosidades coriais, além do aumento da relação entre o diâmetro transverso e o anteroposterior. As modificações no formato do saco gestacional são

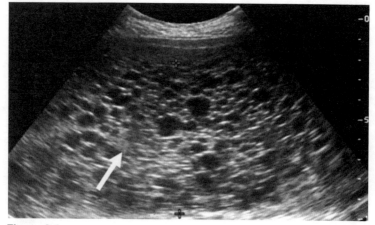

Figura 8.1

indicativas da embriopatia relacionada à triploidia. Quando ambas as alterações estão presentes, o valor preditivo positivo chega a 90%. Outros achados relacionados à MHP são: a restrição do crescimento fetal e múltiplas malformações associadas à placenta focalmente hidrópica.

DOSAGEM DE βHCG

A dosagem de gonadotrofina coriônica (hCG) pode complementar as informações da ultrassonografia, particularmente se os títulos forem superiores a 40.000 mUI/ml. Os níveis de hCG entre as portadoras de MHC são bastante elevados e quase metade das pacientes tem níveis superiores a 100.000 mUI/ml, podendo ser observados valores superiores a 5.106 mUI/ml. No entanto, os níveis são bem menores entre os casos com MHP e valores superiores a 100.000 mUI/mL são observados em apenas 10% dos casos.

Conduta clínica e obstétrica

Estabilizar as condições clínicas, corrigindo os casos de êmese, anemia, pré-eclâmpsia, hipertireoidismo ou insuficiência respiratória antes do tratamento definitivo. Solicitar, como rotina, sorologia para sífilis, tipagem sanguínea, hematócrito e dosagem de hemoglobina.

Administrar imunoglobulina anti-Rh nas pacientes Rh negativo não sensibilizadas após o esvaziamento uterino, já que o fator Rh está expresso nas células do trofoblasto.

Rastreamento de metástases: RX de Tórax, RX de crânio, pesquisa de sangue oculto nas fezes, ultrassom ou tomografia computadorizada do abdome

Condutas específicas

- **Esvaziamento uterino:** dependendo da idade gestacional ou da forma clínica, podemos optar por esvaziar o útero diretamente, de preferência por aspiração manual intrauterina (AMIU) ou por vácuo-aspiração, seguida de dilatação e curetagem das paredes uterinas para confirmar a remoção de todo o material molar. Deve ser evitada a curetagem no início do procedimento, pois o risco de perfuração é elevado. Além disso, no caso de molas de grande volume, o tempo para se efetuar uma curetagem pode ser muito longo, o que aumenta a perda sanguínea. O material obtido pela curetagem apresenta menor índice de autólise e necrose, sendo mais adequado para histopatologia, devendo ser enviado separadamente. Esse procedimento é utilizado com frequência na mola completa ou quando a idade gestacional for menor que 12 semanas. Na gestação maior que 12 semanas, fato mais comum na mola parcial, induzir o abortamento com misoprostol administrado por via vaginal e, após eliminação do feto e da placenta, proceder à curetagem, se possível sob visão ultrassonográfica.

- **Uso de ocitocina:** deve ser utilizada durante todo o procedimento cirúrgico, com o objetivo de diminuir o sangramento e o risco de perfuração uterina. Não deve ser utilizada antes do procedimento, pois sabemos que a indução de contrações uterinas antes do esvaziamento da mola aumenta o risco de evolução para doença persistente e de embolização trofoblástica para vasos pulmonares.

Envio do material para estudo histopatológico é fundamental, de preferência todo o material obtido.

A necessidade de repetição do esvaziamento uterino envolve risco principalmente de perfuração uterina, portanto deve ser indicada em casos específicos: paciente com sintomas (sangramento) e manutenção dos níveis de gonadotrofina coriônica; volume uterino aumentado ou achado ultrassonográfico de material molar intracavitário, mas sem imagens sugestivas de mola invasora. A segunda curetagem deve ser contraindicada se houver metástases, elevação persistente dos níveis de hCG e diagnóstico de coriocarcinoma, situações em que o tratamento pela quimioterapia é prioritário.

Condutas especiais

Histerectomia profilática

Deve ser oferecida a pacientes com idade superior a 40 anos, com prole definida. Neste caso, a histerectomia deve ser realizada com a mola *in situ*.

Quimioprofilaxia

O emprego da quimioterapia profilática tem sido discutido desde que foi proposto há algumas décadas. Estudos prospectivos randomizados evidenciaram claramente que esta intervenção pode reduzir acentuadamente a frequência de doença invasora e metastática, porém esses resultados são significativos nas formas completas e de alto risco. No entanto, a esses resultados positivos deve-se contrapor o custo da medicação, os efeitos colaterais imediatos e tardios e a consideração de que, entre 60 e 80% dos casos não teriam indicação para quimioterapia. A única indicação que permanece inquestionável é nos casos em que há impossibilidade de seguimento pós-molar.

Seguimento pós-molar

O objetivo mais importante do seguimento é detectar precocemente os casos que apresentem persistência da doença. Desta forma, a maioria deles será classificado como de baixo risco, podendo ser tratados com monoquimioterapia, e apresentando prognóstico melhor. O diagnóstico precoce de mola hidatiforme não reduz o risco de tumor trofoblástico gestacional (TTG). Para assegurar a completa e sustentada remissão da doença, todas as pacientes devem ser monitoradas após o esvaziamento uterino, consistindo-se de:

- ***Seguimento clínico:*** todos os sintomas gerais como náuseas, vômitos, mastalgia, crise tireotóxica, distúrbios hipertensivos, dor pélvica tendem a desaparecer progressivamente e, com a involução uterina, o sangramento diminui em 7 a 10 dias.
- ***Seguimento laboratorial:*** as pacientes devem ser acompanhadas semanalmente pela dosagem plasmática de ß-HCG até que seus valores necessariamente decrescentes se negativem por três semanas consecutivas. Segue-se o controle mensal durante seis meses que, se negativos, indicam a cura da doença. O valor abaixo do qual o teste é considerado negativo varia, mas em geral é inferior a 5 mUI/ml. Estima-se que 80% das pacientes com DTG apresentam ß-HCG plasmático não-titulável nas primeiras oito semanas após o esvaziamento molar. Dosagens sequenciais estáveis ou em elevação indicam o diagnóstico de tumor trofoblástico gestacional.

- **Seguimento ultrassonográfico:** o exame ultrassonográfico seriado é útil para monitorar a involução uterina, a regressão dos cistos tecaluteínicos, além de identificar a presença de tumor residual ou mesmo invasão miometrial.
- **Seguimento dopplerfluxométrico:** na detecção de tumor trofoblástico gestacional, o doppler mostra melhores resultados do que o ultrassom. O estudo do fluxo das artérias uterinas auxilia a monitorar a remissão da DTG.
- **Seguimento radiológico:** o RX de tórax deve ser solicitado nas seguintes situações:
  - por ocasião do esvaziamento uterino, para servir de base;
  - na ocorrência de sintomas como taquicardia, taquipneia, dor torácica ou palpitação, pelo risco de embolização trofoblástica antes ou durante o esvaziamento molar;
  - quando não houver declínio ou mesmo se houver elevação do ß-HCG.
- **Contracepção:** a contracepção é fundamental durante o ano que se segue ao esvaziamento molar, visando o controle adequado dos níveis hormonais. Aconselha-se contraceptivo oral de baixa dosagem estrogênica, de preferência com menos de 50mg de etinilestradiol.
- **Futuro reprodutivo:** a paciente estará liberada para nova gestação após o término do controle pós-molar, isto é, após seis dosagens mensais de ß-HCG negativas. Exceto pelo risco aumentado de novo episódio de gestação molar (1%), mesmo com diferente parceiro, o seu futuro reprodutivo é o habitual.

Capítulo 9

Placenta prévia e descolamento prematuro da placenta

A placenta prévia e o descolamento prematuro de placenta são causas de hemorragia tardia da gravidez, ou seja, aquelas que acometem com maior frequência a segunda metade gestacional. Sua importância está no diagnóstico e conduta adequados para se prevenir um mau resultado materno e fetal, especialmente a prematuridade e suas consequências.

Placenta prévia

Denomina-se placenta prévia aquela cuja implantação anômala chega a atingir a região do orifício interno do colo uterino. A definição correta inclui o fato de estar a placenta entre o orifício interno (OI) do colo e a apresentação fetal (polo cefálico ou nádegas). A classificação mais empregada leva em consideração a relação entre a placenta e o OI do colo.

Classificações da placenta prévia quanto à posição

Tipo	Características
Placenta prévia total	Placenta que ultrapassa todo o OI do colo
A placenta prévia parcial ou lateral	Placenta atinge o orifício interno do colo sem, contudo, ultrapassá-lo
A placenta marginal (ou de implantação baixa)	Placenta cuja borda se situa a menos de 10 cm do OI do colo uterino, pela ecografia

Diagnóstico

O quadro é suspeitado quando há relato de perda sanguínea sem dor e não associada aos esforços abdominais. Pode haver história de relação sexual associada ao sangramento. O sangue apresenta-se tipicamente vermelho vivo e com poucos coágulos. O feto apresenta ausculta da frequência cardíaca geralmente sem alterações. O útero está com tônus normal e são esporádicas as contrações. O diagnóstico definitivo é obtido pela ecografia que mostra a relação da placenta com o orifício interno da cérvix uterina. O ultrassom é o método de eleição na abordagem deste quadro. O ultrassom é um método simples, preciso e seguro, capaz de identificar precocemente a localização placentária. Apresenta uma acurácia diagnóstica de 98% no diagnóstico. Permite ainda a estimativa de idade gestacional e a avaliação da vitalidade fetal. O conceito placenta prévia só deve ser utilizado no terceiro trimestre gestacional, momento em que o segmento uterino já está formado. Antes disso pode ocorrer o fenômeno de migração placentária, no qual por mecanismos pouco esclarecidos, a placenta acompanha crescimento do corpo uterino e torna-se normoimplantada. Por isso, antes desta época, este achado ao ultrassom deve ser denominado inserção baixa da placenta. Cerca de 90% das placentas de baixa implantação tornam-se migram até o terceiro trimestre, graças ao processo de migração (Figura 9.1).

PLACENTA PRÉVIA E DESCOLAMENTO PREMATURO DA PLACENTA

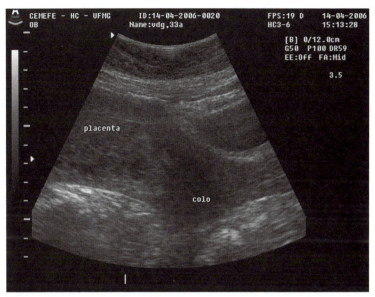

Figura 9.1 – Imagem ecográfica de placenta prévia central.

A evolução da gravidez nestes casos vai depender de alguns fatores, como a intensidade e frequência dos episódios de sangramento e suas repercussões à hemodinâmica materna e o bem-estar fetal

Critérios de gravidade a partir do sangramento, na placenta prévia

- Queda de 3,0g% no valor da hemoglobina materna a partir de um valor conhecido prévio.
- Valor único da hemoglobina abaixo de 7,0 g%.
- Sangramento genital volumoso.
- Repetição do sangramento em menos de 48 horas.

Conduta

As medidas a serem tomadas dependem de dois aspectos fundamentais: a idade gestacional e a gravidade do sangramento

Período Gestacional	Conduta
Após 34 semanas	A evolução com quaisquer dos critérios de gravidade indica interrupção da gravidez
Entre 28 e 33 semanas	Adota-se a conduta expectante desde que as condições maternas e fetais permitam. Nos casos graves deve-se recorrer a hemoterapia e monitorização hemodinâmica com a gestante no hospital até 48 horas sem recorrência do sangramento. Neste caso também se faz a indução da maturação pulmonar do feto com corticoides
Abaixo de 28 semanas	Rara ocorrência. Deve-se adotar a conduta visando prioritariamente à mãe; assim sendo, em sangramento único e de pequeno se procede a conduta conservadora. Quadros graves e recorrentes que coloquem em risco a sobrevida materna devem ser conduzidos com a interrupção da gestação

A conduta a ser adotada em uma gestante com PP variará na dependência da idade gestacional.

Na gestação pré-termo, se houver estabilidade hemodinâmica materna e boas condições do feto, a conduta deve ser expectante. No mais das vezes, a hospitalização é fundamental.

A interrupção da gravidez deve ser indicada após 34 semanas quando se confirma o diagnostico pelo ultrassom, mesmo que o episódio hemorrágico cesse momentaneamente. Necessário não desconhecer que após um episódio inicial a recorrência do sangramento é maior que 60% nas últimas semanas gestacionais.

Nas gestações com menos de 34 semanas com sangramento de volume moderado a grave recomenda-se internação da paciente para avaliação das condições maternas e fetais, repouso, hidratação venosa, reposição de sangue quando necessária, corticoterapia para indução da maturidade pulmonar fetal. Caso o sangramento pare e as condições maternas e fetais sejam boas, pode-se aguardar a viabilidade fetal (34 semanas) para realização do parto.

Nas gestações a termo (idade gestacional maior que 37 semanas) a conduta varia de acordo com a localização placentária, as condições maternas e o grau de comprometimento fetal. A cesariana deve ser amplamente indicada. A placenta prévia total indica formalmente a cesariana, de preferência eletiva, com reserva de sangue. Nos casos de placenta marginal ou com feto morto ou malformado, se as condições hemodinâmicas da mãe estiverem adequadas, pode-se tentar o parto vaginal, desde que haja preparo para intervenção de urgência se necessário. Nestes casos, a amniotomia é de utilidade para permitir a insinuação da apresentação fetal no canal de parto e assim comprimir mecanicamente o segmento inferior do útero e controle do sangramento. Durante a cesariana, a histerotomia pode ser segmentar transversa, mesmo em placentas inseridas em parede anterior, desde que o cirurgião tenha habilidade para rápida extração fetal transplacentária ou por descolamento manual prévio da massa placentária aí localizada. Deve-se considerar ainda que frequentemente o segmento uterino está espesso, sendo uma dificuldade a mais na cirurgia. Por este motivo, a placenta de inserção corporal anterior vai requerer a histerotomia corporal. Quando após a retirada do concepto permanecer sangramento volumoso devido a hipotonia do segmento uterino ou acretismo placentário, deve-se prescrever de rotina ocitócito venoso, sendo prosendo provável a necessidade de proceder a ligadura das artérias uterinas ou mesmo a histerectomia.

Via de parto

Será abdominal nas placentas prévias totais e laterais com sangramento abundante. Nos demais casos é possível o parto por via vaginal com amniotomia precoce e monitorização da vitalidade fetal, se o feto é viável. Em gestações prematuras ou cujo ultrassom mostrar placenta prévia total com inserção segmentar anterior pode ser necessária a incisão uterina longitudinal segmentar (Kronig) ou mesmo a incisão uterina longitudinal clássica.

Descolamento prematuro de placenta

O termo descolamento prematuro de placenta (DPP) refere-se à separação da placenta do seu local de implantação uterina, total ou parcial ou totalmente, uterina normal após a 20a semana de gestação e antes da expulsão fetal. É responsável por alto índice de mortalidade perinatal e materna. Trata-se de emergência obstétrica, geralmente e de elevado risco de morte materna e fetal. A cada dia se surpreende nova condição clínica associada com o quadro de descolamento prematuro de placenta (DPP). Assim, situações antes desconhecidas, como a síndrome antifosfolipídica e os quadros de trombofilia materna explicam grande parte dos casos de descolamento placentário antes considerado idiopáticos.

É difícil estimar a incidência real do DPP, em parte devido as diferentes formas de registro hospitalar e critérios de diagnóstico. Incide em aproximadamente 0,4 a 3,5% do total de gestações, e sua gravidade está relacionada às repercussões sobre o feto e sobre o organismo materno. A mortalidade perinatal chega a 15% dos casos.

A causa primária de DPP é desconhecida, no entanto identifica-se uma série de condições associadas a esta intercorrência.

- **Síndromes hipertensivas:** a causa mais frequente de DPP é a hipertensão arterial (HA) respondendo por mais de 50% dos casos. As alterações placentárias observadas nas gestantes hipertensas, como a obstrução das artérias deciduais e infartos no sítio placentário têm sido apontados como os responsáveis pelo desenvolvimento do DPP.

Traumatismo abdominal

- **Retração uterina:** consiste na redução abrupta do conteúdo uterino quando do esvaziamento intempestivo do líquido amniótico ou após o parto do primeiro gemelar.
- **Relacionado ao cordão umbilical:** por tração direta do cordão quando da descida da apresentação fetal no trabalho de parto
- **Versão fetal externa:** procedimento raramente indicado, pode provocar, por traumatismo, o descolamento prematuro da placenta.
- **Tabagismo:** segundo alguns autores o tabagismo é responsável por 40% dos casos de DPP. O mecanismo provável é a má perfusão placentária, com necrose e infartos da decídua basal
- **Anemia:** postula-se sua associação com isquemia placentária
- **Recorrência:** a recorrência de DPP é alta, em torno de 15%. A prevenção da recorrência em gravidez subsequente é difícil porque a separação placentária de seu local normal de implantação pode ocorrer em qualquer momento da gestação inclusive longe do termo.
- **Uso de drogas:** pacientes usuárias de cocaína apresentam frequência mais elevada de ocorrência de DPP
- **Miomas:** a literatura tem demonstrado que os leiomiomas uterinos, principalmente aqueles localizados no sítio de implantação placentária, facilitam o descolamento da mesma.
- **Trombofilias:** pacientes portadoras de trombofilias possuem risco maior de desenvolvimento de complicações obstétricas dentre elas o DPP. Pacientes portadoras de trombofilias possuem risco maior de desenvolvimento de complicações obstétricas dentre elas o DPP, apesar dos estudos atuais não mostrarem cor-

relação específica entre um determinado tipo de trombofilia e o risco de DPP.

Quadro 9.1 – Principais fatores de risco relacionados ao DPP

- Hipertensão arterial – HAC/DHEG
- História prévia de DPP
- Tabagismo
- Uso de drogas ilícitas – cocaína
- Multiparidade
- Distensão uterina – gemelaridade/polidrâmnio
- Alterações placentárias – placenta circunvalata
- Traumatismos
- Deficiência de ácido fólico
- Leiomioma uterino
- Síndrome fosfolipídica
- Trombofilias

Quadro 9.2 – Frequência dos principais sinais e sintomas observados em pacientes com DPP

Sinais e sintomas	Frequência
Sangramento vaginal	78
Dor abdominal	66
Hipertonia uterina	34
Sofrimento fetal agudo	60
Morte fetal	15
Trabalho de parto pré-termo	22

Na Figura 9.2 encontramos os tipos de descolamento placentário. Na Figura 9.2A, o hematoma é retroplacentario e não aparente. Na Figura 9.2B o sangue escoa até o colo uterino e torna-se visível, na Figura 9.2C a placenta está totalmente descolada da parede uterina, embora e não esteja exteriorizando o sangramento.

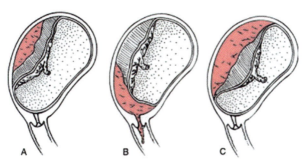

Figura 9.2

Complicações

Na abordagem das pacientes com DPP deve-se estar atento a possibilidade de ocorrência de complicações mesmo após resolução do quadro inicial. As complicações mais frequentes em pacientes com DPP são:

- **Choque hipovolêmico** – pode ocorrer mesmo em pacientes nas quais clinicamente não houve sangramento volumoso, uma vez que o mesmo pode não ter sido exteriorizado. As complicações mais frequentes são a insuficiência renal aguda, necrose hipofisária (Síndrome de Sheehan).
- **Coagulopatia intravascular disseminada (CID):** decorrente do consumo de fatores de coagulação na formação do coágulo retroplacentário ou devido à entrada de tromboplastina na circulação materna (proveniente do local da separação placentária). Das mulheres com DPP, 30% irão apresentar hipofibri-

nogenemia (fibrinogênio < 150mg/dl) e diminuição variável de outros fatores de coagulação.
- **Insuficiência renal aguda:** de origem pré-renal, decorrente da hipovolemia. É de ocorrência comum nas pacientes com DPP grave, nas quais a hipovolemia foi incompletamente tratada ou houve demora em iniciar a reposição hipovolêmica. Decorre da redução do débito cardíaco e do vasoespasmo intrarrenal em resposta da hemorragia maciça. Pode ocorrer necrose tubular aguda. A correção adequada da perda de volume com reposição de sangue e eletrólitos previne o desenvolvimento de uma disfunção renal clinicamente significativa.
- **Útero de "Couvelaire" (atonia uterina pós-parto):** consiste na ausência de contração uterina (atonia) após a extração fetal, decorrente da infiltração de sangue no miométrio, chegando a atingir a serosa do órgão, resultando em hemorragia pós-parto grave.

Conduta

Trata-se de uma emergência obstétrica. A melhor conduta a ser adotada em uma paciente com DPP varia na dependência das condições maternas e fetais. A amniotomia deve ser realizada de imediato, pois além de confirmar o diagnóstico, pode reduzir a possibilidade de hipotonia posterior pela infiltração de sangue no miométrio.

Medidas gerais

- **Estabilização hemodinâmica:** após avaliação rigorosa, iniciar reposição volêmica imediatamente, com solutos e solicitar prova cruzada para transfusão de concentrado de hemácias, plasma fresco e plaquetas. Esta reposição deve ser criteriosa, sendo ideal com monitoração de pressão venosa central. Lembrar que a intensidade do sangramento vaginal pode não refletir a perda

sanguínea ocorrida. Além disso, uma vez instalada a coagulopatia de consumo, a transfusão de fatores de coagulação torna-se indispensável. A correção da hipovolemia deve ser realizada com a utilização de concentrado de hemácias e ringer lactato suficiente para manter o hematócrito em 30% e o débito urinário em um mínimo de 30 ml/h. Em pacientes oligúricas deve-se evitar a utilização de furosemida. Nesses casos, a infusão de líquido é monitorizada pela pressão venosa central e pelos sintomas de congestão pulmonar (dispneia, tosse). Nos casos de congestão pulmonar, a furosemida pode ser benéfica. A correção da hipofibrinogenemia é realizada pela administração de criopreciptado. De acordo com a Sociedade Americana de Banco de Sangue (1991), 4 g de fibrinogênio aumentam a concentração plasmática de fibrinogênio em 100 mg/dl. Para o fornecimento de 4g de fibrinogênio são necessários 15 a 20 unidades de crioprecipitado. Após o parto, os distúrbios da coagulação corrigem-se espontaneamente em 24 horas exceto as plaquetas que levam de 2 a 4 dias para normalizarem.
- **Alívio da dor:** alguns autores recomendam a utilização de meperidina para alívio das dores.

Conduta obstétrica

- **Parto:** o DPP exige imediata resolução da gestação. Dela depende o prognóstico materno e fetal. A despeito de saber que a hiperatividade uterina pode abreviar o trabalho de parto, os riscos de complicações maternas, em especial se o feto estiver vivo, indica a interrupção da gestação por cesariana, mesmo considerando os riscos de hipovolemia e hipofibrinogenemia. O parto vaginal somente será realizado nos fetos vivos se este for iminente. Nos casos nos quais já tenha ocorrido o óbito fetal deve-se dar preferência para o parto vaginal a não ser que existam outras contraindicações para realização do mesmo.

- ***Útero de Couvelaire:*** no caso de atonia após a expulsão fetal, recomenda-se o uso de ocitócito venoso em altas doses e massagem direta sobre o útero como medida inicial. O uso de alcaloides do esporão de centeio intramuscular ou diretamente nos cornos uterinos apresentam resultados incertos. Quando há interesse em se preservar a fertilidade, como nas primíparas jovens, pode ser tentada a ligadura das artérias hipogástricas, porém, na falha desses recursos, não se deve protelar a histerectomia.

Capítulo 10

CONDUTA NO TRABALHO DE PARTO PREMATURO

O parto prematuro é aquele que se inicia antes de completadas 37 semanas gestacionais. Pode ser espontâneo ou induzido. No caso de intercorrências clinicas (hipertensão arterial, pré-eclâmpsia, diabetes) ou intercorrências obstétricas (sangramento placentário, amniorrexe) realiza-se a antecipação do parto e diz-se que o parto prematuro foi induzido. No caso de início espontâneo, sem intercorrências evidentes clinicas ou obstétricas diz-se que se trata de prematuridade espontânea. Atualmente a prevalência é de 70% espontâneos e o restante induzido.

- **Risco de parto prematuro** – existem alguns fatores que se associam com a prematuridade, constituindo-se em escores de risco. No quadro apresentamos os principais fatores que se associam ao parto prematuro espontâneo. Antes do início do trabalho de parto pode-se reconhecer um quadro clinico denominado ameaça de prematuridade, caracterizado por aumento da atividade contrátil uterina (mais de 2 contrações por hora) apagamento e encurtamento (menor que 25 mm ao US vaginal) do colo uterino e descida do polo da apresentação fetal. Nesta fase de ameaça de parto prematuro pode-se avaliar o uso de progesterona natural como relaxante do músculo uterino, dose de 400 mcg de progesterona natural diários por via oral ou vaginal. Muitos destes casos acabam evoluindo para o trabalho de parto prematuro, diagnosticado como duas contrações a cada 10 minutos acompanhado de apagamento e dilatação do colo uterino.

Fatores de risco de parto prematuro

Fatores de risco maiores	• Encurtamento colo ao US (< 2,5 cm). • Parto pré-termo anterior. • Crescimento uterino aumentado: gemelaridade, miomas, polidrâmnio. • Infecção genital: vaginose, *Chlamydia*. • Condições socioeconômicas desfavoráveis. • Trabalho exaustivo. • Anomalias uterinas: útero bicorno. • Colo dilatado > 1 cm antes de 30 semanas. • 2 abortos no segundo trimestre. • Cirurgias sobre o colo uterino (conização). • Presença de patologias maternas: hipertensão, diabetes, cardiopatias. • Patologias fetais: crescimento intrauterino restrito, malformações.
Fatores de risco menores	• Doença febril. • Sangramento após 12 semanas. • Pielonefrite. • Tabagismo.

Medidas preventivas no grupo de risco para o parto prematuro

Consultas	Devem ser mais frequentes que o habitual, especialmente a partir da 24ª. semana de gestação, podendo chegar a cada 7 a 14 dias.

Tratamento das infecções	O tratamento das infecções genitais, com cuidado especial no tratamento das vaginose e cervicites por *Chlamydia* (vide capítulo específico). As infecções urinárias também precisam ser adequadamente tratadas na gestação, com controle de cura após terapia antimicrobiana.
Na presença de modificações no colo uterino	Expandir propedêutica para infecções genitourinárias com exame especular para teste de aminas, coleta de PCR para *Chlamydia*, cultura para estreptococos beta-hemolítico. Pesquisa de corioamnionite e outras infecções maternas: hemograma, VHS. Avaliação das condições fetais: ultrassom com perfil biofísico fetal. Repouso domiciliar. Outras opções: a progesterona natural usada por via oral tem mostrado impacto no prolongamento da gestação nestes casos. Recomenda-se a diidrosgesterona (Duphaston®) 1 comp. de 10 mg até de 12/12 h ou a progesterona natural (Utrogestan®) 100 mg/dia.

Diagnóstico

O diagnóstico precoce do trabalho de parto prematuro e seu tratamento das contrações baseiam-se nos achados que compõem índice de tocólise. Este índice quantifica o risco de prematuridade.

Índice de tocólise

Pontuação	0	1	2
Posição do colo	Posterior	Anterior	Centralizado
Apagamento	Grosso	Médio	Fino

Dilatação	Nenhuma	< 4 cm	> 4 cm
Altura apresentação	Alta	Encaixada	Baixa
Bolsas das águas	Não formada	Formada	Herniada
Contrações uterinas	1h	1h10 min15 s	> 2h10 min 25 s

Interpretação:
- Menor que 6: sem risco para parto prematuro.
- Entre 6 e 10: justifica inibição, intervir no processo se entre 24 a 33 semanas.
- Maior que 10: caracteriza o trabalho de parto prematuro, indica internação.

Após definido que a gestante apresenta quadro de trabalho de parto prematuro, torna-se importante verificar se estão presentes as condições necessárias para a inibição.

Condição avaliada	*Exame solicitado*
Materna	Hemograma, PCR, urina rotina, Gram de gota, curva térmica, avaliação clinica
Fetal	Vitalidade presente (cardiotocografia categoria 1 e líquido amniótico normal). Ausência de malformações e CIUR grave (ultrassom)
Obstétrica	Idade gestacional abaixo de 34 semanas, bolsa amniótica integra, dilatação do colo inferior a 5 cm, ausência de sangramento uterino

Conduta

A conduta mais adequada é prevenir sua ocorrência, portanto medidas devem ser tomadas no cuidado pré-natal, especialmente no grupo de risco.

Conduta no trabalho de parto prematuro

Avaliação: índice de tocólise	A inibição será tentada em casos com índice de tocólise entre 6 e 10 e idade gestacional abaixo de 34 semanas de gravidez (avaliar cronologia e ultrassom de datamento). Índice de tocólise acima de 10: fazer condução do parto.
Internação e cuidados gerais	Dieta suspensa. Hidratação venosa: 2 litros de soroterapia em 12 horas, intercalando SGI 5%, SF 0,9%. Solicitar exames: avaliação fetal (CTB, PBF ou Doppler). Avaliação materna: exame de Gram de gota e urina rotina, hemograma completo. Avaliação cardíaca materna se for iniciar inibição com beta-miméticos, com cardiologista.
Inibição com medicamentos	1ª escolha: atosibano. • Casos especiais podem necessitar de inibição das contrações uterinas com o uso do antagonista de ocitocina atosibano (Tractocile®) com ação direta sobre o útero e menos efeitos hemodinâmicos. Indicado para pacientes com cardiopatia, gestação gemelar e sangramento vaginal por placenta prévia, podendo necessitar de inibição com esse medicamento. O custo do produto é um fator limitador no seu uso.

2ª escolha: anti-inflamatórios não esteroides:
- Indometacina, 100 mg, uma unidade via retal, seguida de 25 a 50 mg via oral de 6/6 horas;
- Diclofenaco sódico (Voltaren®): 1 supositório em dose de ataque associado a Piroxican (Feldene®) 20 mg, VO, de 12/12 horas;
- *Obs.:* estas drogas promovem vasoconstrição da artéria renal, determinando redução da diurese e consequente redução do volume de líquido amniótico, além de estimular o fechamento do ducto arterioso.

3ª escolha:
- Bloqueadores do canal de Cálcio (Nifiedipina): impedem a entrada do cálcio para o intracelular, promovendo relaxamento muscular. Possui efeito inotrópico. Dose de ataque: 30 mg por via oral, seguida de dose de manutenção de 10 a 20 mg via oral a cada 4 a 6 horas;
- Sulfato de magnésio: ação muscular direta, efeito moderado. Dose de ataque de 4 a 6 g via venosa, seguida de 1 a 2 g/ hora;
- A dose recomendada será uma ampola de injeção em *bolus* (6,75 mg/ml – 0,9 ml) diluído em 10 cc de água destilada e injetada IV lentamente. Posteriormente deve-se manter infusão continua do beta-mimético (quando não estiver contraindicado) ou utilizar ainda o atosibano (Tractocile®) em infusão continua. Neste caso deve-se diluir duas ampolas de infusão (5 ml cada) em 90 ml de soro fisiológico e realizar gotejamento de 10 gotas por minuto (IV).

Uso de corticoide	Fazer uso quando indicada a inibição do parto prematuro: entre 27 e 33 semanas de gestação. Betametazona (Celestone Soluspan®) – 12 mg (IM) dose inicial. Repetir após 24 horas 12 mg (IM).
Assistência ao parto prematuro	**Cesariana:** fetos em apresentação pélvica após 28 semanas, e cefálica entre 28 e 32 semanas. **Via vaginal com monitorização contínua:** se feto cefálico, após 32 semanas de gestação. Evitar ocitócico, manter bolsa íntegra até o final do período expulsivo. Episiotomia ampla. Também está indicada a via vaginal em qualquer apresentação abaixo de 28 semanas.

Esquemas de corticoterapia para indução de maturidade pulmonar fetal

Esquema de corticoterapia	*Posologia*
betametasona	Dia 1 – 12 mg (IM) Dia 2 – 12 mg (IM) Maturação pulmonar completa após 24 horas da última dose
Dexametazona	Dias 1 e 2 – 0,5 mg (VO) de 6/6 horas Maturação pulmonar completa após 24 horas da última dose
Hidrocortisona	Dia 1 – 1,0 grama (IV) em infusão contínua de 24 horas, Maturação pulmonar completa após 24 horas da infusão venosa. Risco de bloqueio da adrenal materna

Atualmente se recomenda ministrar as gestantes com parto prematuro avançado, mesmo que com inibição parcial, fármacos que promovem a neuroproteção fetal, ou seja, protege o encéfalo fetal imaturo de apresentar instabilidade de membrana e quadros de hemorragias. Recomenda-se o uso do Sulfato de Magnésio na mesma dose utilizada para a inibição do parto prematuro, mesmo que a tocólise esteja sendo realizado com outro fármaco.

Capítulo 11

CONDUTA NA ROTURA PREMATURA DE MEMBRANAS

A rotura prematura pré-termo de membranas (RPPTM), ou comumente rotura prematura de membranas prematura (RPM) é caracterizada pela perda de líquido amniótico em gestação abaixo de 38 semanas gestacional e na ausência de trabalho de parto. Associa-se ao risco de prematuridade e infecções materna e fetal.

A rotura prematura das membranas (RPM) constitui-se em importante, potencialmente grave e muitas vezes dramática situação obstétrica. Está presente em 10% dos nascimentos, dos quais um terço encontra-se antes do termo. Representa a principal causa de parto prematuro. Possui mecanismos etiopatológicos pouco compreendidos, portanto, apresenta possibilidades terapêuticas frequentemente antagônicas. O próprio termo leva a um fator de confusão conceitual. Conceitua-se como rotura prematura das membranas a ruptura espontânea das membranas ovulares que ocorre antes do início do trabalho de parto, independentemente da idade gestacional. Apresenta como sinonímia a amniorrexe prematura. Quando esta ocorre antes do termo, parece ser apropriado acrescentar o fato ao termo, isto é, passa a ser denominado rotura prematura pré-termo de membranas (RPPTM). Outros termos se referem à rotura de membranas durante o trabalho de parto, como amniorrexe precoce, quando no início do trabalho de parto, e tardia quando no período expulsivo.

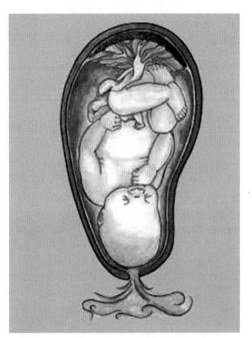

Figura 11.1

Cabe acrescentar o conceito de tempo de latência, utilizado para estudar a evolução destes casos. Consiste no tempo decorrido entre o episódio de rotura das membranas e o início do trabalho de parto.

A incidência da RPM varia de 3 a 18%, de acordo com a população estudada e aos critérios de definição empregados. Em países ocidentais, complica 10% do total de nascimentos, dos quais 25% ocorrem em gestações pré-termo. Porém, esse contingente representa 30% dos partos prematuros e 20% das mortes perinatais. Sua incidência é maior em pacientes de baixo nível socioeconômico.

As infecções têm sido cada vez mais apontadas como o substrato primário na RPM. Estudos clínicos, histológicos e in vitro apontam uma série de agentes infecciosos capazes de produzir proteases, colagenases, elastases ou outras enzimas que agem degradando o colágeno e sua matriz. Identificam-se agentes presentes na própria flora vaginal, além de estreptococos, neisserias e vaginose bacteriana.

Alguns outros fatores, tais como nutrição, tabagismo, resposta a infecções com produção de citocinas (IL-6 e IL-8) podem aumentar a produção de prostaglandinas pelas células amnióticas, aumentando a atividade uterina e o risco de RPM.

Quadro 11.1 – Fatores relacionados com RPM

- Antecedente de parto prematuro
- Tabagismo
- Hemorragia anteparto
- Deficiências nutricionais (vitamina C)
- Doenças maternas (drepanocitose)
- Incompetência istmocervical
- Vaginose bacteriana e cultura positiva para estreptococo β hemolítico
- Procedimentos invasivos (biópsia de vilo corial, amniocentese, cordocentese)
- Hiperdistensão uterina (gestação múltipla, polidrâmnio)

O diagnóstico é fundamental para o planejamento da conduta. Mais de 80% dos casos podem ser diagnosticados pela anamnese e exame físico. Mediante a queixa de perda de líquido, caracterizar bem este dado, lembrando outras causas de perdas líquidas vaginais, como incontinência urinária, leucorreia, perda sanguínea, sêmen e duchas vaginais. Trata-se de líquido claro, de volume variável. Deve-se pesquisar ainda a presença dos fatores de risco descritos acima.

Ao exame físico, pode-se verificar pela simples inspeção dos genitais externos e a presença de líquido. Ao exame especular confirma-se a saída de fluído claro que drena do colo uterino, ou acúmulo no fundo de saco posterior. A mobilização da apresentação fetal pelo abdome materno ou a realização de uma manobra de valsalva pela paciente pode facilitar a observação de saída de líquido nos casos duvidosos. O toque vaginal, nos casos de rotura de membranas deve ser realizado o menor número de vezes possível, com o objetivo de não aumentar o risco de infecção, mas algumas vezes auxilia no diagnóstico, pois permite a mobilização da apresentação fetal e possibilita avaliar as condições do colo uterino (apagamento e dilatação).

Nos casos em que permanece a dúvida, alguns exames laboratoriais podem ser úteis:
- **Cristalização arboriforme do muco cervical:** é uma propriedade do líquido amniótico, quando colocado em lâmina e submetido a flambagem. É possível observar em microscópio ótico o aspecto de samambaia resultante da cristalização. Possui sensibilidade de 85 a 98%.
- **Determinação do pH vaginal:** pela utilização da fita de papel de nitrazina, detecta-se a presença de líquido amniótico na vagina pela elevação do pH. O pH vaginal é ácido entre 5,2 e 6,0. Na presença do líquido amniótica, torna-se básico, acima de 7,0. O encontro de um pH vaginal entre 6,5 e 7,5 possui uma sensibilidade de 90 a 98% em detectar o líquido amniótico na vagina. Não se pode esquecer que o sangue e as vaginoses bacterianas também aumentam o pH.
- **Ultrassom:** é útil não apenas para se constatar a oligohidramnia, como também para estimar a idade gestacional, peso, alterações estruturais e condições de vitalidade fetal. A observação de diminuição do volume de líquido amniótico associado

ao relato de perda de líquido pelos genitais é forte indicativo de rotura de membranas. Caso ainda persistam dúvidas quanto a integridade das membranas, pode-se proceder a injeção de corantes na cavidade amniótica através da amniocentese. Se as membranas estiverem rotas percebe-se a saída do corante pelos genitais.

Complicações

A infecção intrauterina é uma complicação potencialmente grave, tanto para a mãe quanto para o feto. Embora ainda controverso, parece que a infecção é mais causa do que consequência da RPM. A corioamnionite está presente em 10% dos casos de RPM, sendo que chega a 25% em gestações prematuras. O risco de infecção fetal aumenta de 12% nas primeiras 24 horas até 33% após cinco dias

Para o feto e o neonato as complicações mais frequentes são aquelas decorrentes da prematuridade. A doença da membrana hialina é a complicação mais frequente e temida, pois é a principal causa de morte neonatal (55% dos casos). A sépsis neonatal está presente em 19% dos casos. A RPM tem sido associada à compressão e prolapso de cordão umbilical, consequência direta do oligohidrâmnio, que podem ser detectados à cardiotocografia. Uma das mais graves complicações da RPPTM e a hipoplasia pulmonar, associada a altas taxas de mortalidade neonatal (70%). Depende da idade gestacional, do volume de líquido perdido e da duração desta rotura. Quando a rotura é prolongada, podem ocorrer deformidades fetais denominadas sequência do oligohidrâmnio, que incluem flexões e contraturas exageradas de membros e face.

Conduta

A idade gestacional permanece como o principal parâmetro para orientar a conduta. Toda paciente com RPM deve ser hospitalizada para proceder a avaliação inicial, que inclui:

- estabelecer a idade gestacional;
- identificar o trabalho de parto: contrações e dilatação do colo.
- rastreamento de infecção intrauterina: presença de febre, secreção cervical purulenta, palpação uterina dolorosa e alterações laboratoriais (hemograma, leucograma, VHS, PCR);
- avaliar as condições fetais.

Sabe-se que nas gestações a termo, 85% das pacientes iniciarão o trabalho de parto 24horas após a RPM. Antes do termo, apenas 50% iniciarão o trabalho de parto em 24hs e 90 % em uma semana. Em gestações com menos de 29 semanas e RPPTM, apenas 50% das pacientes iniciarão o trabalho de parto dentro de uma semana.

A conduta a ser adotada diante de uma paciente com rotura de membranas varia na dependência da idade gestacional e das condições maternas e fetais.

Gestação a termo

A grande maioria das pacientes entra em trabalho de parto em 24 horas, portanto alguns autores defendem o aguardo deste, outros recomendam a imediata indução das contrações imediatamente após o diagnóstico, caso não haja contraindicações para a mãe ou para o feto.

As dúvidas e incertezas recaem sobre aquelas pacientes que apresentam rotura de membranas longe do termo.

Gestação de 32 a 36 semanas

Nos grandes centros terciários de cuidados obstétricos, a taxa de sobrevida de recém-nascidos é maior que 90% após 32 semanas. Portanto, no caso de RPPTM, a antecipação do parto é a conduta mais indicada. Se a paciente apresenta colo uterino favorável, o trabalho de parto deve ser prontamente induzido. Se o colo é desfavorável, a conduta poderia ser temporariamente conservadora, o que visa reduzir os altos índices de cesariana devido à falha de indução realizada diretamente em colo imaturo. Têm-se recomendado o uso de prostaglandinas por via vaginal para amadurecimento do colo e maior sucesso à indução. O misoprostol é de menor custo e apresenta menos efeitos colaterais. Utiliza-se 25 ng, intravaginal, a cada 4 horas, até que o colo esteja apagado 50%, dilatado 2 cm, portanto em condições favoráveis à indução com ocitocina.

A cesariana só está indicada após 24 horas, em caso de falha de indução ou por indicações obstétricas precisas. Nesta ocasião, faz-se necessária a administração profilática de antibiótico, de preferência Cefalotina, 2gEV no ato operatório.

Entre 26 e 32 semanas

Nessa idade gestacional o parto ocorre, em 75% dos casos em uma semana. A corioamnionite complica, em geral, 10 a 15% destes casos e a infecção puerperal, 9 a 12%. Já a mortalidade e a morbidade neonatal é diretamente relacionada à prematuridade, e apresentam significativa redução a cada semana de idade gestacional. Considerando-se riscos e benefícios maternos e fetais, a conduta conservadora pode ser uma alternativa a ser adotada em casos selecionados.

Conduta conservadora

Trata-se de uma conduta expectante, que visa aguardar o tempo de latência para permitir a maturação fetal e reduzir os riscos decorrentes da prematuridade.

- Argumentos para a conduta conservadora:
  - A principal causa de morte e morbidade neonatal destes fetos é por doença da membrana hialina, hemorragia ventricular, enterocolite necrotizante, todos, inclusive a sépsis neonatal, são consequência da prematuridade.

- Os riscos decorrentes da prematuridade são maiores do que os riscos de infecção.
- O feto continua a crescer intraútero após a RPPTM.

- Condições para adotar a conduta conservadora:
  - Gestação entre 26 e 32 semanas.
  - Ausência de sinais clínicos ou laboratoriais de infecção.
  - Ausência d trabalho de parto.
  - Boas condições de vitalidade fetal.
  - Boas condições maternas.

- Acompanhamento da gestação em conduta conservadora:
  - *Internação:* a paciente deve ser sempre internada. Neste momento, a avaliação clínica e laboratorial deve ser feita: curva térmica, leucograma, velocidade de hemossedimentação (VHS), dosagem de proteína C reativa (PCR), exame de urina rotina e urocultura, *swab* cervicovaginal e retal para estreptococo. Deve-se também realizar a avaliação das condições fetais com cardiotocografia e ultrassom.
  - *Rastreamento de corioamnionite:* como os sinais clínicos de corioamnionite são tardios, deve-se monitoriza-la com leucograma em dias alternados, VHS, dosagem de PCR e de interleucina-6 (IL-6).
  - *Avaliação do bem-estar fetal:* a cardiotocografia tem se mostrado útil no acompanhamento destes fetos, identificando o sofrimento fetal agudo através da ocorrência de desacelerações e taquicardia fetal. Deve ser realizada em dias alternados.
  - *Antibióticos:* estudos de meta-análise têm mostrado resultados positivos com o uso de antibióticos, em especial no prolongamento da gestação e na incidência de sépsis neonatal. Se considerarmos a infecção como substrato primário, este pode ser um recurso válido, porém não há estudos que comprovem a redução da mortalidade neonatal com esta medida. Apesar

desta evidência, não está claro qual o tipo, avia e o tempo de uso. Atualmente, a administração profilática de antibióticos está bem aceita quando endovenosa e no período intraparto.
- *Profilaxia de sépsis por estreptococo do grupo B:* a profilaxia intraparto é sugerida para pacientes em trabalho de parto prematuro que não possuem cultura cervico-vaginal recente. Em pacientes com RPPTM selecionadas para conduta conservadora, alguns autores defendem a antibioticoprofilaxia até que se disponha do resultado do *swab* cervicovaginal. Nesses casos, pode-se prescrever a Penicilina G potássica, 5 milhões de UI, seguidas de 2,5 milhões a cada 4 horas.
- *Corticoides:* a utilização de corticoides para promover a maturação pulmonar fetal é uma das mais efetivas intervenções obstétricas na redução da mortalidade neonatal. A maior controversa reside na sua utilização na RPPTM. Estudos de meta-análise e consensos apontam significativa redução na incidência da doença da membrana hialina, hemorragia ventricular, enterocolite necrotizante, bem como a resposta ao uso neonatal do surfactante, sem elevação na incidência de infecção, recomendando o seu uso nestes casos.
- *Tocólise:* embora o uso de tocolíticos seja eficaz para prolongar a gestação por 48 horas, os estudos não constatam diferenças nas taxas de prematuridade, mortalidade e morbidade neonatal. Não há consenso nesta prática.

- A conduta conservadora deve ser abandonada nas seguintes situações:
  - Sinais clínicos ou laboratoriais de infecção.
  - Trabalho de parto.
  - Comprometimento das condições fetais.
  - Gestação maior que 32 semanas.

A ocorrência de RPPTM antes de 26 semanas é uma complicação obstétrica grave que afeta 0,7% das gestações. Além da elevada incidência de corioamnionite, observa-se também descolamento prematuro de placenta, endometrite, hemorragia pós-parto e septicemia. A sobrevida neonatal é no momento menor que 20%, considerando-se inviabilidade fetal. Em face do exposto, acredita-se que os riscos maternos não justificam aguardar o longo temo de latência, portanto, recomenda-se a indução do parto deva ser iniciada. Pode-se utilizar prostaglandinas por via vaginal (Misoprostol) ou altas doses de ocitocina.

Capítulo 12

Infecções urinárias na gestação

As alterações fisiológicas da gravidez que acontecem de forma expressiva no sistema urinário, favorecem o aparecimento de infecções. Muito frequentemente são assintomáticas (bacteriúria assintomática), mas mesmo assim podem levar a quadro de pielonefrite e trabalho de parto prematuro. A pielonefrite constitui a principal causa de sepse materna no período da gestação e do puerpério imediato.

Diagnóstico e rastreamento

A frequência de alterações no padrão miccional durante a gestação é tão grande que muitas vezes o quadro é de pouca relevância nas queixas da gestante. Tal fato justifica o rastreamento inicial com exame de urina rotina e Gram de gota em todas as gestantes. O relato de polaciúria, dor lombar, febre e contrações são mais comuns nos quadros de pielonefrite. A confirmação diagnóstica será feita através de urocultura indicando contagem acima de 100.000 colônias/ml.

Conduta na gestação, por gravidade do quadro infeccioso

Tipo de Infecção	Conduta
Bacteriúria assintomática	Presença de mais de 100.000 colônias por ml de urina (urocultura) sem sintomatologia Tratamento: • Fosfomicina (Monuril®), 3 g, VO em dose única; • Nitrofurantoína (Macrodantina®): 100 mg, VO de 6/6 horas durante 7 dias • Cefalexina (Keflex®): 1 g, VO de 12/12 horas durante 7 dias • Ampicilina sulbactan (Unasyn®): 375 mg, VO de 12/12 horas durante 10 dias
Infecção urinária baixa	Presença de sintomas, qualquer quantidade de colônias na urocultura Tratamento: • Nitrofurantoína (Macrodantina®): 100 mg, VO de 6/6 horas durante 7 dias • Cefalexina (Keflex®): 1 g, VO de 12/12 horas durante 7 dias • Ampicilina sulbactan (Unasyn®): 375 mg, VO de 12/12 horas durante 10 dias
Pielonefrite	Urocultura com mais de 100.000 colônias/ml, com sintomas. Avaliar internação Tratamento: • Cefazolina (Kefazol®): 1 g, IV, ou • Cefoxitina (Mefoxin®): 2 g de 12/12 horas até ocorrer controle dos sinais e sintomas (febre, Giordano positivo, disúria). Manter até o 7º dia o antibiótico oral (Cefalexina, 2 g/dia)

INFECÇÕES URINÁRIA NA GESTAÇÃO

	• Opção 2: Amoxicilina Clavulanato (Clavulin IV®): 1 g, IV de 8/8 horas, até controle de sinais e sintomas. Manter antibiótico oral até 7º dia (Clavulin BD – 875 mg de 12/12 horas). • Opção 3: Ampicilina Sulbactan (Unasyn®) 375 mg, VO de 12/12 horas durante 10 dias
Controle de resposta terapêutica	Antes da alta hospitalar deve apresentar resultado de exame de Gram de gota negativo Controle de cura: repetir urocultura 1 semana do término do tratamento em todos os quadros
Controle dos sintomas	Em caso de febre – Paracetamol – 750 mg, VO de 8/8 horas Dor lombar intensa: Piroxican – 20 mg/dia, VO ou Diclofenaco sódico, (VO) de 8/8 horas por tempo limitado Manter ingestão de 2 litros de líquidos ao dia
Recidivas	As recidivas ou reinfecções na gestante indicam a necessidade de quimioprofilaxia a ser realizada até quinze dias antes da data provável do parto. Este esquema deve ser realizado com nitrofurantoína (Macrodantina®): 100 mg, VO de 12/12 horas

Capítulo 13

INFECÇÕES PULMONARES E DE VIAS AÉREAS NA GESTAÇÃO

As adaptações fisiológicas do sistema respiratório, ocorridas na gestação, relacionam-se, direta ou indiretamente, às doenças respiratórias mais frequentes neste período. O aumento das secreções nas vias aéreas, a sensação de dispneia e intolerância ao exercício podem facilitar seu aparecimento ou agravá-las. A gestante apresenta importantes adaptações funcionais no aparelho respiratório. Uma situação que acompanha a segunda metade da gravidez é o aumento da dilatação bronquiolar pela ação relaxante de musculatura lisa da progesterona. Este fato resulta na manutenção de volume residual aumentado, com predisposição para infecções. O emocional da mulher grávida também pode se alterar desencadeado quadros respiratórios associados (asma brônquica).

Sinusite
Diagnóstico

A suspeita clínica a partir do relato de cefaleia, muco espesso no nariz e garganta, tosse, sensação de pressão na região dos seios paranasais, conduz ao diagnóstico clínico, especialmente se o quadro se segue a uma infecção virótica ou há história de recorrência. O estudo radiológico pode ser realizado em casos de dúvida, diante de forte suspeita clínica, realizando-se o exame com o uso de avental de proteção de chumbo no abdome.

Tratamento

O uso de antimicrobianos é realizado em associação com analgésicos e anti-inflamatórios, sendo este último por tempo limitado.

Tratamento da sinusite na gestação

Medicamentos	Opção 1: • Cefalexina (Keflex®): 500 mg, VO de 6/6 horas durante 14 dias; • Paracetamol: 750 mg de 8/8 horas. Opção 2: • Amoxicilina clavulanato (Clavulin BD®): 875 mg, VO de 12/12 horas durante 10 dias; • Paracetamol: 750 mg de 8/8 horas. Opção 3: nas recidivas e quadro grave, com comprometimento do estado geral: • Cefazolina (Kefazol®): 1 g, IV de 8/8 horas até controle de sinais e sintomas por 48 horas. Complementação do tratamento até 14 dias com Cefalexina (Keflex®): 500 mg, VO de 6/6 horas; • Piroxicam: 20 mg/dia ou DIclofenaco sódico Uso no máximo por dois dias (risco de oligo-hidrâmnio) e antes de 34 semanas gestacionais (risco de fechamento do ducto venoso): • 1 comprimido de 8/8 horas, por 3 dias.
Cirurgia	As intervenções cirúrgicas de drenagens ou curetagens dos seios da face devem ser postergadas quando possível.

Pneumonia comunitária

Quadro clinico	Apesar das dificuldades para o diagnóstico etiológico em nosso meio, acredita-se que a maioria destas pneumonias são bacterianas. A frequência na gestação varia de 1:400 até 1:1.200 casos. O *Streptococcus. pneumoniae* (pneumococo) é o agente etiológico mais comum. Outros estreptococos, às bactérias Gram-positivas, como o *Staphylococcus aureus* e as gram-negativas, como *Haemophilus influenzae*, são menos frequentes. O diagnóstico é feito sem muitas dificuldades: tosse produtiva, febre elevada, dor torácica localizada, dispneia, estertores crepitantes ou sopro tubário na área acometida, com radiografia de tórax mostrando condensação segmentar ou lobar. Algumas gestantes apresentam ainda comprometimento severo do estado geral.
Antibióticos	Opção 1: • Amoxicilina clavulanato (Clavulin®): 1 g, IV de 8/8 horas até 24 horas de estado afebril. Manter até o décimo dia com Clavulin BD®, 875 mg, VO de 12/12 horas. Opção 2: • Cefazolina (Kefazol®): 1 g, IV de 8/8 horas até 24 horas de estado afebril. Manter Keflex (cefalexina) via oral: 500 mg de 6/6 horas até o 10º dia.
Sintomáticos	• Febre: paracetamol: 750 mg de 8/8 horas ou dipirona 500 mg até de 6/6 horas. • Dor torácica: piroxicam: 20 mg/dia ou diclofenaco sódico 1 comprimido de 8/8 horas durante 3 dias.

Outras infecções pulmonares da gestante

Existem ainda um grupo de gestante que apresenta pneumonia de manifestação clínica e radiológica atípica, sendo o agente etiológico mais provável o *Mycoplasma pneumoniae*. Seu quadro clínico é mais semelhante às viroses, com tosse seca persistente, sintomas gerais como astenia, mialgias, cefaleia, irritação de orofaringe e ausculta pobre ou difusa. A radiografia de tórax pode mostrar condensação segmentar ou múltiplos infiltrados e o escarro é pobre em bactérias.

As pneumonias provocadas por Klebsiela respondem por 10% dos casos entre gestantes. Trata-se de cocobacilo Gram-negativo de maior prevalência em imunodeprimidos. A radiografia de tórax exibe infiltrado lobar com efusão pleural.

As viroses respiratórias, de maneira geral, são autolimitadas. Às vezes, elas evoluem para pneumonias graves e infecções bacterianas secundárias, como vírus da influenza A que favorece a infecção pelo estafilococo. Essas pneumonias severas provocam hipoxemia e acidose, que acarretam sérios danos à mãe e ao feto. A característica radiográfica deste tipo de pneumonia é a cavitação (*pneumocele*) e a broncondensação.

Ainda, merecem citação as grávidas aidéticas. Estas são acometidas por agentes oportunistas como o *Pneumocystis carinii*, necessitando medicação como pentamidina ou sulfametoxazol e trimetoprim.

No momento do parto, em caso de anestesia, cuidado maior deve-se ter com pneumonite por aspiração, cuja incidência é facilitada pelo aumento da pressão abdominal, pelo esvaziamento lento do estômago e pelo fechamento inadequado do esôfago terminal. Esse tipo de pneumonia é inicialmente química e evolui posteriormente para colonização bacteriana, principalmente nas pacientes com ventilação assistida. O agente etiológico infeccioso mais comum é o *Staphylococus aureus*, seguido dos bacteroides. A evolução das pneumonias para grave insuficiência respiratória não é comum em gestantes, no entanto, quando acontece, associa-se com elevada morbidade fetal em decorrência da hipóxia e consequente parto prematuro do concepto.

Asma brônquica

O diagnóstico é obtido pela história previa de episódios recorrentes, pelo achado de dispneia, cianose, taquicardia e confusão mental.

Estadiamento de gravidade da asma brônquica na gestante

Sinais observados	Achado clínico/laboratorial
Sinais respiratórios	• Dificuldade de falar ou tossir • FR > 30 por minuto • Ortopneia • Sudorese • Uso do músculo esternocleidomastoideo • Cianose • Silencio auscultatório
Sinal hemodinâmico	• FC. 110 batimentos/minuto
Sinal psíquico	• Ansiedade e agitação
Achados laboratoriais	• $PaCO_2 \geq 40$ mm Hg (hipercapnia)

O tratamento na gravidez será muito semelhante ao proposto para não grávidas. Deve-se utilizar a experiência da própria paciente no manejo de crises anteriores. O uso de *spray* de Beta-mimético (salbutamol, terbutalina), uso de corticosteroides (prednisona 1 a 2 mg/kg/dia), nebulização com beta miméticos podem ser utilizados sem restrição na gestante.

Capítulo 14

NORMAS FUNDAMENTAIS DE ASSISTÊNCIA À GESTANTE DE ALTO RISCO

A identificação da gravidez de alto risco deve ser realizada o mais precocemente possível no período gestacional, podendo em muitos casos ser feita, no período preconcepcional. Muitas vezes, a própria paciente informa a existência de fator determinante de elevação de risco obstétrico durante a consulta, mas outras vezes, é necessário o conhecimento prévio do obstetra dos fatores de risco para dirigir a investigação clínica e laboratorial.

A anamnese clínico-obstétrica é fundamental para se identificar condições de risco obstétrico.

Anamnese clínico-obstétrica

Identificação	Atenção especial deve ser dada a idade abaixo de 17 anos e acima de 35 anos. Na primeira situação, os riscos de associação entre demanda nutricional aumentada da adolescente e necessidades fetais podem levar a competição nutricional. Na segunda situação, é maior o risco de intercorrências clínicas maternas e de cromossomopatias.

Profissão	Algumas atividades laborais colocam em risco o feto e a gestação. Estes casos são mais frequentes entre mulheres que trabalham com produtos químicos, em áreas hipertérmicas e ambientes poluídos, assim como nas condições em que é exigido em esforço físico elevado.
Hábitos	Uso contínuo de fármacos, especialmente sem controle médico, uso de drogas e tabagismo são situações de risco também para o feto. A atividade sexual com mais de um parceiro é considerada condição de exposição aos riscos de doenças sexuais.
Situação social	Mulheres com união instável, mas com dificuldades sociais como falta de moradia ou emprego são de maior risco, pois apresentam geralmente carência nutricional e baixos cuidados higiênicos.
Passado obstétrico	Riscos atuais podem ser suspeitados pela informação de prematuridade anterior, história de filho de baixo peso ao nascer (abaixo de 2500g), partos complicados e infecção puerperal. Também o relato de distúrbios emocionais durante ou após a gestação e dificuldades de aleitamento anterior é de valor na história da paciente.
História familiar	Pesquisam-se anomalias congênitas em filhos anteriores, parentes de primeiro ou segundo grau de um dos parceiros, ou doença de transmissão genética já reconhecida em familiares. Também a informação de doenças sistêmicas graves como a hipertensão arterial, pré-eclâmpsia, diabetes, cardiopatia e outras deve ser bem caracterizada.

Exame físico

Além do risco estabelecido pela história clínica é possível que o exame físico determine a ocorrência de alguma situação de alto risco gestacional. A ausculta cardíaca, palpação de pulsos periféricos, ausculta pulmonar, devem fazer parte do exame obstétrico. A presença de varicosidades, aumento tireoidiano e muitos outros achados podem ser determinantes de uma situação de risco obstétrico elevado.

Exames complementares

Também contribuem para caracterização de uma gestação de alto risco. O achado de anemia, distúrbios de coagulação (trombofilias), infecção urinária, hiperglicemia e tireoideopatias são significativos e podem diagnosticar condições de risco, a partir dos exames de rotina do pré-natal. Também os achados ecográficos de gestação múltipla, útero com anomalias estruturais, miomas e tumores anexiais são algumas das situações indicativas de complicações, possíveis de serem encontradas na rotina propedêutica.

Principais indicações para acompanhamento obstétrico no ambulatório de alto risco

- Gravidez múltipla.
- Distúrbios hipertensivos.
- Diabetes prévio ou gestacional.
- Hiper/hipotiroidismo.
- Doenças autoimunes.
- Cardiopatias.
- Neuropatias/epilepsias.
- Neoplasias associadas à gestação.
- Exposição a fármacos de potencial teratogênico.

- Passado obstétrico desfavorável: prematuridade habitual, morte perinatal, anomalias fetais.
- Anomalias do sistema genital da gestante.
- Idade materna extrema (adolescência e gestante idosa).
- Infecções maternas ativas.
- Uso de drogas e fármacos.
- Doença psiquiátrica: distúrbios do humor.
- Doenças hematológica: hemoglobinopatias, anemias.
- Isoimunização materna pelo fator Rh.
- Anomalias fetais.
- Quaisquer outras situações de risco gestacional e fetal aumentado.

Rotina de seguimento e propedêutica complementar

A partir do reconhecimento de que se trata de uma gravidez de alto risco é necessário que os cuidados médicos sejam estabelecidos em uma rotina diferenciada. A equipe que acompanha a gestante passa a exigir multidisciplinaridade, com participação de outros especialistas; as consultas se tornam mais frequentes e há uma nova rotina de avaliações da gestante e do feto.

Cuidados especiais na gestação de risco

Consultas	Recomenda-se que sejam quinzenais, desde o primeiro mês de atendimento. Consultas passam a semanais a qualquer momento que a gravidade exija ou sistematicamente a partir de 28 semanas.
Propedêutica fetal mínima	• Cardiotocografia a partir de 28 semanas: semanal ou quinzenal, conforme a condição de risco. • Doppler de artérias uterinas: realiza-se com 28 semanas para identificação de incisura, achado relacionado ao risco de pré-eclâmpsia e crescimento intrauterino restrito.

| | • Doppler de artéria cerebral média e umbilical: recomendados sempre que suspeitado sofrimento fetal crônico, especialmente a partir de 32 semanas, para estudo da centralização.
• No caso de fetos centralizados: nestes casos o feto já está fazendo redistribuição de fluxo para áreas prioritárias, consequente a um ambiente intrauterino hostil: indicado Perfil Biofísico até a interrupção da gestacão.
• Ecocardiografia fetal: recomendada na 24ª semana gestacional em gestantes diabéticas, portadoras de doenças autoimunes (lúpus), usuárias de drogas lícitas (*litium*, azatioprina, isotretinoína, warfarin, ácido valproico) ou ilícitas (cocaína), filho anterior ou história familiar de cardiopatia congênita e na presença de malformação detectada em ultrassom.
• US morfológico: US obstétrico de rotina mostrando malformação, idade materna acima de 38 anos, história familiar de malformação (filho anterior, pais), gemelaridade (univitelinos ou indefinido). |
| --- | --- |
| **Propedêutica materna mínima** | • Interconsulta com clínico ou especialista que a condição materna exigir: endocrinologista, cardiologista, reumatologista, após a primeira consulta de pré-natal e em muitos casos, posteriormente mensal até o final da gravidez.
• Acompanhamento mensal de psicologia.
• Consulta com a equipe de neonatologia deve ser realizada em torno de 28 semanas.
• Ecocardiografia materna com 20 semanas e 32 semanas de gestação em hipertensas e cardiopatas (independente de outros solicitados pelo clínico). |

| | • Fundocospia trimestral em diabéticas e hipertensas crônicas.
• Avaliação laboratorial mínima a cada 2 meses, independentemente de outros exames solicitados pelo clínico: hemograma e plaquetas, urina rotina e urocultura. |

Critérios de interrupção em gestações de alto risco

Condições maternas	• Falência de órgão-alvo materno em qualquer fase da gestação.
	• Gestação com as seguintes intercorrências clínicas após 32 semanas:
	  – Crise hipertensiva;
	  – Pré-eclâmpsia grave;
	  – Cetoacidose diabética;
	  – Crise tireotóxica;
	  – Descompensação cardíaca;
	  – Quadro infeccioso grave.

Condições fetais após 32 semanas	• Perfil biofísico 4 ou menor. • Centralização de fluxo com índice umbílico-cerebral acima de 1.1. • Oligo-hidrâmnio.
Condições obstétricas após 34 semanas	• Placenta prévia sangrante. • Trabalho de parto prematuro.

Capítulo 15

CONDUTA NO DIABETES DURANTE A GRAVIDEZ

A gravidez saudável acompanha-se de estímulos hiperglicêmicos que visam à proteção do feto de estados de hipoglicemia. Os hormônios lactogênio placentário e o cortisol são responsáveis pela aceleração da glicogenólise, mobilizando glicogênio hepático materno quando os níveis glicêmicos caem. Há ainda a produção de insulinases placentárias que reduzem a ação da insulina materna sobre a glicose circulante. Portanto, o estado gravídico propicia um ambiente favorável ao estado de hipoglicemia, na primeira metade da gestação e hiperglicemia, na segunda metade.

De forma prática, duas são as possibilidades de associação do diabetes na gravidez: o preexistente e o que se desenvolve na gestação, chamado gestacional. A incidência desta associação é de cerca de 4 a 5% dentre todas as gravidezes.

Classificação

Existem várias classificações, com avaliação de risco, para a associação de diabetes e gravidez. Sua importância se refere ao prognóstico e conduta na gestação. As mais usadas estão descritas nos quadros.

Classificação de Gabbe para o diabetes na gestação

Tipo I	Diagnóstico na gravidez, controle com dieta e ausência de vasculopatia materna.
Tipo II	Diagnóstico em qualquer momento, com controle através de insulina e ausência de vasculopatia.
Tipo III	Diagnóstico em qualquer momento, controle com insulina e presença de vasculopatia em qualquer órgão-alvo materno.

Fatores de mau prognóstico de Pedersen

Fatores	• Polidrâmnio. • Pré-eclâmpsia. • Obesidade. • Multiparidade. • Ameaça de parto prematuro. • Infecções urinarias. • Controle glicêmico difícil. • Ocorrência de cetoacidose na gravidez. • Hipertensão arterial crônica. • Idade materna acima de 35 anos.

Classificação de P. White para gestantes diabéticas

Tipo	História	Insulinoterapia	Vasculopatia
A	Diagnóstico gestacional	Negativo	Negativo
B	Início há menos de 10 anos	Positivo	Negativo
C	Início entre 10 e 20 anos	Positivo	Negativo

D	Início há mais de 20 anos	Positivo	Negativo
F	Independe	Positivo	Nefropatia
R	Independe	Positivo	Retinopatia
H	Independe	Positivo	Coronaripatia
T	Independe	Positivo	Pós-transplante

Rastreamento e diagnóstico

Deve ser realizado em todas as gestantes, a menos que já sabidamente diabética.

Critérios de rastreamento e diagnóstico do diabetes na gestação

Período	Exames e interpretação
Primeira consulta de pré-natal	Glicemia de jejum na primeira consulta de pré-natal. Objetiva identificar diabéticas sem diagnóstico. Dois valores de jejum acima de 105 mg/dl* serão determinantes de diabetes melito gestacional (DMG)
24ª a 26ª semana gestacional	**Teste em duas etapas** – teste de glicemia pós 50 g de dextrosol, via oral. Valores acima de 140 mg/dl* são suspeitos e indicativos de confirmação diagnóstica através da curva de tolerância a glicose (sensibilidade 80%)

	O corte acima de 130 mg%* oferece sensibilidade de 90%, mas menor especificidade. Valores acima de 185 mg%* são diagnósticos e não necessita confirmação com a curva de tolerância a glicose. O teste vem sendo empregado com glicemia capilar, no próprio consultório de pré-natal, após sobrecarga de 50 g de dextrosol, utilizando-se como alterado valor a partir de 140 mg/dl (equivale a cerca de 134 mg% na glicemia plasmática) Em etapa única – Glicemia uma ou duas horas após a ingestão de 75 gramas de dextrosol (paciente em Jejum) – valores limítrofes – jejum 92 mg%, uma hora 180 mg% e duas horas 153 mg%. Caso um dos valores alterados já será considerada portadora de diabetes gestacional
Diagnóstico através da curva de tolerância a glicose	Curva de tolerância a glicose com 100 gramas de dextrosol e dosagens com jejum, 60 minutos, 120 minutos e 180 minutos, antes de intervenções alimentares na dieta da paciente • jejum.................95 mg% • 1h......................180 • 2h......................155 • 3h......................140 Interpretação: 2 valores alterados indicam diabetes gestacional e 1 valor alterado: intolerância a carboidratos*

* Critérios da *American Diabetes Association*, 2005.

Controle do diabetes na gestação

Na mulher sabidamente diabética que deseja planejar sua gestação, além de apresentar a doença sob controle, cuidados especiais devem ser tomados para reduzir o risco gestacional.

Controle do diabete antes da gestação: avaliação preconcepcional

Período	Exames e interpretação
Avaliação pré-concepcional	• Manter hipoglicemiantes orais caso já em uso e bem controlada. Preferência com Metformina (100 mg/dia) • Ajustar dose de insulina se necessário • Iniciar ácido fólico 0,4 mg/dia (trinta dias preconcepção, manter pelo primeiro trimestre) • Bom controle glicêmico na periconcepção: glico-hemoglobina < 6%, para redução do risco de malformação fetal

Abordagem do diabete na gestação

Período	Conduta e metas
Primeiro trimestre	• Ultrassonografia: datamento da gestação, medida da transluscência nucal para rastreamento precoce de cardiopatia fetal • Fundoscopia materna para avalição de retinopatia diabética • Avaliação de órgãos-alvo: ureia, creatinina, microglobulina, proteinúria • Ecocardiograma materno • Manter controle glicêmico adequado com auxílio do endocrinologista • Ajustar Hipoglicemiante oral (Metformina) ou insulina para manutenção de glicemia de jejum abaixo de 105 mg/dl e pós-prandial (duas horas) abaixo de 120 mg/dl, com ausência de corpos cetônicos na urina. • Estabelecer dieta com 30 a 35 calorias/kg de peso/dia, com 40% com carboidratos, 40% proteínas e 20% gorduras (aproximadamente) • Ácido fólico: 0,4 mg/dia como protetor da embriogênese

Segundo trimestre	• Ultrassonografia: ultrassom morfológico (20 semanas) • Ecocardiografia Fetal (24 semanas) • Avaliação completa de órgãos-alvo • Controle glicêmico quinzenal com glicemia de jejum e pós-prandial (duas horas) • Mensalmente solicitar hemoglobina glicosilada e/ou frutosamina • Urocultura mensal para rastrear bacteriúria assintomática • Manter ganho ponderal dentro do estabelecido inicialmente, ajustar atividades físicas, controle de insulina se necessário
Terceiro Trimestre	• Ultrassonografia: após 28 semanas realizar ultrassom quinzenal para rastrear crescimento fetal e volume de líquido amniótico • Dopplerfluxometria: solicitar estudo da centralização de fluxo arterial fetal na 32 e 34 semanas de gravidez. Caso de feto centralizado, recomenda-se internação • Nos fetos macrossômicos programar interrupção na 37ª. semana gestacional. Não é necessário realizar estudo de maturidade pulmonar. Caso o feto atinja, em qualquer momento da gravidez, peso estimado pelo ultrassom acima de 4,0 kg, está indicada a interrupção da gravidez • Nos fetos com crescimento intrauterino restrito, geralmente gestantes Tipo III de Gabbe, deve-se realizar estudo de centralização quinzenal a partir de 30 semanas e caso a relação umbilico/cerebral esteja acima de 1,0 avaliar a realização de cesariana ou indução do parto monitorizado. A ocorrência de oligohidramnia também é indicativa da interrupção, desde que afastada anomalia renal fetal

	• Polidrâmnia em fetos macrossômicos podem ser tratados com uso de anti-inflamatórios não esteroides. Sugere-se o uso de diclofenaco sódico: 1 supositório em dose de ataque seguido de piroxicam (VO) – 20 mg de 12/12 horas, durante 7 dias, quando deve ser avaliado novamente o volume de líquido amniótico. Este tratamento só poderá ser realizado até 34 semanas gestacionais. A partir deste momento o risco de fechamento do ducto venoso fetal ultrapassa os benefícios de prevenção do parto prematuro

Medidas gerais para o controle da gestante diabética

Dieta	Dieta sem açúcar com 35 calorias/kg de peso/dia, dividido em seis refeições. Fornecer 40% da ingestão calórica por proteínas. Manter ganho ponderal máximo de 20% do peso pré-gravídico. O uso de adoçante artificial está liberado, de preferência Stevia.
Controle laboratorial	Manter glicemia de jejum abaixo de 105 mg%, pós-prandial de duas horas abaixo de 120 mg%, ausência de cetonúria ou no máximo de 1+. Hemoglobina glicosilada abaixo de 8,0%, frutosamina abaixo de 2,5 mg.
Atividade física	Recomenda-se constante e supervisionada atividade física (hidroginástica, caminhadas) para manutenção do controle dietético e ganho ponderal.

Recomendações alimentares para a gestante com diabetes gestacional (diabetes tipo A)

Dieta	• Evitar o consumo de açúcares em geral, mel, melado, doce, refrigerante e bebidas adoçadas com açúcar, se necessário, pode-se utilizar adoçante (Stevia).

	• Alimentos ricos em amido (cereais e leguminosas) e frutas (ricas em açúcar simples) diariamente, porém com controle das quantidades para não alterar a glicemia e evitar ganho de peso excessivo. • Frutas, hortaliças cruas e cozidas, 4 a 5 porções ao dia para garantir o fornecimento de vitaminas, minerais e fibras. As fibras insolúveis, farelo de trigo, grãos integrais e hortaliças, ajudam a combater a obstipação causada pela diminuição da atividade física e pelo aumento da pressão do útero. • Água – 6 a 8 copos ao dia, nos intervalos das refeições principais. • Laticínios magros – 4 porções ao dia para garantir proteínas e calorias adicionais necessárias ao crescimento do feto, aumento das necessidades metabólicas da gravidez e fornecimento de cálcio necessário para o desenvolvimento adequado de esqueleto fetal.
Ganho de peso	Recomendável: máximo de 20% do peso pré-gravídico.
Hipoglicemiantes orais	A glibenclamida é um hipoglicemiante oral de 2ª geração considerada segura para uso na gestação, por não atravessar significativamente a barreira placentária e mostrar controle satisfatório, comparável à insulina, no diabetes tipo A sem resposta adequada à dieta. A dose recomendada é de 2,5 mg pela manhã, podendo chegar a 20 mg/dia, fracionado em duas tomadas.

> Atualmente a preferência em relação aos hipoglicemiantes orais se faz pela metformina, também segura na gestação. A dose inicial é de 500 mg/dia. Os critérios de controle são os mesmos que se pretende com a insulinoterapia.

Coma diabético (cetoacidose diabética) na gestação

A gravidez é um dos estados considerados predisponentes para surgimento de estado hiperglicêmico (diabetes gestacional). As mudanças fisiológicas da gestante, tais como elevação do cortisol plasmático, produção do hormônio lactogênio placentário e hormônios esteroides em elevada concentração promovem a elevação da resistência na ação da insulina. O diagnóstico pode ser obtido previamente a gravidez (diabetes pré-gestacional) ou durante a gravidez (diabetes gestacional), caracterizado por glicemia acima de 120 mg/dl após 2 horas da ingestão oral de 75 gramas de dextrosol. O extremo da gravidez é quando uma gestante desenvolve o quadro de cetoacidose diabética pois a mortalidade fetal aproxima-se de 50% durante e imediatamente após o episódio. O quadro clinico será semelhante ao observado em não grávidas, com sonolência, torpor ou coma, seguido de hálito cetônico, sinais de desidratação intensa (hiperosmolaridade) e exames laboratoriais sugestivos da doença (ver Quadro 15.1).

Quadro 15.1 – Exames e estadiamento de gravidade da cetoacidose diabética em gestantes.

Exame e sintoma	Forma leve	Forma moderada	Forma grave
Glicemia	250 mg/dl	>250 mg/dl	>250 mg/dl
pH arterial	7,25 a 7,30	7,00 a 7,24	< 7,00
Bicarbonato sérico	15 a 18 mEq/L	10 a 14,9 mEq/L	< 10 mEq/L

Cetonúria	Positiva	Positiva	Positiva
Consciência	Alerta	Sonolência	Estupor e coma
Dor abdominal	Ausente	Presente	Presente

A avaliação fetal deve ser realizada precocemente ao diagnóstico materno da cetoacidose. Sugere-se a realização de cardiotocografia basal e avaliação fetal pelo ultrassom. A cardiotocografia categoria 1 (feto reativo), boa movimentação e tônus normal, movimentos respiratórios fetais normais são tranquilizadores. O volume de líquido amniótico pode estar aumentado pela diurese fetal elevada durante o quadro materno de hiperglicemia.

TRATAMENTO MATERNO

Inicialmente deve ser realizado vigorosa hidratação materna com 1,0 litro de Soro Fisiológico (0,9%). Solicita-se dosagem de eletrólitos o mais precocemente possível para orientar novas infusões.

A insulinoterapia deve ser iniciada em *bolus* de insulina rápida na dose de 0,3 UI/kg de peso e nova dose após duas horas de 0,2 UI/kg de peso. Neste intervalo solicitar dosagem de glicemia e gasometria para melhor avaliação do quadro geral da paciente.

Manter durante esta etapa inicial de tratamento oxigenioterapia a 3-4 litros por cateter nasal na gestante, promovendo melhor oxigenação fetal.

O tratamento deve ter como objetivo hidratar a gestante para melhorar condição de perfusão placentária. Elevar concentração materna de PO_2 para melhor oxigenação fetal e reduzir níveis glicêmicos para valores entre 120 e 150 mg/dl. As doses de insulina posteriores deverão ser dadas a cada hora e calculadas retirando da glicemia total o valor de 150 e dividindo-se o resultado pela constante 7. Inicialmente, utiliza-se a insulina regular e a partir do controle materno adequado procura-se retornar ao uso da insulina de ação prolongada.

Todas as gestantes atendidas em cetoacidose devem ser avaliadas a procura de fatores predisponentes: descontrole tireoidiano, infecção e disfunção emocional.

Parto da gestante diabética

No dia do parto, a dose de insulina deve ser de um terço da habitualmente usada. Deve-se manter durante todo trabalho de parto ou realização da cesariana uma infusão com soro glicosado isotônico a 5%. Após a retirada do feto, manter a glicemia materna acima de 80 mg/dl e abaixo de 140 mg/dl, monitorizada por dosagens capilar (glicosímetro) a cada duas horas. No caso de glicemia acima de 140 mg/dl, utilizar-se da fórmula abaixo para corrigir a glicemia.

> Valor da glicemia encontrado – 140 = 1/7 número de unidades de insulina regular a ser ministrada no momento

O uso de antibioticoterapia profilática no parto é indicado e a alta hospitalar deve ser procedida após três dias de puerpério, no mínimo.

Capítulo 16

CONDUTA NAS SÍNDROMES HIPERTENSIVAS

Os distúrbios hipertensivos, tomados como conjunto, constituem a principal intercorrência clínica da gravidez. Estima-se uma incidência aproximada de 12 a 22% de algum tipo de hipertensão arterial no ciclo gravídico puerperal. Sua importância, além da frequência, relaciona-se à elevação no risco materno e na associação com morbidade fetal e neonatal, sendo responsável por grande parte da prematuridade induzida. Associa-se também com baixo peso ao nascimento e sofrimento crônico fetal.

Conceituação

Hipertensão arterial na gestação caracteriza-se pela identificação de níveis pressóricos ≥ 140 × 90 mmHg, em pelo menos duas tomadas com intervalo de seis horas ou mais.

- **Hipertensão arterial crônica (HAC):** presença de hipertensão persistente, de qualquer etiologia, antes da 20ª semana de gestação, na ausência de doença trofoblástica gestacional. O diagnóstico de HAC poderá ser feito de forma retrospectiva quando a hipertensão persiste além de seis semanas após o parto.

- **Pré-eclâmpsia:** síndrome específica da gestação, que ocorre em geral após a 20ª semana de gravidez, caracterizada pela presença de hipertensão arterial e proteinúria.

Classificação

Existem várias maneiras de se classificar a hipertensão arterial da gestante, apresentamos a recomendada pela Federação Internacional de Ginecologia e Obstetrícia (FIGO).

- Hipertensão arterial transitória.
- Hipertensão arterial crônica e gravidez.
- Pré-eclâmpsia.
- Associação: pré-eclâmpsia e hipertensão arterial crônica.

Hipertensão arterial crônica na gestação

	Diagnóstico e conduta
Forma leve	*Caracterização:* • Pressão arterial inferior a 160 × 110 mmHg • Ausência de comprometimento de órgãos-alvo • Nenhuma intercorrência clínica associada *Exames complementares:* • Avaliação de órgãos-alvo: fundoscopia, função renal (ureia, creatinina, ácido úrico, microalbuminúria), ecocardiografia materna. Repetir a cada 2 meses ou quando necessário. Demais exames de rotina realizados em regime ambulatorial • Avaliação fetal: ultrassom obstétrico com perfil biofísico fetal e cardiotocografia anteparto

| | *Tratamento:*
• Acompanhamento ambulatorial de 2/2 semanas
• Controle de ganho ponderal (10% do peso no trimestre inicial, 40% no segundo trimestre e 60% no último trimestre). Dieta normossódica
• Repouso domiciliar em decúbito lateral
• Suspensão de tabagismo
• Atividade física controlada
• Medicação anti-hipertensiva:
  – Metildopa: 500 mg TID, até 2,0 gramas ao dia, BID
  – Nifedipina: 10 mg de 8/8 horas, até dose máxima de 60 mg/dia
  – Carvedilol: 12,5 mg (BID). Beta-bloqueador de terceira geração com ação vasodilatadora e elevação da força contrátil miocárdica.
Associação:
• Nifedipina (40 mg/dia) com Carvedilol (25 mg/dia), para casos não responsivos a monoterapia. |
| **Forma grave** | *Caracterização:*
• Pressão arterial ≥160 × 110 mmHg
• Perda da função em órgão-alvo (retinopatia, insuficiência renal, miocardiopatia)
Exames complementares:
• Todos os citados para acompanhamento da forma leve, realizados com a paciente internada. Rastrear associação com pré-eclâmpsia: proteinúria de 24 horas, *clearance* de creatinina, dosagem de ácido úrico, hemograma e função hepática (TGO, TGP, LDH)
Avaliação fetal:
• Dopplerfluxometria: estudo da centralização arterial de fluxo, estudo da artéria uterina placentária, ultrassom obstétrico com perfil biofísico fetal e cardiotocografia anteparto |

Tratamento:
O objetivo é manter níveis pressóricos abaixo de 160 × 110 mmHg, atingir 34 semanas de gestação e interromper a gravidez
- internação
- repouso em decúbito lateral
- controle da diurese de 4/4 horas, com balanço hídrico e peso diário
- pressão arterial de 2/2 horas
- medicação anti-hipertensiva:
  - Opção 1: nifedipina: 10 mg de 8/8 horas, até dose máxima de 60 mg/dia
  - Opção 2: carvedilol até 25 mg/dia, em duas tomadas
  - Opção 3: associação nifedipina e carvedilol (25 mg/dia)

Pré-eclâmpsia

	Diagnóstico e Conduta
Forma leve	*Caracterização:* • Elevação da pressão arterial materna acima de 140 × 90mmHg, após a 20ª semana de gestação, em mulher previamente normotensa, acompanhada de proteinúria: valor acima de 300 mg/dia em urina de 24h ou pelo menos + na qualitativa em amostra única • Na gestante previamente hipertensa: aumento súbito na pressão arterial ou proteinúria, após 20 semanas de gestação • Ausência de sintomas neurogênicos: escotomas, cefaleia, dor epigástrica e outros • Ausência de perda de função de órgãos-alvo, proteinúria abaixo de 2,0 gramas por litro ou menor que duas cruzes em amostra única

	Tratamento: • ambulatorial com avaliações semanal • repouso domiciliar em decúbito lateral • tentar indução de parto, monitorizada, na 38ª semana gestacional • uso de anti-hipertensivo para proteção materna se pressão diastólica acima de 105 mmHg (nifedipina: 10 mg, via oral de 8/8 horas, ou Carvedilol na dose de 25 mg/dia ou Metildopa até 2,0 gramas ao dia, BID) *Exames complementares:* • Função renal: proteinúria de 24h, ureia, creatinina, ácido úrico, hemograma com plaquetas, função hepática (TGO, TGP, DHL), repetidos semanalmente, se situação clínica estável • Avaliação fetal: Dopplerfluxometria: estudo da centralização arterial de fluxo, estudo da artéria uterina placentária, ultrassom obstétrico com perfil biofísico fetal e cardiotocografia anteparto
Forma grave	*Caracterização:* considerada na presença de quaisquer dos critérios: • pressão arterial acima de 160 × 110 mmHg, em duas ocasiões diferentes, com a paciente em repouso • proteinúria de 24h maior que 3,0 gramas, ou qualitativa acima de 3+, em duas amostras com intervalo de pelo menos 4h • sintomas neurológicos: escotomas visuais, cefaleia, dor epigástrica, episgastralgia, hiper-reflexia patelar • comprometimento hepático • trombocitopenia • oligúria (menos que 500 ml/24h) • edema pulmonar ou cianose

Exames complementares:
- função renal: proteinúria de 24h, ureia, creatinina, ácido úrico, hemograma com plaquetas
- função hepática (TGO, TGP, DHL, bilirrubinas)
- ecocardiografia materna
- fundoscopia
- *avaliação fetal:* dopplerfluxometria: estudo da centralização arterial de fluxo, estudo da artéria uterina placentária, ultrassom obstétrico com perfil biofísico fetal e cardiotocografia anteparto

Conduta: a decisão pelo parto deve ser avaliada em função do risco materno e fetal (prematuridade)
- *gravidez acima de 34 semanas:* interrupção imediata
- *gravidez entre 32 e 34 semanas:* avaliar maturidade pulmonar fetal e acelerar maturação para interrupção da gestação (se condições maternas e fetais permitirem)
- *abaixo de 32 semanas:* internação e controle pressórico da paciente para preparar interrupção na 32ª. semana gestacional, se possível. São condições para conduta conservadora com objetivo de induzir maturidade pulmonar fetal: ausência de sintomatologia de iminência de eclampsia, ausência de comprometimento fetal, ausência de comprometimento de órgãos-alvo

Tratamento com medicamentos:
- *Pacientes com sintomas neurológicos:* anticonvulsivante sulfato de magnésio: 1,0 grama/hora por via endovenosa contínua, até 24h após interrupção da gestação
- *Anti-hipertensivos:* caso pressão arterial diastólica acima de 110 mmHg: hidralazina 5 a 10 mg, endovenoso a cada 20 minutos, com monitorização da pressão arterial. Após controle pressórico iniciar Nifedipina: 30 a 60 mg/dia por via oral (BID). No pós-parto, o uso de bloqueadores dos receptores da enzima ECA é possível (Losartana -100 mg diários)

Urgências hipertensivas

A gravidez apresenta estimulo para agravamento dos quadros hipertensivos prévios, além de ser causa primaria de um tipo importante de hipertensão arterial que é a pré-eclâmpsia. A maior parte das gestantes que ficam hipertensas na gravidez não chegam a configurar o quadro de urgência hipertensiva, porem quando isto ocorre o risco de morte materna passa ser importante já que estes transtornos hipertensivos são a principal causa de mortalidade materna em todo mundo desenvolvido e, também, no Brasil.

São duas as urgências hipertensivas que podem comprometer as gestantes: crise hipertensiva e pré eclâmpsia grave.

Crise hipertensiva

Gestantes hipertensas crônicas podem a partir da segunda metade da gravidez perderem o controle pressórico. Vários estímulos são responsáveis por este fato. A expansão plasmática, sobrecarga na função renal e estímulo sobre o sistema renina angiotensina.

O diagnóstico é realizado pelos valores pressóricos maiores que 170 × 110 mm de Hg, acompanhado de sintomatologia neurológica (cefaleia, escotomas visuais, náuseas e vômitos, diplopia). Na avaliação laboratorial pode-se encontrar proteinúria e elevação de escorias (creatinina e ureia). A fundoscopia revela lesões crônicas com possibilidade de achados agudos (hemorragias e edema retiniano). Pode-se realizar o estudo dopplerfluxométrico da artéria oftálmica para confirma quadro crônico das sobreposição de pré-eclâmpsia. No caso de forma crônica isolada o Doppler da artéria oftálmica mostrara índice de resistência superior a 0,65. A avaliação ecocardiográfica mostra aumento de câmaras ventriculares e disfunção diastólica ou sistólica, dependendo da gravidade ou evolução da doença crônica. Devem-se avaliar os pulmões a procura de sinais de congestão ou edema agudo inicial. Recomenda-se rastrear hipertireoidismo (TSH) e descontrole glicêmico (jejum ou pós-prandial).

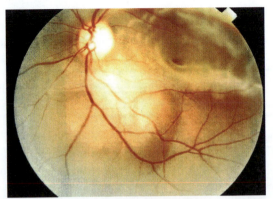

Figura 16.1 – Alterações agudas na fundoscopia.

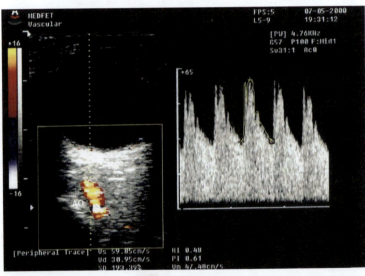

Figura 16.2 – Doppler de artéria oftálmica com queda do índice de resistência, típico do quadro de pré-eclâmpsia (IR < 0,65), crise hipertensiva por doença crônica (IR > 0,65).

CONDUTAS NAS SÍNDROMES HIPERTENSIVAS

O tratamento será realizado com paciente monitorizada, se possível em regime intensivo.

HIPOTENSOR

Será ministrado hidralazina (IV) na dose de 5,0 mg diluídos em 10 cc de água destilada, lentamente. A dose será repetida a cada 30 minutos (total de três doses) até que se atinja valores pressóricos da diástole inferiores a 100 mm de Hg, valor da pressão arterial média (PAM = 2 PD + PS × 1/3) menor que 130 mm de Hg. Importante a observação de melhora dos sintomas. Como alternativa de hipotensor devemos avaliar a possibilidade da nifedipina sublingual ou oral na dose de 10 mg. Nesses casos, é importante a paciente estar com infusão venosa para prevenir a hipotensão súbita. No caso de congestão pulmonar ou baixa diurese iniciar dose venosa de furosemida (40 mg) a cada 24 horas.

Fármacos para tratamento anti-hipertensivo na emergência

Fármaco	Dose	Inicio de ação	Observação
Hidralazina	05 a 20 mg (IV)	10 minutos	Primeira opção
Nifedipina	10 mg (Sublingual)	30 minutos	Interação com sulfato de magnésio
Nicardipine	5 a 25 mg (IV)	10 minutos	Idem
Labetalol (não disponível no Brasil)	20 a 50 mg (IV)	5 minutos	Indisponível no Brasil
Diazóxido	25 a 150 mg (IV)	1 minuto	Paciente em UTI

Avaliação da vitalidade fetal

Inicia-se imediatamente com estudo da centralização fetal (Doppler da artéria cerebral média e Doppler da artéria umbilical), cardiotocografia basal (caso o feto esteja centralizado), avaliação ecográfica do volume de liquido amniótico (ILA). Por se tratar de hipertensa crônica é conveniente rastrear a possibilidade de crescimento intrauterino restrito (CIUR).

Conduta obstétrica – Caso a gestação tenha idade gestacional maior que 34 semanas impõem-se a interrupção eletiva. Considera-se o feto maduro (sem necessidade de corticoterapia). Caso o feto apresente comprometimento de vitalidade importante (CIUR abaixo do percentil 3 e/ou oligohidrâmnio) impõem-se a interrupção. Caso idade gestacional abaixo de 34 semanas realiza-se a corticoterapia (betametazona 12 mg/dia, por dois dias) se as condições maternas se mantiverem estáveis (PAM <130 mm de Hg, função cardíaca e renal dentro da normalidade, ausência de sintomatologia neurológica).

As gestantes com retorno pressórico a normalidade, vitalidade fetal sem comprometimento detectável e idade gestacional abaixo de 34 semanas podem ser acompanhadas no pré-natal de alto risco, conforme conduta específica para hipertensas crônicas.

Capítulo 17

TRATAMENTO DA ECLÂMPSIA E HELLP SÍNDROME

A eclâmpsia e a HELLP síndrome são as complicações mais graves e temidas da pré-eclâmpsia. Constituem-se formas evolutivas possíveis, que ocorrem de forma independente, embora possam se associar. Sendo assim, as manifestações neurológicas da eclâmpsia e as manifestações hematológicas da HELLP síndrome podem coexistir, agravando mais ainda o quadro clínico materno e fetal.

Eclâmpsia

Presença de convulsões ou coma em mulher com pré-eclâmpsia, sem nenhuma outra causa que explique o quadro neurológico. Habitualmente a paciente exibe os sintomas e sinais de pré-eclâmpsia grave, ou seja, edema acentuado, proteinúria maciça e hipertensão arterial acima de 170/110 mmHg. No entanto, sabemos que parte significativa das mulheres pode evoluir para as convulsões eclâmpticas, embora com níveis pressóricos praticamente normais e ausência de outros achados típicos da pré-eclâmpsia.

Dois são os objetivos primordiais no tratamento da eclâmpsia: cessar as convulsões e reduzir a hipertensão arterial.

Tratamento da eclâmpsia

Objetivo	Conduta

Controle da convulsão	*Medicação:*
	• *Sulfato de magnésio:* dose de ataque: 4 g, intravenoso, lentamente em 20 minutos. Preparo da dose: diluir 8 ml de sulfato de magnésio a 50% (1 ampola = 10 ml = 5 g), em 12 ml de água destilada
	• *Esquema alternativo:* diazepan: 10 mg, intravenoso, diluído em 10cc de água destilada, lentamente (1 a 2minutos)
	Manutenção pós controle das convulsões:
	• *Manter 1 a 2 g/hora:* 10 ampolas a 10% (1 ampola = 10 ml = 1 g) em 400 ml de SGI5%, IV, a 1 a 2 g/hora, em bomba de infusão. Outra opção pouco utilizada é a dose de 5 g a 50%, via IM glútea a cada 4horas, sob avaliação. Acompanham-se o reflexo patelar, a diurese (deve estar acima de 30ml/hora) e a frequência respiratória.
	• A manutenção com diazepínicos pode ser feita com 40 mg em 500 ml de SF0,9%
	Exames complementares:
	• Hemograma:
	  – contagem de plaquetas
	  – dosagem de fibrogênio, bilirrubinas totais, enzimas hepáticas, desidrogenase láctica
	  – ureia, creatinina, acido úrico
	  – PCR
	• Exame de urina rotina
	Interrupção da gravidez:
	• Vaginal: se dilatação do colo uterino acima de 4 cm, colo centralizado e apagado 50% ou mais Realizar monitorização eletrônica intraparto
	• Cesariana: demais casos.

	• Anestesia: peridural continua ou geral • Pós-parto imediato: tratamento intensivo mantido até controle da função de órgãos-alvo
Controle pressórico	*Indicado para pressão diastólica acima de 110mm de Hg:* • *Hidralazina:* 5 mg, diluído em 15 cc de água destilada, endovenoso lento. Repetir nova dose em 15-20 minutos se pressão diastólica se mantém • *Esquema alternativo – Nifedipina:* 1 cápsula de 10 mg, perfurar com agulha e pingar 5 gotas sublingual. Repetir dose em 30 minutos, se pressão diastólica se mantém acima de 110 mmHg • *Manutenção de anti-hipertensivo no pós-parto:* Uso de bloqueadores dos receptores da enzima ECA (Losartana), 100 mg/dia, VO em duas tomadas diárias

Opções terapêuticas para controle ou profilaxia da crise convulsiva

Fármaco	Dose	Comentários	Cuidados
Sulfato de magnésio	6,0 gramas a 20% IV – lentamente	Primeira opção	Parada respiratória. Antagonista gluconato de cálcio – 1,0 ml a 10%
Benzodiazepínico	20 mg (IV) diluído em 10 ml	Disponível em serviços de urgência	Parada respiratória. Efeito de hipotonia neonatal
Fenitoína	250 mg em infusão venosa de 1 hora. Cada ampola contém 50 mg	Medicamento seguro e com poucos efeitos colaterais	Verificar interações medicamentosa com corticoides e outros. O nistagmo e ataxia indicam intoxicação

Avaliação fetal e conduta obstétrica

Assim que a gestante se encontrar controlada das convulsões eclâmpticas realiza-se a avaliação fetal. Inicialmente a ausculta dos batimentos cardíacos com sonar. Caso positivo deve-se iniciar monitorização com cardiotocografia basal. Realiza-se também a avaliação do inicio espontâneo das contrações uterinas, quadro que com frequência acompanha as crises convulsivas. Estando o exame sem alterações evidentes (desacelerações espontâneas ou após contrações uterinas, bradicardia ou taquicardia persistente, padrão liso na variabilidade) solicita-se a realização de ultrassonografia. A gestação já avaliada clinicamente e pelo exame das informações do cartão de pré-natal (caso disponível) será submetida a datamento gestacional, avaliação de volume do líquido amniótico. Os parâmetros agudos de sofrimento devem ser interpretados com cautela, pois é de se esperar que a hipóxia materna pela convulsão possa interferir nestes parâmetros (movimentos respiratórios e movimentos fetais).

Confirmado a presença de boa vitalidade fetal (CTB reativa ou categoria 1) cabe a definição da interrupção da gestação. Deve ser realizada da melhor e mais segura via de parto. O exame obstétrico ira verificar a possibilidade de parto via vaginal, a melhor opção para esta intercorrência. No caso de colo favorável (escore de Bishop acima de 6) pode-se iniciar imediatamente a infusão de ocitocina. A resposta contrátil uterina geralmente é favorável. Não devemos descuidar de manter o trabalho de parto com monitorização materna e fetal.

No caso de vitalidade fetal comprometida ou controle clínico materno de difícil obtenção (convulsões repetidas, coma persistente, pressão arterial sem controle medicamentoso), a interrupção deve ser realizada por via abdominal. O parto deve ser revestido de alguns cuidados importantes. O momento da interrupção deve sempre que possível ser realizado após controle clínico materno (convulsões e pressão arterial). Caso o exame de contagem de plaquetas ou avaliação de coagulação revele alterações importantes (plaquetas < 50.000) a opção do bloqueio anestésico deve ser reavaliada pelo risco de hematoma peridural. A infusão de líquidos deve ser cuidadosa pelo risco aumentado de extravasamento capilar pulmonar (edema agudo de pulmão). O sangramento intraoperatório na cesariana deve ser motivo de cuidado adicional na hemostasia cirúrgica. O uso de dreno tubular intra-abdominal é controverso e deve ser avaliado conforme controle do sangramento intra-operatório.

O uso de antibioticoprofilaxia é mandatória em decorrência da imunodepressão desencadeada pela hipóxia materna decorrente da convulsão e da própria doença de base (resposta inflamatória exacerbada). O uso de cefalexina por 24 horas após a interrupção é uma boa escolha. Doses de 2,0 gramas (IV) no intra-operatório e após 12 horas de pós-operatório.

Avaliação pós-parto da paciente eclâmptica

Os riscos de complicações não cessam com a interrupção da gravidez. Devemos ter em mente sempre que esta é uma das principais causas da morte materna em nosso país e em todo mundo. A avaliação renal permanente deve incluir proteinúria de 24 horas, níveis de ureia e creatinina (rastrear a necrose cortical aguda – ver capítulo especifico), avaliação cardíaca clínica e, se necessário, com ECG e ecocardiografia, avaliação do sistema de coagulação. Algumas pacientes apresentam algum sinal de acidente vascular cerebral e devem ser submetidas a tomografia de encéfalo. Atualmente se inclui este exame na rotina de pós-parto das pacientes eclâmpticas pelo riso de lesões na região occipital encefálica sem manifestação imediata. A avaliação pela fundoscopia é indicada.

HELLP síndrome

Trata-se de um desequilíbrio metabólico sistêmico que se desencadeia como complicação da pré-eclâmpsia. Caracteriza-se por ocorrência, seja isolada ou em conjunto, de hemólise (HE) comprometimento da função hepática (EL) e queda de plaquetas ou trombocitopenia (LP). Acomete a gestante ou puérpera. Ocorre em cerca de 10% das mulheres que apresentam eclâmpsia e 1 a 2% das que atingem o quadro de pré-eclâmpsia grave. Ocasionalmente, pode ocorrer em algumas mulheres com pressão normal e sem outros achados de pré-eclâmpsia grave. Mais comum em multíparas e gestantes após 30 anos que fazem sobreposição de pré-eclâmpsia ao estado hipertensivo anterior.

Uma das mais temíveis complicações da pré eclâmpsia/eclâmpsia é a síndrome HELLP. Trata-se de quadro combinado de lesões hepáticas e alterações hematológicas. Apresenta elevada mortalidade materna, variando de 10 a 50%, conforme a gravidade da doença. No quadro apresentamos os achados laboratoriais que caracterizam a síndrome. Se aceita que pode ocorrer uma forma parcial da doença, com alguns dos marcadores do quadro estando ausente ou em valores mais próximos da normalidade.

Critérios de diagnóstico da HELLP síndrome

Exame laboratorial	*Resultado*
Hematimetria	Hemoglobina inferior a 10,5
Esfregaço sanguíneo	Presença de esquizócitos
Contagem de plaquetas	Inferior a 100.000
Dosagem de transaminases	GOT > 40 U/L GTP > 40 U/L
Dosagem de desidrogenase láctica	Até 250 U/L
Dosagem de bilirrubinas	Totais – 1,1 Indireta – 0,6

Tratamento da HELLP síndrome

- **Conduta clínica** – após os achados laboratoriais confirmatórios da síndrome HELLP a internação em unidade de cuidados intensivos se impõem. A falência de função hepática e a necessidade de controle das demais funções (renal e cardíaca) passa a ser fundamental. Os sangramentos podem advir de maneira espontânea complicando o quadro. Medidas de suporte podem ser tomadas para controle da doença base (pré-eclâmpsia). A prevenção das convulsões eclâmpticas deve ser realizada com Sulfato de Magnésio (6,0 gramas em *bolus* de dose de ataque) fazer manutenção com 2,0 gramas por hora. Pacientes com difícil controle clinica poderão ser submetidos ao uso de corticoterapia (12 mg de betametasona/dia, ou dexametasona 2,0 mg/dia). Com este fármaco obtém-se elevação na contagem de plaquetas e melhora na função hepática. O tratamento é provisório até obtida as condições para interrupção da gravidez.
- **Conduta obstétrica** – o parto deverá ser ultimado o mais rápido possível após confirmação do quadro. A via baixa quando possível é de escolha. Utilizam-se recursos da indução. Na impossibilidade de parto vaginal recorre-se ao parto por cesariana.

Conduta clínica	Na paciente apresentando plaquetas abaixo de 20.000/ml fazer transfusão de plaquetas (2 a 3 unidades). Ocorrendo sangramento espontâneo e quadro hepático desfavorável avaliar o uso da corticoterapia: dexametazona - (Decadron) injetável: 4 mg, endovenoso, de 8/8 horas, por 48 horas. Reavaliar função hepática e contagem de plaquetas.
Conduta obstétrica	Interrupção da gravidez quando quadro clínico estiver estabilizado. Solicitar anestesia geral para evitar hematoma de espaço peridural e raquidiana. Recuperação pós-parto em Unidade de Tratamento Intensivo.

Cuidados e recomendações no parto abdominal da portadora de HELLP síndrome

Recomendação	Atitude
Anestesia geral caso plaquetopenia < 50.000	Evitar bloqueio pelo risco de hematoma peri/subdural
Dreno tubular de cavidade pélvica	Evitar hematomas cavitários
Antibioticoprofilaxia	Fatores de risco – hipoxia e anemia
Observação rigorosa de pós-parto	Possibilidade de sangramentos, insuficiência hepática

Capítulo 18

TRATAMENTO DO TROMBOEMBOLISMO E DA SÍNDROME ANTIFOSFOLIPÍDICA (SAF) NA GESTAÇÃO

Na gravidez, a mulher possui risco 5 a 6 vezes maior de apresentar tromboembolismo venoso do que quando fora do período gestacional. O estado de hipercoagulabilidade natural da gestação, associado a fatores hereditários ou estados hipertensivos são condições predisponentes desta grave complicação clínica. Por isto, sempre que possível, os quadros de trombofilia devem ser reconhecidos previamente à gestação, para que o aconselhamento adequado e medidas preventivas possam ser tomadas. A busca se inicia a partir da história clínica de tromboses anteriores, pré-eclâmpsia de repetição, abortamento habitual e descolamento prematuro de placenta precoce, em gestação anterior, assim como a história positiva de familiares com trombofilias.

Fatores de risco para tromboembolismo na gestação

- História prévia.
- História familiar.
- Idade acima de 35 anos.
- Gemelaridade.
- Obesidade.

- Imobilidade.
- Cirurgias.
- Hiperêmese/desidratação.
- Paridade > 4.
- Pré-eclâmpsia.
- Sépsis.
- Viagem aérea.
- Hemoglobinopatias.
- Malignidade.
- Trombofilias herdadas ou adquiridas.

Trombofilias

Trombofilia é uma tendência a ocorrência de trombose decorrente de alterações herdadas ou adquiridas da coagulação ou da fibrinólise. As trombofilias herdadas são encontradas em cerca de 50% das mulheres com história de trombose venosa profunda. Um fator de risco adquirido pode interagir com um fator herdado contribuindo para uma elevação no risco de trombose. O rastreamento em casos selecionados justifica-se pela possibilidade de prevenção através do uso anticoagulantes. Sendo assim, seu rastreamento deve ser considerado na gestação de acordo com a história pessoal ou familiar de tromboembolismo, nos quadros de perda gestacional recorrente, morte intrauterina, CIR grave ou recorrente e pré-eclâmpsia.

Rastreamento de trombofilias na gestação

- Anticorpos anticardiolipina (IgG e IgM).
- Anticoagulante lúpico.
- PTT (pode sinalizar a pesquisa de anticorpos anticardiolipina).
- Tempo de protrombina: quando baixo relaciona-se à deficiência de proteína C e S.
- Fator V de Leiden.
- Homocisteína sérica.
- Poteínas S e C.

Profilaxia de trombose venosa na gestante: Gestantes de risco elevado para tromboembolismo devem receber anticoagulantes em doses profiláticas na gestação. Esta conduta deve ser adotada nas situações a seguir:
- Varizes pronunciadas
- História de trombose venosa profunda
- Doenças valvulares cardíacas
- Arritmias cardíacas
- Portadoras de trombofilias
- Obesidade mórbida associada a distúrbios hipertensivos
- Diabetes *melitus* grave (difícil controle)
- Pacientes imobilizadas

A profilaxia deve ser iniciada assim que confirmada a gestação e mantida até 40 dias pós-parto. Não há evidências de passagem da heparina não fracionada ou de baixo peso molecular pela barreira placentária, sendo assim são consideradas seguras quanto ao risco de teratogênses ou hemorragia fetal. Complicações possíveis do uso prolongado são a trombocitopenia e osteoporose.

Profilaxia do tromboembolismo na gestação

Anticoagulante	• Heparina sódica (Liquemine®) ou Deltaparina: 1 ampola de 5.000 unidades, SC a cada 12 horas. • Heparinas de baixo peso molecular: Nadroparina (Fraxiparina®): 1 ampola de 0,3 a 0,6 ml, SC a cada 24 horas. Enoxaparina (Clexane®): 1 ampola de 20 a 40 mg/dia, via SC, variando com IMC (índice de massa corporal), ou 0,5 -1 mg/kg a cada 12 horas. • Anticoagulantes orais: no pós-parto é possível o uso de Warfarin (Marevan®), com dose buscando manter RNI entre 2 e 3.

Outras medidas	<ul><li>Enfaixamento de membros inferiores no parto e pós-parto imediato ou meias calça para gestante (alta compressão).</li><li>Deambulação precoce: 8 horas de pós-parto.</li><li>Caso não seja possível fazer massagem no leito.</li><li>Manter hidratação vigorosa no pós-parto imediato (2.000 ml/dia).</li></ul>

Trombose venosa profunda (TVP)

Complicação tromboembólica que ocorre geralmente nos membros inferiores. Associa-se ao aumento de morbimortalidade materna. A principal suspeita clínica da doença é a partir do relato de dor na região comprometida, geralmente a panturrilha, com sinais flogísticos (Homans positivo). Geralmente há dificuldade de deambulação. A presença de varizes e a história de episódios anteriores de tromboembolismo tornam a suspeita mais provável. Às vezes é possível palpar um cordão doloroso e profundo no membro afetado. Uma ou mais trombofilias herdadas são encontradas em 50% dos casos de TPV na gestação. O tratamento é realizado no hospital.

Diagnóstico e tratamento da trombose venosa profunda na gestação

Exame complementar	Doppler colorido (duplex Scan): mostra obliteração na passagem do fluxo venoso.
Tratamento	<ul><li>Repouso relativo no leito.</li><li>Heparinização: dose de ataque: 5.000 a 10.000 unidades de Heparina sódica (Liquemine®) em *bolus* (5 minutos) seguidas de infusão contínua de 1.500 u/h (25.000 U em 500 ml de SF0,9%, gotejamento de 10 gotas/min). O objetivo é obter-se o prolongamento do RNI para 1,5 a 2,0 (avaliar após 4 a 6 horas de infusão).</li></ul>

	• Manter o tratamento endovenoso até melhora dos sintomas locais. O uso de heparina de baixo peso molecular será iniciado neste instante em dose suficiente para manutenção do RNI em torno de 1,5. Sugere-se Clexane (0,3 a 0,6 ml de 8/8 horas). Outra opção é manter a heparina sódica (Liquemine®) 5.000 unidades, SC de 8/8 horas. A anticoagulação é mantida até 8 horas antes do parto e reiniciada 24 após, quando se avalia o anticoagulante oral. • Analgésicos: Tylenol (paracetamol): 750 mg de 8/8 horas. Feldene (piroxicam): 20 mg/dia ou Biofenac DI (diclofenaco sódico): 1 comprimido dispersível de 8/8 horas por 7 dias.
Anticoagulante	Após ao parto, avaliar os anticoagulantes orais, que são seguros durante a lactação, assim como as heparinas.
Complicações	As heparinas são seguras para o feto, mas trombocitopenia induzida pela heparina e osteopenia materna podem ocorrer.

Embolia pulmonar (TEP)

É uma complicação tromboembólica grave, considerada uma das causas maiores de morte materna. Deve ser suspeitada em todas as gestantes que apresentem fatores de risco e que subitamente queixam-se de dispneia e dor torácica.

São fatores de risco gravídico para TEP os quadros hipertensivos da gravidez, gemelaridade, diabetes, relato de TVP anterior, varizes de membros inferiores, descolamento placentário, trabalho de parto prematuro. O quadro clínico na maioria das vezes se resume ao relato de dispneia súbita. No entanto hipotensão, hemoptise e taquicardia podem acontecer. A avaliação radiológica também pode ser aparentemente negativa ou revelar área de atelectasia e condensação. A gasometria revela presença de baixa saturação de oxigênio e ocasionalmente baixa de PO$_2$. A terapia pode ser instituída diante de quadro de suspeição para confirmação posterior. Estão contraindicados os estudos de cintilografia pulmonar, exceto em ocasiões de benefício indiscutível para esclarecimento diagnóstico em relação ao risco do procedimento.

A gestante deverá ser hospitalizada e também avaliada por clínico que deve ser acionado para auxiliar no diagnóstico, tratamento e medidas de suporte.

A terapia que se deve instituir assemelha-se com a preconizada para trombose venosa profunda. O objetivo será manter o RNI acima de 2,0 com uso de Heparina sódica (Liquemine®). Para isto recomenda-se: dose de ataque: 5.000 a 10.000 U em *bolus*, seguida de infusão de 1.500 U/h (25.000 U em 500 ml de SG5% ou SF 0,9%, a 10 gotas/min), seguido de dose de manutenção de 500 a 1.000 U/kg por 7 a 14 dias. Na continuação da gravidez, uma alternativa é manter a anticoagulação com o uso de heparina de baixo peso molecular. Caso decida-se pela interrupção da gestação a anestesia peridural está contraindicada, especialmente se há baixa de plaquetas. O parto vaginal deve ser preferido, desde que haja condições obstétricas favoráveis. O anticoagulante deve ser suspenso no início do trabalho de parto, e reiniciado 24 horas após o mesmo. O hematologista poderá orientar o preparo da gestante e a reposição das perdas durante o parto. Também o intensivista participa da condução do caso com medidas de suporte: sedação, oxigenioterapia, broncodilatador etc.

Síndrome antifosfolipídica (SAF)

A presença de anticorpos antifosfolipidicos na gravidez representa risco de complicações graves (abortamento, pré-eclâmpsia de repetição, descolamento prematuro de placenta, morte fetal, prematuridade, trombose venosa e arterial). O rastreamento e diagnóstico é realizado por presença de marcador clinico e marcador laboratorial. Os marcadores clínicos são as complicações citadas anteriormente. Os marcadores laboratoriais são apresentados abaixo.

- Anticorpos de dosagem laboratorial
  1. Anticorpo anticardiolipina (>40 UI).
  2. Anticorpos anticoagulante lúpico.
  3. Anticorpos anti-B_2glicoproteína1.

   A presença de algum destes anticorpos na gestação, associado a um ou mais marcadores clínicos indica a necessidade de profilaxia de manifestação da doença. No caso de associação de dois ou mais anticorpos ou a história de tromboembolismo prévio indica a necessidade de terapia ao longo da gestação.

- Profilaxia da manifestação da SAF
  1. Uso diário a partir de 14 semanas de 100 mg de AAS – Aspirina.
  2. Uso de Deltaparina (SC) 5.000 UI a cada 12 horas.

- Terapia da SAF com maior gravidade (dois ou mais anticorpos e passado de TVP).
  1. Uso diário de 100 mg de AAS – Aspirina.
  2. Uso de Enoxaparina (SC) – 1 mg por kg de peso corporal divididas em duas doses diárias.

Capítulo 19

Doenças autoimunes na gestação (lúpus, síndrome antifosfolípede)

São doenças de repercussão importante na evolução da gravidez, tanto em relação ao prognóstico materno quanto ao fetal, especialmente o lúpus eritematoso sistêmico (LES) e a Síndrome de Anticorpo Antifosfolipídico. Algumas outras doenças autoimunes podem também comprometer a gestação, mas o mecanismo é semelhante aos grupos citados de doenças.

Lúpus eritematoso sistêmico
Introdução

Trata-se de associação de risco e com elevada morbidade materna e fetal. As mulheres que já possuem o diagnóstico de lúpus devem tentar a gravidez programada para momento de remissão da doença e com controle farmacológico adequado ao período gestacional, sem uso de medicamentos com potencial teratogênico. O lúpus eritematoso sistêmico (LES) acomete com maior predominância as mulheres (9:1) em relação aos homens, e na idade fértil. Alguns casos associam-se com a variação hormonal, ocorrendo exacerbação dos sintomas relacionado com a menstruação, na gravidez há indícios de piora também decorrência dos esteroides gravídicos.

Diagnóstico

A exacerbação do lúpus eritematoso sistêmico (LES) pode permitir o diagnostico inicial em uma mulher gravida. Nesta situação os achados clínicos mais frequentes serão lesões cutâneas, dor articular, alterações hematológicas. No Quadro 19.1 apresentamos os critérios para diagnostico do lúpus, sendo necessário quatro ou mais achados para determinação do diagnóstico.

Quadro 19.1 – Critérios para diagnóstico de lúpus sistêmico

Critérios clínicos e laboratoriais
1. *Eritema malar:* eritema fixo, plano ou elevado nas eminências malares, tendendo a poupar a região nasolabial
2. *Lesão discoide:* lesão eritematosa, infiltrada, com escamas queratóticas aderidas e tampões foliculares, que evolui com cicatriz atrófica e discromia
3. *Fotossensibilidade:* eritema cutâneo resultante de reação incomum ao sol, por história do paciente ou observação do médico
4. *Úlcera oral:* ulceração oral ou nasofaríngea, geralmente não dolorosa, observada pelo médico
5. *Artrite:* artrite não erosiva envolvendo 2 ou mais articulações periféricas, caracterizada por dor à palpação, edema ou derrame
6. *Serosite:* a) *pleurite* – história convincente de dor pleurítica ou atrito auscultado pelo médico ou evidência de derrame pleural; ou b) *pericardite* – documentada por eletrocardiografia ou atrito ou evidência de derrame pericárdico
7. Alteração renal: a) proteinúria persistente de mais de 0,5 g/dia ou acima de 3+ (+++) se não quantificada; ou b) cilindros celulares - podem ser hemáticos, granulares, tubulares ou mistos
8. *Alteração neurológica:* a) *convulsão* – na ausência de fármacos implicados ou alterações metabólicas conhecidas (por exemplo, uremia, cetoacidose, distúrbios hidroeletrolíticos); ou b) *psicose* – na ausência de fármacos implicados ou alterações metabólicas conhecidas (por exemplo, uremia, cetoacidose, distúrbios hidroeletrolíticos)

9. *Alterações hematológicas:* a) anemia hemolítica com reticulocitose. ou b) leucopenia de menos de 4.000/mm^3 em duas ou mais ocasiões; ou c) linfopenia de menos de 1.500/mm^3 em duas ou mais ocasiões; ou d) trombocitopenia de menos de 100.000/mm^3 na ausência de uso de fármacos causadores
10. *Alterações imunológicas:* a) presença de anti-DNA nativo; ou b) presença de anti-Sm; ou c) achados positivos de anticorpos antifosfolipídios baseados em concentração sérica anormal de anticardiolipina IgG ou IgM, em teste positivo para anticoagulante lúpico, usando teste-padrão ou em VDRL falso-positivo, por pelo menos 6 meses e confirmado por FTA-Abs negativo
11. *Anticorpo antinuclear (FAN):* título anormal de FAN por imunofluorescência ou método equivalente em qualquer momento, na ausência de fármacos sabidamente associados ao lúpus induzido por fármacos

A confirmação diagnóstica será realizada da mesma maneira que fora período gestacional, ou seja, quatro ou mais achados clínicos do Quadro 19.1. A determinação da atividade da doença (fundamental na grávida) será realizada pela dosagem sérica dos complementos C3 e C4 (valores deprimidos). Os órgãos que podem ser comprometidos na doença devem ser avaliados na gravidez. A nefrite lúpica pesquisada pela proteinúria e testes de função renal, a miocardiopatia e pericardite lúpico através da ecocardiografia. Outros exames na lúpica grávida são fundamentais, pois se associam com piora do prognóstico perinatal e também com complicações específicas no pós-parto. A dosagem dos anticorpos antifosfolipídios (anticoagulante lúpico e anticardiolipina) são importantes no prognóstico gestacional (incidência de pré-eclâmpsia, descolamento prematuro de placenta e abortamento). A determinação do anticorpo anti-Rho\SSA dará indicativo da possibilidade de comprometimento fetal (bloqueio AV com bradicardia) e neonatal (lúpus transitório do neonato). No Quadro 19.2 são apresentados os exames fundamentais para acompanhamento da gestante lúpica.

Quadro 19.2 – Avaliação complementar da gestante lúpica

Exame	Importância	Quadro relacionado
FAN	Diagnóstico	
Anti-DNA	Diagnostico	
Anticorpos antifosfolipídeos (cardiolipina e anticoagulante lúpico)	Prognóstico gestacional	Pré-eclâmpsia Insuficiência placentária Descolamento prematuro da placenta, abortamento
Ecocardiografia materna e fetal	Classificação e prognóstico	Pericardite e miocardite lúpica (materno) bloqueio AV (fetal)
Avaliação renal (proteinúria e função renal)	Classificação e prognóstico	Nefrite lúpica, associação com nefropatia imune
Dosagem de C3 e C4	Prognóstico	Verificar se a doença está ativa e resposta terapêutica
Dosagem anticorpo anti-RHo\SSA	Prognóstico	Bradicardia fetal por bloqueio A-V. Lúpus neonatal transitório
Hemograma e dosagem de ferritina	Anemia hemolítica	
Dosagem de plaquetas	Trombocitopenia	
Dosagem transaminases	Anemia hemolítica	

Tratamento clínico

A avaliação clínica é fundamental para se estabelecer a terapia mais apropriada para a gestante lúpica. Devemos verificar a ocorrência de complicações como pericardite, pleurite, nefrite, anticorpos anticoagulante e anticardiolipina, lesões cutâneas. De um modo geral o tratamento será apenas de acompanhamento nos casos com doença inativa e sem complicações adicionais.

No caso de doença ativa deve-se iniciar a terapia associando-se a pulsoterapia com corticosteroide (prednisona) na dose diária de 1,0 mg/kg de peso, associada à hidroxicloroquina até se obter inativação da doença (dosagem sérica dos complementos C3 e C4).

Casos rebeldes à abordagem inicial, complicados com nefrite e síndrome nefrótica, podem necessitar do uso de quimioterápico antimitótico. A primeira opção será a azatioprina. Estudos recentes mostram relativa segurança com medicamento imunossupressor (Tacrolime), e com bons resultados.

Conduta Obstétrica

A gravidez iniciada em fase de doença inativa, que mantêm-se sob controle clinico deve ser conduzido de forma habitual, sempre com pesquisa das complicações de múltiplos órgãos (coração, rins, pele). A presença de anticorpos antifosfolipídeos (anticoagulante lúpico e anticardiolipina) elevam o risco de pré-eclâmpsia e fenômenos trombo embólicos. O uso de ácido acetil salicílico em baixas doses (80 mg diários) pode ser indicado. Importante a dosagem do anticorpo anti-SS Rho pelo risco do lúpus neonatal e bloqueio cardíaco fetal.

Nos casos de doença ativa, o controle da paciente deve ser realizado até 37 semanas com interrupção programada, com via de parto definida pelas condições obstétricas. O puerpério é período de risco para ativação da doença e cuidados adicionais devem fazer parte da rotina assistencial neste período (verificação de ativação da doença, risco em órgãos alvos).

Síndrome antifosfolipídica

Doença que se manifesta quase exclusivamente na gravidez com o quadro de abortamento de repetição, pré-eclâmpsia grave e precoce, descolamento prematuro de placenta e crescimento intrauterino restrito. O diagnóstico também é suspeitado nos casos de trombose arterial em mulheres jovens. O diagnóstico é feito pela identificação de anticorpos anticardiolipina IgG e IgM (acima de 1/10 forma moderada e acima de 1/50 forma grave) e presença do anticoagulante lúpico. Comumente estas pacientes apresentam teste de VDRL falso-positivo.

O tratamento na gestação será realizado com o uso de AAS (100 mg/dia), associado a heparina em dose profilática (Liquemine 5.000 a 10.000 UI/dia) ou heparinas de baixo peso molecular (Fraxiparina ou Clexane). O uso de corticoterapia está reservado para os casos de maior gravidade e de passado obstétrico desfavorável.

A propedêutica obstétrica deve se constituir de Doppler de artérias uterinas, rastreamento de centralização fetal a partir de 28 semanas e ecografia seriada para rastrear crescimento intrauterino restrito.

Capítulo 20

CONTROLE TIROIDEANO NA GESTAÇÃO

Os distúrbios da tireoide têm especial significado na gestação, pois podem interferir em seu curso. O hipotiroidismo materno associa-se ao abortamento e o hipertiroidismo, às doenças hipertensivas, além de complicações cardíacas e crise tireotóxica. Do ponto de vista fetal e neonatal são intercorrências que podem resultar em restrição do crescimento fetal, bócio fetal e cretinismo neonatal. A suspeita clínica a partir dos achados comuns das doenças pode ser confirmada pela dosagem do TSH na primeira consulta do pré-natal, ou a qualquer momento na gestação.

A tireoide é uma das glândulas endócrinas mais importantes nas adaptações necessárias para uma mulher evoluir adequadamente na gestação. A aceleração do metabolismo necessário para desenvolvimento fetal é mediado pela maior atividade tiroidiana. No primeiro trimestre a elevação da gonadotrofina coriônica estimula os receptores tiroidianos da tireotrofina e promove maior função glandular. Em situações excepcionais, os níveis de HCG ficam muito elevados (gemelaridade, mola hidatiforme) e pode ocorrer um hiperestímulo tiroidiano, com quadro de tireotoxicose.

Característicamente nas primeiras 12 semanas gestacionais encontram-se uma pequena redução nos valores séricos do TSH (deprimido pela elevação do HCG) e elevação dos níveis de T4 livre (estimulo coriônico). Essa situação se inverte a partir do segundo trimestre, ocorrendo a queda do HCG eleva-se os níveis do TSH, e a elevação esteroide gravídica promove elevação das proteínas transportadoras de globulinas (TBG), reduzindo as rações livres dos hormônios tiroidianos e elevando as concentrações totais de T3 e T4.

Essas adaptações tiroidianas na gravidez resultam na controvérsia da necessidade ou não do rastreamento universal do hipotireoidismo subclínico durante o pré-natal. Embora controversa esta medida tem sido recomendada por alguns autores devido a associação do quadro com complicações obstétricas (descolamento prematuro da placenta, parto prematuro e morte fetal súbita). Não existe ainda comprovação de benefício materno ou fetal da conduta de rastreamento universal do funcionamento tiroidiano na gestante. A avaliação e valorização do hipotireoidismo (rastreamento seletivo) se justifica em pacientes que apresentem algum dos marcadores.

Indicações para rastreamento da função tiroidiana em gestantes

- História de doença tiroidiana prévia.
- Perdas gestacionais sem diagnóstico.
- Obesidade com IMC > 40.
- Uso de medicamentos com ação tiroidiana (por ex., Amiodarona ou Lítio).
- Exposição à radiação em cabeça e pescoço.
- Presença de bócio ou nódulo ao exame físico.
- Idade materna superior a 30 anos.
- História familiar de tireoideopatia imune.

O rastreamento se baseia na dosagem de TSH acima do percentil 98 para os valores pré gestacional e valores reduzidos de T4 livre. Na prática utiliza-se a faixa de 0,1 a 4,0 mg% (primeiro trimestre) e 0,2 a 4,0 mg% (segundo e terceiro trimestres) como valores normais do TSH na gravidez. Importante verificar os demais parâmetros da função tireoidiana na gestante.

Parâmetro	Primeiro trimestre	Segundo trimestre	Terceiro trimestre	observação
TSH	0,1 a 4,0 mUI	0,2 a 4,0 mUI	0,2 a 4,0 mUI	
T3 total	Abaixo de 210 ng.dl	Abaixo de 210 ng.dl	Abaixo de 210 ng.dl	
T4 livre	0,7 a 1,8 ng	0,7 a 1,8 ng	0,7 a 1,8 ng	Método ultrassensível.
Anticorpos antitiroidiano – TPO	Abaixo de 15 U.ml	Abaixo de 15 U.ml	Abaixo de 15 U.ml	90% na tireoidite de Hashimoto e 75% na doença de Graves
Anticorpos anti tireoglobulina – Anti Tg -	Abaixo de 100 U.ml	Abaixo de 100 U.ml	Abaixo de 100 U.ml	80% na tireoidite de Hashimoto e 50% na doença de Graves
Anticorpos anti receptores de TSH – Anti TRAb	Abaixo de 1,5 U.L	Abaixo de 1,5 U.L	Abaixo de 1,5 U.L	90% associado com doença de Graves Bom para controle de tratamento Bloqueia tireoide fetal

Aspecto relevante na associação entre gravidez e função tiroidiana se refere ao fato de 5 a 10% das mulheres em idade fértil apresentarem anticorpos antitiroidianos em circulação, mesmo na ausência de manifestações clinicas ou laboratoriais de disfunção da glândula. Essas mulheres apresentam risco elevado (2 a 3 vezes maior incidência) de perda gestacional e parto prematuro. A fisiopatologia deste quadro e sua real importância clinica ainda não é bem definida.

Classificação dos quadros de tireoidiopatias na gravidez

1. Hipertireoidismo.
2. Hipotireoidismo.
3. Tireotoxicose.
4. Tireoidite pós-parto.
5. Doença nodular tiroidiana.

Hipertireoidismo na gravidez

Cerca de 01 a 0,4% das gestações são complicadas pelo hipertireoidismo, sendo o diagnostico obtido por valores de TSH acima da faixa de normalidade esperada para o trimestre, associado a dosagem alta de T3 e T4 livre. Os sintomas associados ao quadro são fadiga, intolerância ao calor e taquicardia. No exame físico pode ser percebido exoftalmia e bócio tiroidiano. A principal causa do quadro de hipertiroidismo entre gestantes é a doença de Graves, quadro imune caracterizado pela achado de anticorpos antitiroidianos em circulação (antitiroperoxidase – TPO, antitireoglobulina). São associados ao quadro de hipertireoidismo provocado pela doença de Graves: abortamento, parto prematuro, baixo peso e crescimento intrauterino restrito, insuficiência cardíaca congestiva, tireotoxicose. Neste quadro, o comprometimento fetal, representado pelo bócio e hipotireoidismo, está associado à presença de um tipo especifico de anticorpos (antirreceptor TSH – denominado de TRAb), capaz de atravessar a barreira placentária e bloquear a ação do TSH na tireoide fetal. O tratamento será realizado com drogas antitireoidiana. O bloqueio da síntese dos hormônios tiroidianos é obtido com o uso de propiltiuracil (PTU) ou metimazol (MMI). A teratogenicidade é comprovada com o metimazol que associa-se atresia cloacal e esofágica, aplasia cútis e alterações faciais. O PTU associa-se com pequena passagem placentária, porém com potencial de promover quadro de hipotireoidismo neonatal. Tem sido descrito grave hepatotoxidade materna com o uso do propiltiuracil (PTU). A recomendação atual ainda privilegia o uso do PTU em gravidas. O acompanhamento deve ter como meta obtenção de valores normais de TSH e do T4 livre nas gestantes, com controle a cada 4 semanas. No terceiro trimestre, algumas mulheres apresentam controle da função tireoidiana sem uso de medicações. Ocasionalmente a doença de Graves pode se apresentar com quadro de intensa liberação de hormônios tireoidianos, semelhante ao quadro de tireotoxicose, sendo necessário o uso de Propranolol para controle clinico dos hormônios em circulação, enquanto a medicação de bloqueio de síntese inicia sua ação. No quadro a seguir apresenta-se as possibilidades terapêuticas e o controle laboratorial desejável ao longo da gravidez.

Tratamento	Dose	Controle laboratorial	Efeito colateral	Observação
PTU (propiltiuracil)	100 mg – TID	TSH abaixo de 4,5 mUI T4 livre abaixo de 2,0 ng	Hepatite medicamentosa, agranulocitose Prurido	Repetir controle a cada 4 semanas
Metimazol (Tapazol)	40 mg/dia	TSH abaixo de 4,5 mUI T4 livre abaixo de 2,0 ng	Hepatite, anomalias fetais (aplasia cútis, defeitos faciais, atresia esofágica)	Repetir controle a cada 4 semanas US morfológico fetal
Propranolol	20 a 40 mg (VO) TID			Uso nos quadros de tireotoxicose
Atenolol	50 mg (VO) dia			Uso nos quadros de tireotoxicose

Hipotiroidismo na gravidez

A prevalência da doença é de 1 a 2% entre as gestantes. A maioria dos casos são denominados subclínicos pois apresentam elevação do TSH com valores normais de T4 livre. O significado deste quadro ainda é indefinido, não indicando a necessidade de tratamento. O quadro de hipotireoidismo que tem repercussão na gravidez é caracterizado laboratorialmente com elevação de TSH (acima de 3,0 ng) e queda nos valores de T4 livre (abaixo de 0,7 ng). A principal causa do hipotiroidismo materno é a tireoidite de Hashimoto, doença autoimune caracterizada pela presença dos anticorpos antitiroidianos (antiTPO e antiTg). O quadro clinico é de fadiga, desânimo e sonolência, com achado ao exame físico de bradicardia e pele com aumento de oleosidade, sobrepeso ou obesidade. Associa-se na gravidez com parto prematuro, CIUR, descolamento prematuro de placenta, pré-eclâmpsia, óbito fetal, diabetes gestacional. Pode resultar em redução de intelectualidade neonatal. O tratamento será a reposição de hormônios tireoidianos (T3 ou T4). O quadro a seguir mostra as opções terapêuticas e controle laboratorial da gestante.

Medicamento	Posologia	Controle materno	Observação	Efeitos colaterais
Tri-iodo tironina (T3)- Liotironina	25 a 50 mcg/dia	Manter TSH abaixo de 2,5 ul-ml. Nível de T3 abaixo de 210 ng	Segunda opção de tratamento Exclusivo nos casos de altas doses de reposição de T4 sem correção do quadro Conversão periférica comprometida	Taquicardia, sudorese, ansiedade, insônia, irritabilidade

Levotiroxina (T4) – Puran T4, Levoid	2,0 mcg/kg de peso/dia	Manter TSH abaixo de 2,5 ul-ml. Nível de T4 abaixo de 2,0 ng	Ministrar pela manhã em jejum Evitar negativação sérica de TSH	Taquicardia, sudorese, ansiedade, insônia, irritabilidade

Tireotoxicose

Ocasionalmente o quadro de hipertiroidismo pode se apresentar como uma urgência clínica. Trata-se de duas possibilidades, a primeira no trimestre inicial da gestação associado à mola hidatiforme ou gestação múltipla, decorrência da elevação de FSH e reação cruzada com TSH. A outra possibilidade é quadro de tireoidite aguda na gestação. O quadro clínico será caracterizado por taquicardia, hipertensão arterial, tremores de extremidade, sudorese e insuficiência cardíaca congestiva. O tratamento será realizado de maneira aguda com uso de betabloqueador para controle das ações dos hormônios tireoidianos. O propranolol na dose diaria de até 120 mg ou atenolol na dose diária de 50mg promovem o controle adequado da crise aguda. A propedêutica laboratorial irá indicar os níveis hormonais (TSH, T4 livre, anticorpos anticorpos antitireoidianos) e desta maneira iniciar-se os fármacos antitireoidianos mais adequados (PTU ou metimazol). A presença dos anticorpos indica característica imune do quadro.

Tireoidite pós-parto

Trata-se de um quadro com prevalência de 1,0 a 1,5% de todas as gestações, iniciada dentro do primeiro ano de pós-parto, com nítida associação com diabetes tipo I. Ocorre em mulheres que apresentaram na gravidez níveis altos dos hormônios anticorpos antitireoidianos (antiperoxidase –TPO – e antitireoglobulina – Tg). A prevalência do quadro de tireoidite pós-parto (TPP) é de 60% neste grupo de mulheres portadoras dos anticorpos antiTPO no primeiro trimestre gestacional. Trata-se de quadro histológico caracterizado pelo infiltrado linfocítico no tecido glandular. O quadro clinico do quadro de TPP é trimodal, sendo inicialmente caracterizado por hipertireoidismo, iniciando-se entre o primeiro e sexto mês de pos parto, com evolução posterior e rápida para hipotireoidismo. A evolução para eutiroidismo será geralmente ao final de um ano após o parto. O quadro clinico na fase de hipertireoidismo será caracterizado por ansiedade, taquicardia e elevação pressórica. O tratamento deve ser realizado exclusivamente com betabloqueador para controle dos sintomas. O betabloqueador mais indicado no pós-parto é o Carvedilol na dose de a 25 mg/dia. O quadro de hipotireoidismo pode iniciar-se dentro de poucos meses após as manifestações iniciais da TPP. O quadro clínico pode ser confundido com depressão puerperal, sendo dominado por tristeza, desanimo e cansaço. O tratamento com levotireoxina (Puran T4) será realizado caso os valores de TSH situem-se acima de 10 mU.L, a dose habitual situa-se entre 25 e 50 mg diários. O controle laboratorial deve ser realizado para detecção da normalização espontânea da função tireoidiana ou evolução para doença tiroidiana definitiva.

Doença nodular tiroidiana

Podem ser identificados nódulos tiroidianos em gestantes. A grande maioria dos casos se tratam doenças benignas, sendo o carcinoma papílifero raro, com prevalência de um caso a cada mil gestações. O tipo de carcinoma medular é ainda mais raro entre gestantes. Diante do achado deve ser realizado dosagem de TSH, ecografia da tireoide e nos casos com dimensão superior a 1,0 cm realiza-se a punção aspirativa com agulha fina e estudo histológico (PAAF). O diagnóstico de malignidade pode resultar na necessidade de cirurgia de ablação da glândula.

Capítulo 21

TRATAMENTO DA EPILEPSIA NA GESTAÇÃO

A mulher epiléptica que se torna gestante precisa de cuidados especiais, no que diz respeito ao controle de sua doença e ao tipo de medicação empregada. Devido ao risco fetal de certos anticonvulsivantes, esta orientação deve ser realizada no período pré-gestacional. A suplementação do ácido fólico, visto que os medicamentos anticonvulsivantes são consumidores desta substância no organismo materno, deve anteceder em pelo menos 3 meses a concepção. A deficiência do ácido fólico sabidamente associa-se com os defeitos de fechamento do tubo neural.

Caracteriza a epilepsia a ocorrência de duas ou mais convulsões espontâneas e não provocadas, com diagnóstico clinico, baseado principalmente na história do surgimento do quadro. Quando ocorre na mulher em idade adulta está associada em 15% com quadros adquiridos (tumores, distúrbios metabólicos, drogas, trauma e infecção). As convulsões da epilepsia são classificadas em parciais e generalizadas. Nas últimas ocorre perda de consciência. O quadro clínico pode ser caracterizado por convulsões clônicas (tremores), tônicas (flexão e extensão de membros) e tônico-clônicas (associação de quadro). Há ainda o quadro de perda de consciência sem manifestações externas (crise de ausência).

Um estudo de meta-análise a respeito da prevalência da epilepsia mostrou uma taxa de incidência total de epilepsia de aproximadamente cinco por 1.000 adultos. Na gravidez, a incidência é um pouco mais baixa, situando-se em torno de 0,2% das gestações.

Efeito da gravidez na epilepsia

A gravidez promove algumas alterações que influenciam o curso da doença e, principalmente, influenciam a concentração dos fármacos antiepiléticos em uso pela mulher. O aumento do fluxo urinário, expansão plasmática, indução de enzimas hepáticas e queda na concentração de albumina podem alterar a concentração dos fármacos antiepiléticos e predispor às convulsões. A queda dos níveis dos fármacos é variável, sendo em média de 10% para fenobarbital e carbamazepina e 50% para ácido valpróico, levetirocetam e Lamotrigina. Um estudo observacional que abrangeu 300 países indicou que a maioria das mulheres com epilepsia (64%) bom controle da convulsão pré-gestacional manteve este mesmo controle durante toda a gravidez, em 5,9% houve melhora do quadro pré-gestacional e em 17,9% das mulheres grávidas ocorreu aumento na frequência das convulsões. Pelo contrário, as mães que apresentavam mais de uma convulsão por mês no período pré-concepcional tinham maior chance de deteriorar o controle durante a gestação.

O pior controle da convulsão na gravidez inicial pode ser decorrência de níveis reduzidos dos antiepiléticos no soro em consequência das náuseas e dos vômitos. Na gravidez adiantada, a redução dos níveis séricos dos fármacos antiepiléticos pode decorrer da expansão plasmática, aumento da filtração glomerular e queda da albumina plasmáticas. Contribui ainda a perda de sono e hiperventilação da gestante.

A epilepsia de início na gravidez não é incomum - aproximadamente 20-30 por 100.000 mulheres iniciam com o quadro de epilepsia durante uma gravidez. Isto pode ser explicado pelo fato de que as circunstâncias latentes podem se exacerbar pelas mudanças hormonais e fisiológicas específicas da gestação. O início de um quadro de epilepsia na gestante precisa de ser distinguido da eclampsia que se apresenta geralmente após a 20a semana da gravidez.

Teratogênese e epilepsia

Dois objetivos são definidos como importantes na avaliação de risco do acompanhamento das gestantes epiléticas. Os riscos de convulsões das gestantes e os riscos teratogênicos dos antiepiléticos. Considera-se risco aumentado o uso da politerapia com associação de antiepiléticos, sendo meta o controle com a monoterapia, sempre que possível. O valproato de sódio (ácido valpróico) está associado com maior risco de teratogênese comparativamente com outros fármacos. As anomalias observadas com a exposição aos antiepiléticos são fenda palatina, lábio leporino, hipospadia. Defeitos septais atriais e anomalias esqueléticas. Considera-se a prevalência de 3 a 9% de anomalias congênitas entre filos de mães epiléticas. Um fármaco bem avaliado é a carbamazepina, aparentemente sem elevação do risco de teratogenicidade. Recentemente tem sido introduzido três novos antiepiléticos para uso na gestação, o topiramato, lamotrigina e o levetiracetam. Nas primeiras avaliações se percebe uma elevação na teratogenicidade com o topiramato (classe D do FDA). Os outros se apresentam como seguros, embora a eficácia de controle das convulsões na gestante seja melhor com o levetiracetam (Keppra) em relação ao lamotrigina (Neural). O mecanismo de ação dos novos anticonvulsivantes parece ser o bloqueio dos canais de sódio e bloqueio pré-sináptico de amino ácidos excitatórios. Todas as gestantes em uso de antiepiléticos devem fazer suplementação com ácido fólico na dose diária de 5,0 mg, pois acredita-se que a ação demetilatora do

DNA dos fármacos é minimizada pela ação da vitamina no ciclo da Metionina. No Quadro 21.1, apresentamos os principais epiléticos de uso na gravidez com suas características principais.

Quadro 21.1

Fármaco (nome comercial)	Dose/dia	Teratogenicidade	Observação
Fenobarbital (Gardenal)	150 a 200 mg	Baixa	Promove sedação no neonato de lactantes em uso
Valproato (Depakene)	250 a 500 mg	Elevada	Contraindicado na gravidez e no aleitamento
Carbamazepina (Tegretol)	400 a 800 mg	Baixa	Queda acentuada do nível sérico. Fazer ajustes de dose
Fenitoína (Hidantal)	200 a 500 mg	Elevada	Síndrome Hidantoinica fetal. Contraindicado
Topiramato (Amato, Topimax)	200 a 400 mg	Elevada	Risco de anomalias fetais. Evitar uso
Lamotrigina (Neural)	200 a 400 mg	Baixa	Controle de convulsões na gravidez mais difícil
Levetiracetam (Keppra)	1.000 a 3.000 mg	Baixa	Ajuste de dose necessário na gravidez

Efeitos da epilepsia na gravidez

A evidência sugere que a maioria de gravidezes nas mulheres com epilepsia sejam normais e a maioria dos neonatos sejam saudáveis. As complicações obstétricas, em algumas series, elevam-se em aproximadamente de 1,5-3,0 vezes (pré-eclâmpsia, sangramento e o trabalho de parto prematuro), aumento de 1,2-2,0 vezes na mortalidade pré-natal. Estudos mais recentes não confirmaram estes riscos aumentados.

Não há nenhuma evidência que as convulsões parciais ou generalizadas afetam adversamente a gravidez e o feto. Não há igualmente nenhuma evidência definitiva que sugere que as convulsões generalizadas durante a gravidez estejam associadas com o risco aumentado de malformação congênita. Há o risco de ferimento da gestante durante estas convulsões. Há evidência recente, contudo, ligando convulsões generalizadas frequentes durante a gravidez com alterações cognitivas ou comportamentais na infância.

Vitamina K

As mães que utilizaram anticonvulsivantes tem efeito indutor enzimático hepática e devem realizar a profilaxia contra a doença hemorrágica do recém-nascido. Esta intercorrência pode associar-se com uma alta taxa de complicações neonatais. Recomenda-se o uso de 10-20 mg por dia da vitamina K (via oral) à mãe no último mês da gravidez e ao neonato deve ser dado a vitamina K (intramuscular – 1,0 mg) no nascimento e com 28 dias. Mais recentemente, a recomendação tem se restringido a profilaxia neonatal.

Os neonatos devem receber plasma congelado fresco intravenoso se há uma evidência do sangramento ou se as concentrações dos fatores de coagulação 2, 7, 9 ou 10 caem a valores menores de 25% dos valores normais.

Controle de pré-natal

O controle da convulsão deve ser o objetivo durante toda a gravidez. A importância da aderência à medicamentação deve ser valorizada e as mulheres devem proteger-se de fatores causadores de risco para convulsões, tais como cansaço, dificuldade de dormir, ansiedade e medo. A retirada repentina da medicamentação antiepiléptica pode apresentar um risco ao feto. Idealmente, o atendimento pré-natal deve ser realizado em clínica de alto risco.

Como alguns anticonvulsivantes podem ser teratogênicos, devem ser substituídos por fármacos mais seguros ao feto (ver Quadro 21.1).

Os exames de ultra som morfológicos devem ser executados durante a gravidez junto com análises de sangue apropriadas (dosagem sérica da concentração do anticonvulsivante), quando necessário. Dado a evidência emergente em relação às malformações específicas encontradas no uso de determinados anticonvulsivantes, os exames devem ser direcionados aos segmentos fetais de maior risco de teratogênese.

Cuidados durante o parto

Cerca de 1-2% das mulheres com epilepsia ativa terão uma convulsão durante o trabalho de parto e outras 1-2% terão uma convulsão adicional durante as primeiras 24 horas de pós-parto. As convulsões generalizadas no intraparto podem promover hipóxia mais acentuada devido às exigências maternas aumentadas pelo oxigênio. Isto pode ter um efeito deletério no feto. Recomenda-se, consequentemente, que o parto das mulheres com epilepsia ocorra em uma unidade obstétrica com facilidades para a ressuscitação materna e neonatal.

As drogas antiepilépticas devem ser continuadas durante todo o trabalho e, caso necessário, podem ser ministradas pelo tubo nasogástrico ou por via parenteral, se disponíveis.

A maioria de mulheres com epilepsia pode ter parto vaginal. Fatos como a respiração inadequada, a privação do sono, a dor e o esforço emocional aumentam o risco de convulsões durante o trabalho de parto. O analgésico meperidina, assim como os demais derivados da morfina, pode ter um efeito indutor de convulsão e deve ser evitado no trabalho de parto, o mesmo em relação ao uso da morfina no espaço peridural. É apropriado considerar a anestesia epidural continua e instalada precocemente no trabalho de parto para minimizar a dor e ansiedade nestas mulheres, fatores predisponentes à convulsões. A cesariana eletiva pode ser apropriada se as convulsões parciais complexas ou prolongadas a as convulsões generalizadas ocorrem com frequência nas últimas semanas da gravidez. Os benzodiazepínicos (lorazepam, diazepam) intravenosos podem ser usados no tratamento agudo da convulsão durante o trabalho de parto.

Amamentação

Muitas mães e médicos são preocupados com a presença dos anticonvulsivantes no leite materno e com possíveis efeitos adversos na criança. De fato, o leite materno contém uma fração dos níveis séricos dos anticonvulsivantes (embora alguns, por exemplo, lamotrigina, são encontrados em uma concentração mais alta do que outros). Em geral a maior preocupação é em relação ao risco do anticonvulsivante no leite materno promoverem efeito sedativo na criança. Esta ação foi observada em drogas como, o fenobarbital, sendo efeito menos provável com os anticonvulsivantes mais utilizados atualmente. Recomenda-se que a amamentação com leite materno deve ser estimulado nas mães epilépticas mesmo em uso de anticonvulsivantes.

Estudos recentes mostram ausência de efeitos cognitivos adversos da amamentação durante a terapia anticonvulsivante em crianças expostas previamente ao fármaco também no intraútero.

Uma vantagem adicional da amamentação por mães em uso do anticonvulsivante é que a criança previamente exposta ao anticonvulsivante dentro do útero terá exposição adicional através do leite materno em doses progressivamente menores, e assim, reduzirem os sintomas de retirada do fármaco (síndrome de abstinência).

Puerpério

Deve ser realizado revisão ginecológica pós-parto da mulher epiléptica em 6 semanas, e constitui boa prática médica uma revisão do quadro de epilepsia por especialista em torno de 12 semanas após parto.

A dosagem do anticonvulsivante pode ter sido aumentada durante a gravidez para ajuste na concentração sérica do fármaco, assim geralmente é aconselhável reduzir gradualmente a dosagem em poucas semanas de pós-parto, retornando aos níveis pré-gestacional, reduzindo o risco de toxicidade. Contudo, não há consenso do momento do início da redução do anticonvulsivante porque existe um risco aumentado de convulsões durante as semanas que seguem ao parto (relacionado a de fatores puerperais tais como a mudança hormonal, a falta do sono e alterações emocionais). Consequentemente, se não há nenhuma evidência de sintomas tóxicos da dose em uso (mesmo com elevação provável no nível sérico) o regime de dose mais alta pode ser inalterado até que a mulher tenha uma rotina mais adequada de sono e exiba um quadro emocional estável.

Capítulo 22

CONDUTA NA GESTANTE PORTADORA DE CARDIOPATIA

A associação gravidez e doença cardíaca acontece em torno de 1% das gestações. O risco cardíaco durante a gestação varia com o tipo de doença cardíaca e estado evolutivo, e em alguns casos a gestação estará contraindicada pela elevada mortalidade materna (miocardiopatias, hipertensão pulmonar primária, valvulopatia aórtica grave). Tradicionalmente nos países desenvolvidos predominam as doenças congênitas em gestantes, enquanto nos países em desenvolvimento há predomínio das cardiopatias reumáticas.

Se não já houver um diagnóstico anterior à gestação, sua presença pode ser suspeitada pela queixa de dispneia importante, edema precoce e arritmia cardíaca. No entanto, esses sintomas podem ser mimetizados pelas alterações fisiológicas da gestação normal. O exame físico será indicativo pela ausculta de sopro diastólico e pela ocorrência de terceira bulha que, no entanto, também podem ser encontrados em gestantes saudáveis. A confirmação deve ser realizada pelo exame do cardiologista e ecocardiografia. O ECG, pelo desvio do eixo cardíaco, e a radiografia de tórax, por ser um método radiológico, são limitados na gestante. O uso do Holter e do MAPA pode auxiliar em algumas ocasiões específicas.

Quanto a etiologia, as cardiopatias se classificam como congênitas, reumáticas e isquêmicas. No entanto, a classificação funcional, que independe da causa da doença, mostra-se muito útil do ponto de vista clínico.

Critérios de prognóstico

Alguns aspectos devem ser avaliados no prognóstico da gestação de cardiopatas, se possível, no período pré-concepcional. A avaliação clínica e os resultados de exames (ecocardiografia) mostram a presença de fatores de risco para o pior prognóstico materno e fetal, como descrito nos quadros a seguir:

Prognóstico materno
• Comprometimento da função ventricular (fração de ejeção < 40%)
• Aortopatia – dilatação > 40 mm
• Arritmias previa a gravidez
• Válvula mecânica
• Hipertensão arterial pulmonar
• Isquemia miocárdica
• Obstrução de saída do coração esquerdo

Prognóstico fetal
• Medicação teratogênica
• Cianose ou redução de PO_2 materna
• Passado de natimorto ou abortamento
• Anticoagulação materna de difícil realização
• Baixa perfusão placentária (débito cardíaco materno comprometido)

Um recurso utilizado para verificar a capacidade de uma mulher cardiopata suportar as adaptações gravídicas é a realização de exames após exercício físico (ecocardiografia, ECG, medida pressórica). Espera-se como fatores favoráveis a elevação do débito cardíaco, ausência de aumento da pressão arterial pulmonar (abaixo de 60 mm de HG), gradiente valvular na aorta menor que 18 mm de Hg, ausência de alterações no ECG, manutenção dos níveis pressóricos após a atividade física.

Classificação funcional das cardiopatias na gestação

Classe 1	Ausência de elevação na mortalidade materna e perinatal. Mulher assintomática aos esforços físicos, portadora de lesões não complicadas (prolapso da válvula mitral, estenose pulmonar leve).
Classe 2	Pequena elevação da mortalidade materna e perinatal. Sintomas cardiovasculares ao esforços físicos de alta intensidade. Portadora de lesões corrigidas (tetralogia de Fallot), lesões valvulares leves e moderados.
Classe 3	Este grupo é heterogêneo. Tem elevação significativa da mortalidade perinatal e morbidade materna. Apresenta sintomatologia clinica com médios esforços. Um grupo de melhor prognóstico neste grupo é representado por mulheres pos transplante cardíaco há mais de um ano, correção de coartação aórtica, cardiopatia hipertrófica. Inclui-se nesta mesma classe um grupo de pior prognóstico representado pelas mulheres com dilatação aórtica superior a 40 mm e inferior a 45 mm, valvulopatia grave, doença cianótica, válvula mecânica.
Classe 4	Elevação significativa de mortalidade materna e perinatal. Paciente com sintomas clínicos em repouso, quadro de edema pulmonar inicial, debito cardíaco abaixo de 30%, obstrução no coração esquerdo importante, hipertensão arterial pulmonar, dilatação aórtica superior a 45 mm, miocardiopatia periparto prévia sem retorno funcional.

A cardiopatia pode interferir na evolução da gravidez através da má perfusão placentária (insuficiência placentária), resultando em restrição do crescimento fetal e prematuridade. O risco de morte materna também se eleva em relação ao estado não gravídico pelas acentuadas alterações cardiocirculatórias associadas à gestação, como a expansão plasmática e o aumento do trabalho cardíaco, que são pouco tolerados pela cardiopata. O melhor exame para estabelecimento de prognóstico da gestação é a ecocardiografia, que deve revelar a possibilidade de expansão de débito cardíaco com o evoluir da gravidez e o grau de restrição determinado pela lesão morfológica do coração.

Cabe ao obstetra reduzir possíveis causas adicionais de sobrecarga cardíaca tais como ganho ponderal excessivo, tabagismo e anemia da gravidez. As atividades físicas devem ser controladas. O emprego de hipotensores e antitrombóticos são considerados quando houver indicação específica (insuficiência cardíaca, hipertensão arterial, arritmias, obesidade). A profilaxia de endocardite bacteriana deve ser realizada nos casos de doença reumática.

Aspectos relevantes na condução da cardiopatia na gravidez

Aconselhamento	A avaliação do risco materno antes da gestação, assim como no pós-parto para contracepção ou mesmo esterilização fazem parte do atendimento a este tipo de paciente.
Modificações na dieta	O excesso de peso materno e o ganho de peso durante a gestação devem ser evitados. Como a atividade física muitas vezes é limitada nas cardiopatias, as modificações na dieta tornam-se importantes para esse controle.
Atividade física	O repouso pode ser a medida de impacto no controle da doença, especialmente no último trimestre da gestação.

Controle de infecções e profilaxia da endocardite	Pré-natal: Penicilina benzatina: 1.200000 UI a cada 21 dias. Parto: Ampicilina 1,0 g, via IV, associado a gentamicina 1,5 mg/kg (até 80 mg), via IM, 1 hora antes do procedimento. Repetir duas doses adicionais do esquema 8 horas após (Ministério da Saúde, 2000). Nas pacientes alérgicas a opção é cefoxitina 2g, via IV.
Tratamento da cardiopatia	Medicação: anticoagulantes, betabloqueadores diuréticos, antiarrítmicos devem ser avaliados sob o aspecto dos riscos maternos e fetais. A interação com o cardiologista é fundamental para a tomada de decisão.
Cuidados com o feto	O rastreamento do crescimento e bem-estar fetal devem ser iniciados em torno de 30 semanas gestacionais.
Via de parto	A via de parto ideal será a vaginal com auxílio do fórcipe de alívio, evitando-se os esforços expulsivos (puxos). O uso de analgesia de condução é o ideal. Casos que cursam com hipertensão pulmonar e outros casos específicos podem se beneficiar de parto por via alta, devendo a decisão ser compartilhada com o cardiologista e o anestesiologista.

INSUFICIÊNCIA CARDÍACA

São causas do quadro as doenças congênitas, uso prévio de quimioterápicos, infecção por HIV, doença isquêmica cardíaca. Os achados clínicos são evidentes à ausculta e avaliação complementar. Há maior associação do quadro com gestantes obesas, multíparas, tabagistas, diabéticas. O tratamento deverá ser realizado com redução de volemia (diuréticos de alça – Furosemida), beta bloqueadores com efeito positivo na contratilidade ventricular (Carvedilol – 25 mg diários), anticoagulação profilática (enoxiparina). No caso de necessitar de hipotensor associado às demais medidas a opção será por bloqueadores do canal de cálcio (Nifedipina – 60 mg diários).

Miocardiopatia peRiparto

Trata-se de quadro que compromete a gestante no último trimestre gestacional e primeiras cinco semanas de pós-parto. Tem etiologia desconhecida e associa-se com história previa de pré-eclâmpsia, multiparidade e idade materna maior de 35 anos. O risco de recorrência é superior a 20% em gestações subsequentes. O tratamento será semelhante aos outros quadros de insuficiência cardíaca, com uso do Carvedilol (25 mg diários), diuréticos e anticoagulação. Ocasionalmente se identifica coagulo intracavitário que deverá ser submetido a trombólise.

Edema agudo pulmonar

O quadro é caracterizado pelo acúmulo de líquido no espaço extra vascular dos pulmões. Isso resulta em hipoxemia e dificuldade na relação ventilatória e de perfusão. Na gravidez, existe elevação na pressão dos capilares pulmonares, decorrência das alterações fisiológicas. Em certas situações patológicas, essa elevação fica ainda mais elevada, como no caso da pré-eclâmpsia e nas cardiopatias. Há ainda um fator importante de predisposição que é o esforço realizado pela mulher em período expulsivo, com elevação importante da pressão arterial pulmonar. Este é um dos momentos de maior risco para a ocorrência do EAP durante o ciclo gravídico-puerperal.

A classificação etiológica do edema agudo de pulmão envolve o aumento da pressão hidrostática capilar, aumento da permeabilidade capilar, diminuição da pressão oncótica capilar e a obstrução linfática. Alguns medicamentos de uso frequente em obstetrícia podem provocar ou predispor ao quadro: ocitocina, ergonovina e tocolíticos beta miméticos.

O diagnóstico será realizado pela clínica de dispneia, angustia respiratória, elevação da frequência dos movimentos respiratórios e da frequência cardíaca, baixa perfusão e palidez de extremidades. Na ausculta cardíaca se verifica o ritmo em galope, presença de estertores no murmúrio respiratório. Em algumas ocasiões pode-se recorrer a radiografia de tórax que exibe reforço hilar, aumento da silhueta cardíaca. O ecocardiograma ira exibir disfunção ventricular, hipertensão pulmonar.

- **Tratamento** – manter a paciente em posição sentada, com oxigenioterapia por cateter nasal e veia cateterizada. A redução volêmica aguda é a meta inicial do tratamento. Dois recursos iniciais serão o uso da furosemida (40 mg – IV) e nitroglicerina sublingual (150 mg). Ocorrerá redução de pré e pós-carga. As gestantes habitualmente possuem miocárdio em boas condições de resposta. Nos casos de pré-eclâmpsia deverá ser tratado a doença de base com inibidores da enzima conversora de angiotensina (iECA). Nas cardiopatas deverá ser reconhecido a disfunção anatômica para tratamento específico.

Infarto do miocárdio

Na gestante é raro as ocorrências de IAM, devido a faixa etária discordante entre as situações clinicas, o efeito protetor dos esteroides e elevação de vasodilatadores no período gravídico (Oxido nítrico e progesterona). No entanto, em mulheres com lesões cardíacas prévias as adaptações gravídicas podem desencadear quadros de isquemia miocárdica (elevação do trabalho cardíaco e do débito).

O diagnóstico na gravidez em nada difere daquele obtido fora do ciclo gravídico puerperal. No quadro a seguir apresentamos os principais achados compatíveis com o diagnóstico do IAM.

Achados clínicos e laboratoriais do IAM

Parâmetro avaliado	Achado de IAM
Clínico	Dor anginosa, passado de cardiopatia Estertores de base pulmonar, presença de B3, choque cardiogênico
ECG	Supradesnivelamento de ST Infradesnivelamento de ST
Marcadores Séricos	Elevação de Enzimas CK, Ck-MB, Troponina T, Troponina L, BNP, Mioglobina

- **Tratamento** – semelhante ao realizado em não grávidas, baseia-se em medidas gerais (repouso, monitorização cardíaca, acesso venoso, oxigenio-terapia). Uso de analgésico (morfina e derivados), clopidogrel (75 mg/dia), baixa de pré-carga com nitratos ou isorbida. Inicia-se a discussão de reperfusão miocárdica, heparinização e realização de procedimentos invasivos (cineangiocoronariografia). A gravidez deve ser interrompida após estabilização da paciente no caso de idade gestacional acima de 32 semanas. Nos casos entre 28 e 32 semanas discute-se a indução de maturidade pulmonar fetal (corticoterapia) e interrupção posterior. Nos casos com idade gestacional inferior a 28 semanas deve-se considerar de forma exclusiva o interesse materno. A via de parto ideal será a vaginal com apoio analgésico e encurtamento do período expulsivo com fórcipe de alívio. Ausente a possibilidade desta via indica-se a cesariana com anestesia geral.

Arritmias cardíacas

A gestante com frequência apresenta extra-sistolia, em torno de 6 a 8 batimentos extras a cada minuto. No entanto algumas desenvolve quadro bem característico de arritmias.

- *Taquiarritmias* – caracterizado pela frequência acima de 100 batimentos por minuto, são decorrentes de elevação da automaticidade aumentada ou pela reentrada do estimulo nervoso. O quadro clínico e caracterizado pela queixa de pulso acelerado, mal-estar, dispneia e sincope. O exame físico revela uma gestante ansiosa, pálida e mal perfundida, com pulso periférico acima de 100 pulsações por minuto e a ausculta cardíaca revela a taquiarritmia. Exame complementar fundamental será o ECG.

Diagnóstico da taquicardia em gestantes

Causa	Achado	Conduta
Fibrilação ou *flutter* atrial	Frequência atrial acima de 120 resposta ventricular baixa	Ministrar bloqueador de canal de cálcio (verapamil) Beta bloqueador Avaliar anticoagulação
Taquicardia supraventricular com QRS estreito	QRS < 0,14 s	Procainamida Verificar ocorrência de ICC
Taquicardia supraventricular com QRS longo	Diagnostico diferencial com Taquicardia ventricular	Amiodarona (150 mg/IV) Conversão elétrica
Taquicardia ventricular	Frequência ventricular acima de 100 com instabilidade hemodinâmica	Amiodarona ou desfibrilação

Devemos ter cuidado com as manobras de conversão elétrica pois podem desencadear influência sobre o coração fetal, assim também a medicação antiarrítmica que passa livremente pela placenta e exerce efeito fetal. São relativamente seguros na gravidez o verapamil e os digitálicos. Restrição a amiodarona e a conversão elétrica. Esta e uma urgência que a avaliação de risco e benefício para as medidas a serem tomadas deve ser criteriosa e bem discutida.

- *Bradiarritmias* – são situações mais raras na gestante. São caracterizadas pela frequência cardíaca abaixo de 60 batimentos por minuto com repercussões de baixa perfusão de órgãos nobres (encéfalo, rins e coração).

As causas principais são os bloqueios (BAV, BAVT). O tratamento de urgência será ministrar atropina (0,5 mg – IV) e instalação de marca passo (venoso ou transcutâneo).

Capítulo 23

ISOIMUNIZAÇÃO MATERNA AO FATOR RH

A isoimunização materna pelo fator Rh permanece como uma importante causa de morbidade perinatal, ainda sendo responsável por inúmeras perdas fetais e neonatais. A possibilidade de realizar-se a sua prevenção reduziu significativamente sua prevalência em países desenvolvidos, porém em países com precariedade de assistência pré-natal e com abortamentos não seguros, o número de mães sensibilizadas permanece elevado, sendo este o caso do Brasil onde a incidência situa-se em torno de 5 a 6 mulheres por cada grupo de 1.000.

Fisiopatologia

A sensibilização da mulher ocorre decorrente do contato de mulher Rh negativo com o antígeno Rh presente na superfície de hemácia que entre em sua circulação em quantidade superior a 0,1 ml. Essa situação ocorre quando mulher Rh negativo com parceiro Rh positivo tem embrião ou feto com sangue Rh positivo e por motivo específico este sangue incompatível atinge a circulação materna. As causas obstétricas são principalmente abortamento e parto, podendo ocorrer em casos de sangramentos placentários e procedimentos invasivos propedêuticos. A causa obstétrica ainda descrita é a transfusão sanguínea incompatível. Na Figura 23.1 apresentamos a distribuição das causas de isoimunização materna observado no serviço de Medicina fetal do HC-UFMG.

A evolução natural da doença pode ser caracterizada da seguinte forma: contato do sistema imunológico materno com o antígeno eritrocitário não reconhecido (Rh ou Du) e resposta primária de sensibilização (esta mediada por imunoglobulina do tipo IgM, portanto sem possibilidade de atravessar a placenta). Passados de dois a três meses estabelece-se a resposta secundária e definitiva (mediada pela imunoglobulina do tipo IgG, capaz de atravessar a placenta e atingir o Feto). Quando uma mulher sensibilizada de forma definitiva está gerando um feto possuidor de sangue Rh positivo (especificamente Du positivo) a imunoglobulina presente na circulação materna atravessa a placenta e liga-se às hemácias com antígeno Rh em sua superfície, e por se tratar de imunoglobulina hemolítica inicia-se progressivamente a destruição de hemácias fetais (hemólise e anemia). O feto responde com aumento do processo de eritroblastose, promovendo focos medulares e extramedulares de hematopoiese, gerando hepatoesplenomegalia e aumento da pressão na circulação portal. Essa situação associada a queda de pressão oncótica resulta em ascite, seguida de quadro de insuficiência cardíaca que agrava o surgimento de efusões pleurais e

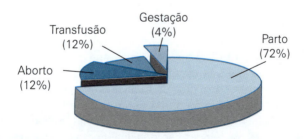

Figura 23.1 – Causas de sensibilização materna pelo fator Rh (HC-UFMG).

ISOIMUNIZAÇÃO MATERNA AO FATOR Rh   261

pericárdica. Estabelece-se o quadro de hidropsia fetal imunitária que evoluirá para o óbito caso o processo não seja interrompido. Na Figura 23.2 apresentamos a fisiopatologia e evolução natural da doença observada em gestantes isoimunizadas pelo antígeno Rh.

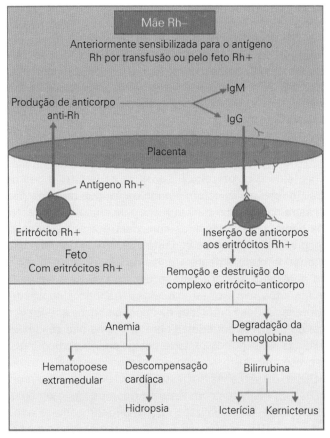

Figura 23.2 – Fisiopatologia da isoimunização materna pelo Fator Rh.

Diagnóstico

A doença deve ser reconhecida em gestantes com possibilidade de exposição a antígenos do complexo Rh. A história clínica de abortamentos e partos prévios em mulher Rh negativo com parceiro Rh positivo caracteriza situação de risco, assim como transfusão sanguínea em situações de emergência. Portanto o diagnóstico inicia-se pelo reconhecimento de casal incompatível, ou seja, gestante Rh negativo com parceiro Rh positivo. A próxima etapa é verifica-se se trata-se de gestante imunizada ou não, para tal realiza-se o teste de Coombs indireto que estabelece, quando positivo, que se trata de mulher sensibilizada. Após esta etapa dividimos a assistência entre sensibilizadas (teste de Coombs positivo) e não sensibilizadas.

Acompanhamento da gestante Rh negativo não sensibilizada

Esta gestante com parceiro Rh positivo poderá ter a determinação do Rh fetal realizado em estudo de sangue materno periférico e assim caracterizar o risco real de incompatibilidade. Na ausência deste exame devemos considerar todos os fetos como Rh positivos para efeito de conduta. O teste de Coombs indireto será repetido mensalmente a partir de 20 semanas. Caso a paciente apresente ameaça de abortamento ou seja submetida a procedimentos invasivos (amniocentese genética, biópsia de vilo) deverá receber dose profilática de imunoglobulina anti-Rh. A mesma conduta deverá ser adotada em mulheres não sensibilizadas submetidas na segunda metade gestacional a cordocentese ou que apresentem sangramento placentário de terceiro trimestre. Por volta de 30 semanas de gestação pode-se realizar a profilaxia antenatal em mulheres com teste de Coombs indireto negativo e com feto Rh positivo (realizado no primeiro trimestre pela técnica de estudo de DNA fetal na circulação materna). Nos casos de Rh fetal desconhecido, essa conduta está sujeita a melhor avaliação de custo/benefício. Ao nascimento, realiza-se a determinação do Rh no sangue de cordão e caso positivo, associado ao teste de Coombs direto negativo; pratica-se a profilaxia pos parto com a administração de Imunoglobulina (300 mcg anti-Rh) até 72 horas após o parto.

Acompanhamento da gestante Rh negativo sensibilizada

Neste caso, a gestante apresentou na abordagem inicial o teste de Coombs indireto positivo. A próxima etapa será determinar a gravidade da sensibilização materna. Realiza-se a titulação do teste de Coombs indireto que será considerado sensibilização leve quando abaixo de 1/8, moderado até 1/128 e grave quando a titulação estiver igual ou maior que 1/256. Realiza-se ainda o exame de tipificação dos antígenos sensibilizadores através do Painel de Hemácias que irá mostrar-nos se a sensibilização materna é única (antígeno D) ou múltipla (antígenos C, E ou irregulares Kell, Dufy e outros). Sabemos que mulheres com titulação do teste de Coombs acima de 1/256 e com sensibilização a múltiplos antígenos promovem hemólise fetal em ritmo mais acelerado, representando maior gravidade da doença e prior prognóstico. Em torno de 12 semanas pode-se determinar o Rh fetal para antígeno D, nos casos de a gestante ser sensibilizada exclusivamente por este antígeno. Caso o feto seja Rh positivo em gestante sensibilizada fica assegurado que a hemólise fetal deverá ocorrer. Nos casos da determinação do Rh fetal não ser possível deveremos considerá-lo positivo e, por volta de 20 semanas de gestação, iniciar estudo de possível anemia do feto. Atualmente recorre-se aos exames não invasivos para determinar-se a ocorrência de anemia fetal. Há alguns anos utilizou-se a amniocentese para estudo espectrofotométrico do líquido amniótico e até mesmo a cordocentese para determinação da hematimetria fetal. Estes procedimentos pelo risco de morbiletalidade fetal e pelo agravamento da sensibilização materna atualmente foram substituídos pelos exames não invasivos. O exame mais aceito e utilizado no momento é o estudo da velocidade sanguínea na artéria cerebral média fetal (pico da velocidade sistólica). O exame baseia-se no fato de a anemia provocar no sangue do feto queda da viscosidade e assim reduzir resistência circulatória e como consequência elevar a velocidade sanguínea durante a sístole. Padronizou-se o estudo da velocidade na artéria cerebral média e elaborou-se uma curva de múltiplos da mediana – MOM – (Mari e cols., 2000). Quando o exame aponta para aumento superior a 1.5 do MOM para determinada idade gestacional considera-se que o feto está anêmico. O exame apresenta em diversos estudos sensibilidade superior a 95%, principalmente em fetos abaixo de 34 semanas gestacionais e ainda não transfundido. Além do exame descrito um outro tipo de avaliação fetal, denominado índice cardiofemoral poderá ser utilizado. Trata-se da relação entre a medida (diâmetro externo) dos ventrículos do coração fetal e o comprimento do fêmur. Esta relação acima de 0,60 indica que o feto apresenta insuficiência cardíaca inicial e que, portanto, quadro de anemia estabelecido. A partir dos exames não invasivos alterados deve-se praticar estudo de hematimetria fetal através da cordocentese com elevada possibilidade de necessitar-se da transfusão intraútero. Após 34 semanas, os exames não invasivos alterados devem indicar a interrupção da gravidez e tratamento neonatal. Na Figura 23.3 apresentamos o estudo da artéria cerebral média (pico da velocidade sistólica) para determinação da anemia fetal.

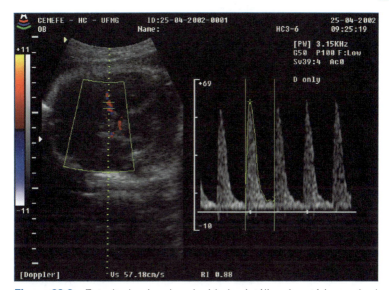

Figura 23.3 – Estudo do pico da velocidade sistólica da artéria cerebral media para determinação da anemia fetal.

Tratamento fetal

A anemia fetal grave é definida como sendo a obtenção de um valor de hemoglobina inferior a 5,0 gramas do valor esperado para determinada idade gestacional (curva de Nicolaides e cols., 1989). Este feto estando abaixo de 34 semanas deverá ser submetido a transfusão sanguínea intraútero e com idade gestacional maior que esta deverá ser retirado para tratamento pela exsanguineotransfusão neonatal. Atualmente a transfusão fetal é realizada pela cordocentese (intravascular) e apresenta no Centro de Medicina Fetal da UFMG, entre 187 fetos tratados nos últimos cinco anos, resultados superiores a 87% de sobrevida global, sendo maior que 95% em fetos não hidrópicos. Na Figura 23.4 apresentamos uma imagem de uma transfusão intravascular realizada em feto anêmico.

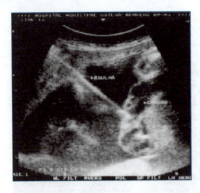

Figura 23.4 – Transfusão intravascular para tratamento de feto anêmico (HC-UFMG).

Comentários finais

A isoimunização materna pelo fator Rh ainda tem importância na morbiletalidade perinatal em nosso meio em decorrência da falta de profilaxia adequada nos casos de risco. Mulheres que sensibilizam-se após abortamento e pós-parto são a maioria daquelas que chegam aos serviços de Alto Risco para receberem tratamento de seus fetos. Difundir as medidas de profilaxia da sensibilização e praticar-se o reconhecimento precoce dos casos comprometidos contribui grandemente para redução das perdas associadas a esta doença materna com repercussões tão grandes na saúde fetal.

Capítulo 24

GESTAÇÃO GEMELAR

Gemelaridade
Generalidades

A gravidez múltipla tem incidência constante como fenômeno biológico espontâneo, em torno de 1 gemelar dizigótico para cada 80 gestações únicas. A gestação monozigótica tem prevalência de 1 para cada 250 gestações únicas. Quanto a distribuição de prevalência as gestações gemelares são em 72% dicoriônicas e diamnióticas (mais comuns) e menos de 1% serão monocoriônica e monoamnióticas.

A zigosidade é fundamental na origem da gemelaridade. Quando um óvulo é fecundado por um espermatozoide diz que a gestação é gemelar monozigótica. O disco embrionário será partido antes de 3 dias após fecundação e assim teremos uma gemelaridade dicoriônica (duas placentas) e diamniótica (duas bolsas). No caso de partição do disco embrionário entre 4 e 7 dias encontraremos uma gestação gemelar monocoriônica e diamniótica, e caso a partição do disco embrionário ocorrer após 8 dias após fecundação a gestação será monocoriônica e monoamnióticas. Divisões do disco embrionário após 12 dias de fecundação associam-se com os defeitos de fusão entre gêmeos (toracofopagos, xifópagos etc.).

No caso de fecundação de dois óvulos as gestações gemelares serão sempre dicoriônicas e diamnióticas.

A gestação gemelar é considerada de alto risco pelas complicações maternas e complicações fetais (Quadro 24.1) que se associam.

Quadro 24.1 – Complicações maternas e perinatais associadas a gemelaridade

- Hiperêmese gravídica.
- Abortamento espontâneo.
- Diabetes gestacional.
- Pré-eclâmpsia.
- Placenta prévia.
- Descolamento prematuro de placenta.
- Parto prematuro.
- Amniorrexe prematura.
- Anemia materna.
- Hemorragia pós-parto (atonia uterina).
- Polihidrâmnio.
- Depressão pós-parto.
- Mortalidade materna duas vezes maior.
- Anomalia fetal.
- Óbito uni ou ambos fetos.
- Crescimento restrito de um ou ambos fetos.
- Mortalidade perinatal aumentada e três vezes.

DETERMINAÇÃO DA ZIGOSIDADE DA GEMELARIDADE

O momento ideal é com idade gestacional abaixo de 10 semanas. Será visualizado um coríon (monocoriônica) ou dois coríons (dicoriônicas) e os embriões em apenas um saco gestacional (monozigóticas) ou em dois sacos gestacionais (dizigóticas).

No segundo semestre, a determinação da zigosidade é mais difícil. Contribuem para esse diagnóstico a determinação do sexo fetal (sexo diferente – dizigóticas). A espessura da membrana amniótica (acima de 2,0 mm dicoriônica e diamniótica), a visualização da morfologia da inserção do septo entre sacos amnióticos pode auxiliar este diagnóstico (lambda na dicoriônica e perpendicular na monocoriônica). A visualização de duas placentas com implantação distintas determina a dicoriônica. O crescimento das placentas no segundo trimestre pode resultar na fusão das massas placentárias, informando equivocadamente tratar-se de placenta única.

AVALIAÇÃO DA MORFOLOGIA FETAL

A ocorrência de anomalias fetais nas gestações gemelares é 87% maior comparativamente com as gestações únicas. Deve-se afastar os defeitos de fusão, quando os fetos ficam acolados por partes corporais. O local de fusão irá determinar a nomenclatura da anomalia. No caso de fusão torácica, será denominado toracofópagos, no caso do ísquio serão isquiofópago, cefalofópaco etc. Diante de um defeito de fusão torna-se necessário determinar quais órgão são únicos aos dois fetos, sendo o coração o mais determinante de sobrevida de ambos fetos. Também deve-se avaliar fígado, alças intestinais e grandes vasos torácicos e abdominais.

DETERMINAÇÃO DO CRESCIMENTO FETAL

O diagnóstico de discordância de crescimento entre gêmeos é a principal complicação fetal. Considera-se discordante fetos com mais de 20% de diferença entre os pesos estimados ou mais de 20% na medida da circunferência abdominal entre os gêmeos. A discordância entre gêmeos tem etiologia diversa, como descrito:

- **Transfusão feto-fetal (STFF)** – neste caso, a placenta monocoriônica permite o surgimento de anastomoses arteriovenosa que resulta em passagem de sangue de um feto ao outro, existindo um doador (CIUR) e um receptor (Pletórico). O quadro surge entre 16 e 28 semanas, sendo associado a elevada mortalidade uni ou de ambos fetos quando se inicia abaixo de 20 semanas. O diagnóstico pelo ultrassom revela: sexo coincidentes, placenta única, bexiga de um dos fetos repleta e do outro vazia, bolsão de líquido amniótico maior que 8 cm em um dos fetos (pletórico) e menos que 2 cm no feto doador (oligo-hidrâmnio). O exame pelo doppler das artérias umbilicais irá exibir diferença superior a 0,6 na relação A-B, sendo que haverá fluxo diastólico em ambos os fetos. Outras situações podem estar associadas à existência de anastomoses placentárias. A *sequência anemia – policitemia (TAPS)* é um quadro mais brando da TFF. Um feto doador evolui para anemia e o outro receptor se torna policitêmico. Não há repercussão hemodinâmica. O diagnóstico é feito pela existência de elevação do pico da velocidade sistólica no doppler da artéria cerebral média de um dos fetos. Outra situação de anastomose arteriovenosa é a *gemelaridade com feto acárdio (TRAPS)*, quando por anomalia de um dos fetos não há formação do sistema cardíaco de um dos fetos que passa a ser perfundido pelo gêmeo contralateral. Nesta situação diagnosticada pelo ultrassom, a sobrecarga do coração do feto normal passa a ser progressiva até que não mais há possibilidade de manutenção do feto acárdiaco (acárdio). O diagnóstico dessa sobrecarga é feita por estudo ecocardiográfico fetal (doppler das veias cava inferior e ducto venoso).

- **CIUR unifetal** – pode ocorrer em qualquer tipo de gestação gemelar, porem mais comum entre as dicoriônicas. A causa é a implantação em área de menor vascularização de uma das placentas. Neste caso, o ultrassom além dos crescimento discordante, poderá revelar sexo diferente dos fetos, placentas com maturidade diferentes (Grannum). O Doppler das artérias umbilicais irá revelar aumento de resistência ao fluxo em apenas um dos fetos (CIUR) podendo atingir diástole zero ou reversa.

- **Doença UniFetal** – neste caso, a gravidez dizigótica e dicoriônica pode resultar em infecção de apenas um dos fetos, doença cromossômica ou gênica da apenas um dos fetos. O quadro de comprometimento fetal será único (CIUR simétrico) e sem comprometimento do outro gemelar. Os marcadores de cromossomopatias (TN e osso nasal) estarão alterados no feto acometido.

Conduta obstétrica no pré-natal na gemelaridade

- **Rastreamento de diabetes gestacional** – trata-se de ator de risco que justifica realizar teste de sobrecarga na primeira consulta de pré-natal, caso negativo repete-se entre 24 e 28 semanas.
- **Rastreamento de pré-eclâmpsia** – ideal realizar-se o doppler das artérias uterinas, sendo valorizado como fator de risco a incisura bilateral.
- **Detecção precoce da prematuridade** – as gestantes devem ser submetidas a medida do comprimento do colo uterino entre 26 e 28 semanas. Caso medida menor que 2,0 cm deve ser iniciado progesterona intravaginal.
- **Diagnóstico de transfusão fetofetal** – caso abaixo de 26 semanas avaliar cirurgia fetal (laser placentário), transformando em uma gestação dicoriônica. Resultado negativo superior a 60%. Caso diagnóstico posterior deve ser feito acompanhamento semanal pelo US e Doppler. Caso feto doador com anemia grave (Pico da velocidade sistólica da artéria cerebral media com MOM acima de 1,55) indicar a interrupção após amadurecimento pulmonar. Ideal rastrear o feto receptor pelo doppler da veia cava inferior ou ducto venoso para determinar sobrecarga cardíaca.
- **Diagnóstico de CIUR unifetal** – a conduta será determinada pelo interesse do feto com desenvolvimento normal até 34 semanas. A partir desta idade gestacional o grave comprometimento do feto com CIUR determina a interrupção da gravidez.
- **Suspeita de doença unifetal** – o diagnóstico será realizado por métodos não invasivos. Contraindicado qualquer procedimento

que coloque em risco o feto aparentemente não comprometido. A interrupção do parto sera definida pelo interesse do feto não comprometido.
- **Óbito em um dos gêmeos** – no caso de gestação monocoriônica deve-se realizar a interrupção imediata da gravidez acima de 27 semanas. Em caso de gestações dicoriônicas observar o risco de prematuridade e permitir o prolongamento gestacional.

Assistência ao parto na gemelaridade

A idade gestacional desejada para interrupção nas gestações gemelares é definida pelo ponto no qual a morbidade intraútero ultrapassa os riscos neonatais. Esse momento é definido como sendo 38 semanas nas gestações dicoriônicas e diamnióticas, nas gestações monocoriônica e diamniótica será 36 semanas e nas gestações monocoriônica e monoamniótica é 32 semanas.

Quanto à *via de parto,* a escolha será preferencialmente vaginal quando o primeiro gemelar se apresentar cefálico, sendo o segundo pélvico ou transverso realizar-se a versão interna após o desprendimento do primeiro gemelar. No caso da apresentação do primeiro gemelar pélvico ou córmica, realizar-se a cesariana nas idades gestacionais definidas para o tipo de gemelaridade.

Capítulo 25

Cuidados intensivos em obstetrícia

A necessidade de cuidados intensivos na paciente obstétrica é rara. Desconhecemos a incidência de internações em unidades de tratamento intensivo por intercorrências no período gestacional e no pós-parto, no entanto admite-se que 0,2 a 1,0% das internações neste nível de complexidade se referem a casos obstétricos. Na Tabela 25.1 são apresentadas as indicações de internações em UTI por intercorrências obstétricas. As doenças são divididas pelos critérios de doenças específicas da gravidez, agravadas pela gestação e pós-parto e por doenças sem relação com o ciclo gestacional.

Tabela 25.1 – Distribuição das doenças que podem evoluir com necessidade de cuidados intensivos no ciclo gravidicopuerperal

Grupo específico de doenças	Doenças/situações clínicas
Induzidas pela gravidez	Pré-eclâmpsia/eclâmpsia, Hellp síndrome, degeneração hepática gravídica, hemorragias obstétricas, miocardiopatia periparto, embolia amniótica

Agravada pela gravidez	Cardiopatias, hipertensão pulmonar, insuficiência renal, complicações anestésicas, cetocidose diabética, choque séptico
Não relacionada com a gravidez	Traumas e acidentes, pneumonias e intercorrências neurológicas

Doenças induzidas pela gravidez
Pré-eclâmpsia/eclâmpsia e Hellp síndrome

A mais comum das intercorrências hipertensivas na gestação é caracterizada pelo comprometimento multiorgânico em decorrência de vasoespasmo generalizado. A pré-eclâmpsia forma grave caracterizada por nível pressórico igual ou maior que 170/ 110 mm de Hg, presença de proteinúria maior que 2 g% em urina de 24 horas e podendo estar associada a sintomas neurológicos (cefaleia, hiper-reflexia patelar, náuseas), sintomas oftalmológicos (escotomas visuais, borramento ou perda de visão), epigastralgia e oligúria. Pode-se associar em cerca de 10% com a síndrome Hellp. O tratamento raramente evolui para necessidade de cuidados intensivos exceto com advento das convulsões, que caracteriza a eclâmpsia. Nos casos convulsivos, o potencial de complicações é maior, podendo ocorrer síndrome de aspiração pulmonar por conteúdo gástrico, hemorragia encefálica, coma e falência de órgãos. Na eclâmpsia, a associação com Hellp síndrome atinge 40% dos casos. A conduta obstétrica nos casos de pré-eclâmpsia grave e eclâmpsia é a interrupção da gravidez, uso de anti-hipertensivo (hidralazina no período antenatal e qualquer outro hipertensivo eficaz no pós-natal). A hidralazina é ministrada por via venosa na dose de 5 mg diluídos em 10 ml de água destilada. Pode-se repetir a cada 15 minutos o fármaco até em três ocasiões para se obter controle pressórico. O uso dos anticonvulsivantes se impõe nesses casos. O mais indicado será o sulfato de magnésio na dose de ataque de

6 g (IV lentamente). A manutenção será realizada por via venosa com 1 a 2 g/hora. Deve ser mantido por período de 24 horas no pós-parto. O sulfato de magnésio só poderá ser mantido em mulher com fluxo urinário maior que 25 ml por hora, normorreflexia patelar e incursões respiratória maior que 15 por minuto. Evita-se a depressão respiratória que pode se associar ao fármaco. Por esta mesma complicação potencial evita-se o uso de outros fármacos com potencial de provocar depressão respiratória (curare, nifedipina, barbituratos e benzodiazepínicos).

A Hellp, síndrome que pode se associar com os quadros anteriores, é caracterizada pela ocorrência de hemólise (hemoglobina inferior a 10,5 g%, presença em esfregaço sanguíneo de esquizócitos), trombocitopenia (abaixo de 100.000 plaquetas), elevação das enzimas hepáticas associada ou não a dano celular dos hepatócitos (hiperbilirrubinemia). Também é uma situação que impõe com frequência a necessidade de internação em unidade de cuidados intensivos e que indica a interrupção gestacional assim que diagnosticada. O uso de corticoterapia (dexametazona 20 mg/dia) pode se associar com melhora transitória do quadro. Os cuidados de anestesia pela trombocitopenia (hematoma peridural) e a técnica cirúrgica (drenagem da cavidade abdominal) são recomendações importantes.

Fígado gorduroso gravídico e colestase intra-hepática da gravidez

Trata-se de intercorrência rara, que acomete uma gestante a cada 10.000 gestações. Associa-se a elevada mortalidade materna e perinatal. A ocorrência é mais frequente em primigestas e no último trimestre gestacional. Os sintomas são acometimento do estado geral, náuseas intensas, vômitos, dor epigástrica, anorexia e icterícia. Pode estar associado a quadro de hipertensão e proteinúria. Os exames de sangue da gestante revelam elevação das transaminases, bilirrubinas e a fosfatase alcalina. Pode ocorrer queda acentuada do fibrinogênio sérico e elevação do tempo de protrombina. Trombocitopenia e hipoglicemia intensa e resistente fazem parte do quadro. A visualização do fígado pelo ultrassom revela órgão com aspecto esteatótico e pode orientar a biópsia hepática que deverá fornecer o diagnóstico histológico definitivo.

A conduta é a interrupção da gravidez, com cuidados anestésicos específicos (evitar fármacos hepatotóxicos ou de metabolismo exclusivo hepático), evitar bloqueio que pode cursar com hemorragias subdurais pela coagulopatia associada. Os cuidados mais importantes são de suporte para correção da coagulopatia e da hipoglicemia. Realizar balanço hídrico rigoroso e observar o surgimento de hemorragia intracavitária ou hematoma de parede.

A colestase intra-hepática gravídica raramente necessita de cuidados intensivos, também este quadro é de potencial risco à saúde materna. Tem como sinonímia a colestase da gravidez, pruri-go *gravidarum*, icterícia recorrente da gravidez, prurido da gravidez.

Embora, a colestase intra-hepática da gravidez (CIHG) não apresente lesões primárias de pele, hoje a tendência é de incluí-la dentro das dermatoses específicas da gravidez. A incidência varia entre 0,02 e 2,4% das gravidezes; é mais comum no Chile, Bolívia e Escandinávia, atingindo 3 a 14% das gestações e isso é atribuído a fatores dietéticos. Também acredita-se que esta entidade seja subdiagnosticada. O prurido começa tipicamente no terceiro trimestre de gestação, mas há relatos de início precoce, por volta da oitava semana de gestação. Clinicamente, começa com prurido intenso, sendo a maioria localizada em região palmo-plantar. Posteriormente torna-se persistente, generalizado, quase sempre com piora à noite. O exame da pele é normal, exceto escoriações importantes devido ao ato de coçar. Colúria e acolia fecal podem ocorrer em metade dos casos, e em torno de 20% desenvolvem icterícia clínica duas a quatro semanas após o prurido.

É mais frequente em gravidez gemelar e a recorrência em gestações subsequentes é a regra, podendo também reaparecer a colestase com o uso de contraceptivo oral.

A história familiar é positiva em 50% dos casos. Etiopatogenicamente acredita-se que seja um distúrbio dependente do estrogênio e com ligação genética, resultando em colestase com ou sem icterícia. A predisposição genética é sugerida pela presença na CIHG de mutação no gene 3 e 1712delT, para resistência a multidrogas, bem como na associação aos HLA, subtipos A31 e B8. A patogênese não é totalmente entendida e uma hipótese é que uma queda relativa do fluxo sanguíneo hepático durante a gravidez leva a uma redução na eliminação de toxinas e estrógenos. Há um decréscimo do *clearance* de estrógeno, que resulta num aumento da secreção e concentração do colesterol biliar e também prejudica a capacidade do fígado de transportar ânions, como as bilirrubinas e os sais biliares. Tem sido postulado também, que os estrógenos regulam as moléculas de actina, o qual age intracelularmente para mediar a excreção da bile.

Os níveis de ácidos biliares séricos totais estão elevados. Os achados laboratoriais são níveis moderadamente elevados de bilirrubina sérica conjugada, fosfatase alcalina, gama-glutamil-transferase, colesterol e lípides. As transaminases hepáticas estão apenas ligeiramente elevadas; níveis significativamente elevados de transaminases indicam que a causa provável da icterícia é uma hepatite infecciosa. As anormalidades séricas são utilizadas para auxiliar o diagnóstico de colestase. Os achados ultrassonográficos do fígado são normais. E não há indicação para biópsia hepática, e a biópsia de pele é inespecífica. O diagnóstico de colestase intra-hepática da gravidez é um diagnóstico de exclusão, após se afastar hepatites infecciosas, hepatites medicamentosas e outras colestases. Alguns autores consideram que o uso do termo prurido *gravidarum* deve ser restrito ao prurido da gravidez sem alteração da função hepática. O prognóstico materno geralmente é favorável, embora a icterícia possa ser complicada por esteatorreia subclínica com consequente deficiência de vitamina K e prolongamento no tempo de protrombina, elevando assim o risco de hemorragia no pós-parto imediato. Os riscos fetais são de prematuridade, mortalidade perinatal e sofrimento fetal.

O tratamento é sintomático com emolientes e agentes antipruriginosos tópicos, e o prurido responde mal aos anti-histamínicos. Na literatura médica, a colestiramina, fenobarbital, fototerapia têm indicações e resultados controversos. Em alguns casos de colestase prolongada a administração de vitamina K pode ser necessária. Tem sido relatado por alguns autores bons resultados com o uso do ácido ursodeoxicólico (UDCA). A monitorização materna e fetal intensiva é recomendada e o bom senso e a decisão conjunta levarão a melhor conduta.

Hemorragia obstétrica

Este quadro é uma das principais causas de morte materna em nosso meio. Pode estar associada a quadros específicos de intercorrência obstétrica (pré-eclâmpsia, hipertensão crônica, parto operatório). Deve-se realizar a classificação da intensidade da hemorragia, conforme mostra a Tabela 24.2.

Nos casos em que a perda sanguínea obstétrica antecede o parto (descolamento prematuro de placenta, placenta prévia, gravidez ectópica), deve-se providenciar rapidamente a interrupção da gravidez. Nos casos, que a perda ocorre intraoperatória (útero hipotônico), pode-se recomendar a histerectomia ou ligadura de artérias hipogástricas). Quando o quadro ocorre no quarto período (pós-parto), deve-se avaliar a possibilidade de intervir na paciente com laparotomia imediata. Um dos principais marcadores do óbito materno nos quadros hemorrágicos se refere ao atraso de intervenção. A paciente submetida ao tratamento antes da classe 4 da Tabela 24.2 tem melhores chances de sobrevivência. Casos de hipotonia uterina podem serem conduzidos pelo uso de medicação ocitócica. A ergometrina e o sintocinon podem ser associados; o primeiro ministrado por via muscular e o segundo por infusão contínua. Pode ser utilizado misoprostol por via retal em caso de falta de resposta dos ocitócicos citados. A retirada da placenta acreta e a retirada do útero na ruptura do órgão são medidas que se impõem com urgência.

Choque hemorrágico em obstetrícia

As hemorragias são complicações frequentes em obstetrícia. No entanto raramente atingem a intensidade suficiente para provocar o quadro de choque hemorrágico. Na Tabela 25.2, apresentamos as intensidades das hemorragias de uma maneira em geral, e nas classes 3 e 4 podemos encontrar o choque hemorrágico.

Tabela 25.2 – Classificação da intensidade da hemorragia obstétrica

Parâmetro	Classe 1	Classe 2	Classe 3	Classe 4
Perda sanguínea (% volume)	< 15%	15-30%	30 – 40%	> 40%
Perda sanguínea (ml)	750 ml	750 – 1.500 ml	1500 – 2.000 ml	> 2.000 ml
Pulso periférico	< 100	> 100	> 120	> 140 ou Bradicardia
Pressão arterial	Normal	Normal	Hipotensão	Choque
Frequência respiratória	14 - 20	20 - 30	30 - 40	> 35
Volume urinário	> 30 ml/h	20-30 ml/h	5 – 15 ml/h	Anúria
Estado mental	Ansioso	Sonolento	Agitado e confuso	Confuso e pouco reativo

O choque hemorrágico, portanto, irá se caracterizar por baixa volemia e baixa perfusão de órgãos nobres (rins, pulmões, encéfalo).

Causas de choque hemorrágico em obstetrícia

Causas	Doenças
Obstétricas	Abortamento, gravidez ectópica, ruptura uterina, placenta prévia, descolamento prematuro de placenta, hemorragia pós-parto

- **Diagnóstico** – o reconhecimento do choque hipovolêmico é clínico, baseado nos achados descritos no quadro acima. Alguns exames complementares são importantes para rastrear causas e possíveis complicações do quadro. O ultrassom, hemograma, ureia e creatinina, plaquetas, radiografia de tórax, gasometria arterial.
- **Tratamento do choque hipovolêmico** – o objetivo principal é a recuperação hemodinâmica da paciente. Para alcançar este objetivo podemos lançar mão de substâncias cristaloides, soluções coloides e da reposição de sangue.
- **Soluções cristaloides** – são divididas em isotônicas e hipertônicas. As primeiras são representadas pelo soro fisiológico (0,9%) e o Ringer Lactato, que tem efeito transitório e expandem em 25% a volemia em relação ao infundido. As substâncias hipertônicas são representadas pelo soro fisiológico a 7,5% que melhoram o desempenho miocárdico e expandem a volemia de forma eficiente, porém podem apresentar hipercloremia, mielinóse e sangramento em SNC.
- **Soluções coloides** – a albumina a 20%, dextran e plasma são as principais soluções coloides. Possuem a capacidade de expandir a volemia em duas a três vezes o volume infundido. O plasma fresco é de fundamental importância quando a contagem de plaquetas está abaixo de 50.000.

- **Reposição sanguínea** – a reposição pode ser realizada com sangue total ou concentrado de hemácias associado a solução cristaloide. A indicação formal é quando a hemoglobina está abaixo de 7,0 g% ou hematócrito inferior a 20%.
- **Tratamento etiológico** – assim que localiza a causa do sangramento que provocou o choque hipovolêmico deve-se providenciar o mais rápido possível o tratamento causal. O prognóstico piora à medida que persiste o quadro de choque, advindo as lesões renais e miocárdicas. No caso de abortamento, realiza-se a curetagem e nos casos de sangramento intra-abdominal (ectópica, cisto lúteo, ruptura uterina) realiza-se a laparotomia.

O fluxograma recomenda como medidas emergenciais na abordagem do choque hemorrágico as seguintes medidas:

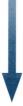

Diagnóstico de choque hipovolêmico
Infusão de 3.000 ml de Ringer Lactato
Solicitação de sangue total (1.000 ml)
Propedêutica básica – Exame clínico completo, US pélvico/abdominal, hemograma e contagem de plaquetas, avaliação renal.

- **Acompanhamento pós-tratamento** – após controle do choque hemorrágico deve ser iniciado controle de possíveis sequelas do estado hipovolêmico duradouro que comprometeu a paciente. Avaliações renais, encefálicas, pulmonares e miocárdicas são fundamentais nesse aspecto.

Abdome agudo em obstetrícia

O quadro de abdome agudo constitui uma urgência em qualquer especialidade. O texto apresentado aqui é válido também para pacientes obstétricas.

- **Diagnóstico clínico** – a queixa de dor abdominal é sintoma capital no quadro. A caracterização da dor quanto ao início, intensidade, irradiação e medidas de alivio tomadas podem auxiliar ao diagnóstico. Pesquisar habito intestinal e urinário desde o início do quadro abdominal.

  O exame físico deve incluir a inspeção (distensão, cicatrizes, equimoses), palpação (descompressão súbita dolorosa, Blumberg, abdome em tábua, defesa muscular localizada), Ausculta (movimentos peristáltico ausente ou intenso), percussão (timpanismo no quadrante hepático – sinal de Jobert, punho percussão lombar – sinal de Giordano).

- **Diagnóstico laboratorial e de imagem** – de rotina exame de hemograma, proteína C reativa, amilase sérica, urina rotina. Um exame de imagem abdominal (radiografia simples, tomografia ou ultrassom).

Abdome agudo. Tipos e achados

Tipos de abdome agudo	Achados clínicos e complementares
Inflamatório	Febre, prostração. Hemograma com desvio para esquerda, blastos circulantes, PCR elevado, liquido na cavidade ao ultrassom
Perfurativo	Dor de início súbito e intensa. Irradiação para todo abdome, distensão precoce e acentuada. Ausência de peristaltismo. Sinal de Blumberg positivo, abdome em tábua. Timpanismo em região hepática e sinais de pneumoperitonio em RX ou tomografia abdominal

Obstrutivo	Dor do tipo cólica, náuseas e vômitos associados ao início da dor. Parada de função intestinal, distensão abdominal moderada e tardia ao início da dor. Peristaltismo de luta, ruídos hidroaéreos aumentados, palpação com dor localizada, imagem radiológica com sinal de sofrimento de alça
Vascular	Dor súbita e intensa. Irritação peritoneal localizada e evoluindo para difusão do quadro. Ausência de ruído hidroaéreo
Hemorrágico	Dor de início súbito e com comprometimento geral simultâneo. Perda sanguínea externa associada ou não. Ao toque vaginal abaulamento de fundo de saco. Sinais de hipovolemia evidentes. Hemograma com queda de hemoglobina e hematócrito
Traumático	História de trauma bem caracterizado. Lesão de genitália. Presença de choque hemorrágico simultâneo. Sinal de Blumberg positivo

Doenças obstétricas associadas ao abdome agudo

Inflamatório	Degeneração miomatosa, doença inflamatória pélvica (abcesso), aminiotite.
Hemorrágico	Aborto, gravidez ectópica, ruptura uterina.
Vascular	Necrose miomatosa, encarceramento uterino.
Perfurativo	Perfuração uterina.
Traumático	Acidente automobilístico. Traumas gerais.

Embolia amniótica

Ocorrência muito rara, aproximadamente um caso a cada 80.000 partos. A mortalidade materna é superior a 80%, sendo que a metade dentro da primeira hora de sua ocorrência. Os fatores que predispõem a embolia amniótica são aqueles associados a elevação da pressão intracavitária (gemelaridade, descolamento prematuro da placenta, partos operatórios). O mecanismo da doença é a entrada de líquido amniótico ou conteúdo fetal na circulação materna, causando reação anafilática e embolia pulmonar. O quadro clínico caracteriza-se por súbita dispneia, cianose intensa, confusão mental, hipotensão arterial e parada cardíaca. Os casos que sobrevivem ao episódio inicial podem evoluir para convulsões, coagulação disseminada e edema agudo pulmonar. Não há tratamento específico, mas deve-se realizar suporte ventilatório, correção da coagulopatia e manutenção circulatória. O diagnóstico definitivo nos casos de óbito se realiza pela necropsia que revela presença de conteúdo amniótico na árvore circulatória materna.

Doenças agravadas pela gravidez
Coagulação intravascular disseminada

A coagulação intravascular disseminada (CID) é uma sequência de eventos desencadeados na cascata da coagulação sanguínea, potencialmente grave, que pode complicar várias intercorrências obstétricas. Ocorre a ativação anormal dos fatores responsáveis pela formação do coágulo, resultando em consumo excessivo dos componentes solúveis da coagulação, principalmente o fibrinogênio, daí o termo que também é utilizado de coagulopatia de consumo.

A gestação é sabidamente um estado de hipercoagulabilidade, como um preparo para perdas sanguíneas fisiológicas do parto. A fibrina aumenta no primeiro trimestre e a fibrinólise reduz no terceiro. A reserva de trombina III está reduzida na gestação, caracterizando o preparo fisiológico para coagulação

Em obstetrícia, várias são as intercorrências que podem cursar com CID, todas elas são potencialmente graves e a ocorrência do quadro piora sobremaneira o seu prognóstico.

Fatores causais de CID em obstetrícia

> Descolamento prematuro de placenta.
> Pré-eclâmpsia.
> Hemorragia puerperal.
> Infecção puerperal, com septicemia.
> Embolia amniótica.
> Feto morto retido.
> Abortamento séptico ou sépsis.
> Reação transfusional.
> Acretismo placentário.

Para o entendimento do mecanismo fisiopatológico da CID, é necessário conhecer o mecanismo fisiológico da coagulação.

Um organismo hígido responde a qualquer lesão tecidual em duas fases: a primeira, na qual predomina a vasoconstrição e agregação plaquetária, ocorre a formação do trombo no sítio da lesão. A segunda fase caracteriza-se por reações em cadeia, a cascata da coagulação, que termina com a formação do trombo de fibrina, que é estável.

A cascata da coagulação ocorre por duas vias distintas, a intrínseca e a extrínseca, ambas terminando com a ativação do fator X. A via intrínseca se inicia com a ativação do sistema de contato e a via extrínseca com a liberação na circulação sanguínea da tromboplastina. Ambas se processam por reações sequenciais, com a participação de fatores de coagulação e elementos químicos.

O fator X é responsável pela ativação da protrombina e sua transformação em trombina, que por sua vez ativa o fibrinogênio, transformando-o em fibrina, inicialmente instável e em seguida transforma-se em gel de fibrina, responsável pela estabilização do trombo plaquetário. A transformação de fibrinogênio em fibrina produz os fibrinopeptídeos A e B, úteis no diagnóstico da doença.

Para regular esse processo, surge a plasmina, resultado da ativação tecidual do plasminogênio, que dissolve ordenadamente os trombos de fibrina e produz os produtos de degradação da fibrina. Estes auxiliam na autorregularão do sistema de coagulação e também no diagnóstico da CID. Outro importante regulador é a antitrombina III, que se liga à trombina, formando um complexo estável e impedindo sua ação sobre o fibrinogênio.

A CID ocorre quando há alguma falha nesse processo de coagulação, pela intensa ativação do sistema de coagulação com exuberante formação focal de trombina e de plasmina. A desordenada produção de trombina leva, em última análise, ao consumo excessivo de fibrinogênio, acima da capacidade de sua síntese pelo fígado. E o excesso de plasmina age sobre a fibrina e provoca a formação dos produtos de degradação da fibrina, que agem obstruindo a microvascularização e reduzem o fluxo sanguíneo.

Como resultado, ocorre a hemólise e a hipóxia tecidual, com necrose isquêmica em vários órgãos, lesão endotelial com realimentação da ativação plaquetária. As altas concentrações de plasmina inativam ainda os fatores de coagulação V, VIII e IX.

Quando o estímulo incide sobre o fator XII (endotoxinas), o sistema cinina é ativado, com produção de bradicininas, que leva à hipotensão e aumento da permeabilidade vascular.

Diagnóstico

A detecção de coagulopatia de consumo, mesmo antes da sintomatologia clínica, trombose e hemorragia, pode ser feita pelas alterações laboratoriais específicas. Em obstetrícia, predomina a fibrinólise como fenômeno principal, com circulação dos produtos de degradação da fibrina, sendo a hemorragia a tônica do quadro clínico.

A observação de hemorragia de difícil controle e sem etiologia evidente, associada ou não à trombose, na vigência de alguma das intercorrências obstétricas acima citadas, nos permite suspeitar de CID.

Em algumas situações, a CID pode se apresentar compensada, requerendo exames laboratoriais para seu diagnóstico, entretanto estas pacientes podem descompensar a qualquer momento. A evolução, caso nada seja feito, é para o choque e a insuficiência renal aguda, principalmente pela ação das bradicininas.

O melhor parâmetro para o diagnóstico laboratorial é a dosagem de antitrombina III, que mostra consumo anormal, liberando a trombina e outros ativadores da coagulação.

Vale destacar que há um teste simples, que pode ser realizado pelo próprio profissional que atende a paciente, que sinaliza quanto à concentração plasmática de fibrinogênio.

Trata-se do teste de Weiner, que consiste em:
- colher 5 a 10 ml de sangue com seringa seca e agulha de grosso calibre;
- não aspirar o sangue sob pressão;
- depositar o sangue em tubo seco e manter a temperatura de 37°C;
- aguarda-se a coagulação sem agitar o tubo;
- considera-se normal se houver a formação de coágulo em 5 a 10 minutos, permanecendo firme por 15 minutos. Se o coágulo se forma em 10 minutos, com lise parcial em 1 hora, pode-se estimar o fibrinogênio plasmático entre 100 e 150 mg%. Na presença de coágulo frouxo, dissolvendo-se em 1 hora, estima-se fibrinogênio plasmático entre 60 e 100 mg%. Se não se forma coágulo, temos hipofibrinogenemia grave, abaixo de 60 mg%.

Tratamento

As principais causas de mortalidade na CID decorrem da doença de base que a causou e da coagulopatia. Portanto, o primeiro passo para a resolução do quadro é o tratamento da doença precursora.

Tromboembolia

A gravidez é considerada como fator de risco para fenômenos trombóticos pela hipercoagubilidade induzida neste momento. A gestante apresenta elevação de fibrinogênio, redução da circulação em membros inferiores, doenças gestacionais com agravo da integridade endotelial.

Trombose venosa profunda (TVP)

O quadro clínico é dominado pela tríade de dor, rubro e edema. Observa-se sinal de Homans positivo, aumento da consistência muscular, cianose e aumento da vascularização. A localização preferencial na gestante é a TVP em panturrilha. O diagnóstico será clínico e confirmado com US duplex (color e Doppler). O tratamento após confirmação do quadro será de infusão da Heparina (IV) – 5.000 UI a cada 6 horas. Manter controle com TTPa que deve situar-se entre 35 e 45 segundos. Caso o episódio ocorra distante do termo gestacional é possível utilizar-se a anticoagulação com varfarina, iniciando a dose diária com 5 mg, e ajustando-se conforme contagem de plaquetas e RNI entre 1 e 2. Mantém-se a contraindicação da varfarina no primeiro trimestre gestacional e restrições relativas no aleitamento.

Estados de hipercoagubilidade na gestação

Hipercoagubilidade	Doenças
Primaria	Deficiência de proteína C e S, deficiência de antitrombina, fator V de Leiden. Mutação do gene da protrombina, anticorpos anticardiolipina
Secundária	Anticoagulante lúpico, trombocitopenia, pré-eclâmpsia com síndrome nefrótica, hiper-homocisteína

TROMBOEMBOLISMO PULMONAR (TEP)

A gravidez é fator de risco para TEP, sobretudo se complicada por quadros de hipercoagubilidade (quadro acima). Existem restrições aos exames para diagnóstico durante a gravidez. Os sintomas são dispneia, dor pleurítica, tosse, hemoptise, frequência respiratória acima de 20 bpm e frequência cardíaca acima de 100 bpm. No exame físico podemos encontrar estertores subcrepitantes, hiperfonese de B2 e atrito pleural. A história de TVP prévio reforça em muito a possibilidade de TEP. Os exames complementares que auxiliam o diagnóstico: ECG com sobrecarga de VD, inversão de onda T. Radiografia de tórax com hipoperfusão, áreas de infarto, atelectasia e elevação de hemicupula. Gasometria arterial com hipoxemia (PO_2< 80 mmHg) e hipercapnia (PCO_2 > 35 mmHg), dosagem sanguínea com creatinoquinase (CK) e troponina elevados, presença positiva de D-dímero. Os exames de imagem possíveis de uso na gravidez são a tomografia computadorizada e ocasionalmente a cintilografia. O tratamento visa estabilizar a gestante do ponto hemodinâmico, e realizar anticoagulação, o uso da heparina em bolos (80 U/kg de peso, e manutenção com 18 u/kg/hora em infusão contínua. Manter TTPa entre 1,5 e 2,5×. Uma alternativa com uso de heparina de baixo peso molecular será a enoxaparina (1,0 mg/kg de peso a cada 12 horas) ou dalteparina 100 U/kg de peso a cada 12 horas. Avaliar a possibilidade de mudar para varfarina até próximo ao final da gravidez, mantendo-se o RNI entre 2 e 3, com dose inicial de 5,0 mg/dia.

Choque séptico

A gravidez apresenta alguns fatores que predispõem a esse quadro. A imunomodulação que a elevação do cortisol plasmático promove, a estase urinaria e elevação do volume residual respiratório implicam maior incidência de infecções respiratórias e urinárias, que se constituem focos infecciosos. As intervenções cirúrgicas (parto operatório e cesariana) também contribuem para esta maior incidência. Outras situações que se associam ao choque séptico são a ruptura prolongada de membranas e manobras abortivas. A vagina apresenta flora rica em gram-negativos produtores de endotoxinas, o *Bacteroides fragilis* e *Clostridium* também participam desta gênese do choque séptico.

O tratamento inicial consiste em medidas de suporte circulatório, correção da coagulopatia e uso de antibióticos de amplo espectro. Localização do foco e sua remoção são etapas fundamentais, necessitando de retirada do feto, placenta e até mesmo histerectomia.

Acidente vascular cerebral

A gravidez e puerpério tem associação com os quadros de acidente vascular cerebral, tanto na forma hemorrágica coma na forma isquêmica. No quadro a seguir, apresentamos os fatores que podem predispor uma gestante a apresentar esse tipo de complicação.

Fatores predisponentes na gestante ao AVC

Tipo de AVC	Intercorrências
Hemorrágico	Pré-eclâmpsia, eclâmpsia, crise hipertensiva, anomalias vasculares
Isquêmico	Embolia amniótica, trombofilias, drepanocitose

O diagnóstico é obtido inicialmente pela história de sintomas como a cefaleia, afasia, hemiparesia, hemiparestesia, hemianopsia, disartria, ataxia, nistagmo, disfagia.

Classificação clínica dos quadros de AVC (escala de Hunt-Hess)

Grau	Sintomas
I	Cefaleia isolada de média intensidade
II	Cefaleia intensa, rigidez de nuca
III	Confusão mental, letargia, sintomas focais
IV	Estupor, hemiparesia
V	Coma

A confirmação do quadro em gestantes pode ser realizada pela tomografia não contrastada. A análise do liquido cefalorraquidiano (celularidade, e citobioquímica).

O tratamento será de apoio as funções respiratória e circulatória, hidratação e cuidados para evitar hipo-osmolaridade que é fator agravante do edema cerebral. O uso de trombolíticos, antiplaquetários e anticoagulantes está indicado nos quadros isquêmicos. Nos quadros hemorrágicos, o controle pressórico, anticoagulação e cirurgia devem ser utilizados nas formas hemorrágicas. A conduta obstétrica deve basear-se na idade gestacional, sendo indicado a interrupção nos quadros acima de 32 semanas. No intervalo entre 28 e 32 semanas deve-se induzir a maturidade pulmonar com a corticoterapia e promover a interrupção. Abaixo dessa idade gestacional, a conduta deve considerar exclusivamente o interesse materno. A mortalidade fetal no intraoperatório de cirurgias neurológicas é elevada.

Síndrome de angústia respiratória do adulto (SARA)

Na gravidez, se associam com os quadros de hemorragia e infecção. Os insultos podem ser diretos (alveolar) ou indiretos (sistêmicos). No primeiro caso um exemplo são as aspirações de conteúdo gástrico e no segundo, as respostas inflamatórias exacerbadas da pré-eclâmpsia. São critérios de diagnóstico na gestante:
- hipoxemia (PaO_2/fração inspirada de oxigênio < 200 mmHg;
- infiltrado pulmonar bilateral;
- pressão arterial pulmonar > 18 mmHg.

O tratamento consiste em suporte respiratório, identificação e remoção do fator causal. O uso de oxigenioterapia, fisioterapia respiratória e uso de diuréticos devem se associar.

Síndrome de resposta inflamatória sistêmica

Trata-se de uma situação comum a diversas condições clínicas associadas ao trauma e a infecção. Caracteriza-se por uma resposta imune exacerbada ao insulto. Deve ser diagnosticada quando presente pelo menos dois dos achados descritos:
- Temperatura > 38 ou < 36°C;
- Frequência cardíaca > 95 bpm;
- Frequência respiratória 20/min ou $PaCO_2$ < 4,3 kPa (32 mmHg);
- Leucometria > 15.000 ou < 4.000, ou presença de blastos > 10%.

A mortalidade associada ao quadro é elevada (40%), o tratamento deve incluir manutenção do debito cardíaco, oxigenoterapia e soroterapia para manter circulação normal. Pode ser necessário em ocasiões específicas o uso de vasopressores para manutenção circulatória. O uso de corticoterapia associado à remoção de fatores causais específicos (drenagem de abscessos, hematomas infectados) devem ser utilizados com frequência.

Capítulo 26

Assistência ao parto

Fisiologia do parto

O processo de desenvolvimento da gestação e evolução do parto é essencialmente fisiológico e revestido de muita segurança na espécie humana. As mudanças que se iniciam ao final da gestação já fazem um importante preparo para o momento do parto em si. As contrações de Braxton-Hicks fazem o feto se insinuar na pelve materna e o colo uterino perder em parte a sua resistência, iniciando uma pequena dilatação do canal da cérvix uterina.

O trabalho de parto tem seu início empiricamente definido a partir do momento em que as contrações uterinas atingem uma frequência de duas a cada dez minutos, com duração acima de 25 segundos. A percepção das contrações pode ser realizada pela palpação abdominal (aumento do tônus uterino) e pelo relato da gestante de leve sensação de cólica. Pode ocorrer eliminação de tampão mucoso pouco antes do início do trabalho de parto, quando então a gestante observa a saída pelos genitais de muco amarelo com raias de sangue. Esse achado se associa ao início da dilatação do colo uterino.

No entanto, do ponto de vista da assistência à gestante, o trabalho de parto no aspecto assistencial pode ser dividido em quatro etapas: dilatação, expulsão, dequitação e observação.

Etapa	Evento central
Primeiro período: período de dilatação	Apagamento e dilatação do colo
Segundo período: período expulsivo	Descida e expulsão do feto pela pelve materna
Terceiro período: secundamento (dequitação)	Expulsão da placenta
Quarto período: observação	Recuperação materna imediata

Período de dilatação

Inicia-se no momento da identificação de dilatação do colo, geralmente coincidente com a internação da gestante, que passa a ser denominada parturiente. Caracteriza pelo processo de apagamento e dilatação do colo uterino em decorrência das contrações uterinas e pressão interna do polo fetal. As contrações uterinas fazem surgir entre a apresentação fetal e o colo uterino uma cunha formada pela bolsa de águas, contendo líquido amniótico. Esta cunha, pressionada pela contração uterina, irá facilitar o apagamento e a dilatação do colo uterino. Nas nulíparas o ritmo da dilatação do colo será de 1 a 1,2 cm de dilatação por hora, enquanto nas multíparas este ritmo será em torno de 1,5 a 1,8cm por hora. São as contrações rítmicas com o apagamento/dilatação do colo uterino que promovem a descida do polo cefálico pelo canal do parto pelos planos de De Lee. Inicialmente nos planos negativos (-3, -2, -1), ao atingir o plano zero, indica que houve encaixamento, e nos planos positivos (+1,+2) ocorre a rotação interna, estando então preparado para o desprendimento, no período expulsivo

Partograma

Existem gráficos onde se registram simultaneamente a dilatação cervical, a descida do feto pela pelve materna e os dados da frequência cardíaca fetal e do líquido amniótico dentro de uma sequência de tempo. São os chamados partogramas, os quais fornecem uma visualização gráfica da evolução clínica do primeiro período do trabalho de parto, sinalizando a ocorrência de anormalidades, como um prolongamento do período de dilatação e descida do polo fetal. Existem vários tipos de partograma, desde os mais conservadores (Friedman) aos mais ativos (O'Driscoll).

Fases evolutivas do período de dilatação (partograma de O'Driscoll)

Latência	A primeira etapa do período de dilatação é denominada fase de latência e vai do início da dilatação do colo uterino até 5-6cm. Neste momento, as contrações ainda são de moderada intensidade e não duram mais que 40 segundos, com frequência de cerca de 3 contrações em 10 minutos. Pode-se encontrar nesta etapa o polo cefálico acima do estreito médio, tanto em nulíparas quanto em multíparas.
Ativa	A fase denominada ativa inicia-se em torno de 6cm de dilatação, habitualmente com contrações acima de 3 por dez minutos, de intensidade forte e duração superior a 50 segundos. Nesta etapa é que estará melhor indicada a amniotomia. A prova de trabalho de parto que consiste no encaixamento do polo cefálico após duas horas da amniotomia em nulíparas só prevalece após início da fase ativa do período de dilatação. Também a analgesia das contrações, na maioria das parturientes, se impõem na fase ativa da dilatação. Pode ser utilizada a Meperidina (derivado da morfina) por via intramuscular, na dose de 50 mg. Deve-se avaliar casos de nascimento entre 2 e 3 horas após esta dose, pois pode haver depressão respiratória neonatal. Outro recurso para analgesia das contrações será a utilização da peridural contínua.

Durante toda a fase de dilatação deve-se praticar a monitorização clínica materna e fetal. Avalia-se a dinâmica das contrações uterinas (número e duração das contrações a cada 10 minutos) e a ausculta dos batimentos cardíacos fetais. Nas gestações de risco habitual e a termo, este recurso será satisfatório. Em casos de alto risco, em fetos prematuros e portadores de crescimento intrauterino restrito, será mais seguro recorrer ao método eletrônico de monitorização. Nestes casos avalia-se e registra-se simultaneamente as contrações uterinas (cardiotocografia), a oximetria materna e pressão arterial média da parturiente e frequência cardíaca do feto (cardiotocografia). O diagnóstico de sofrimento fetal neste método será obtido pelo registro de desacelerações tardias acompanhando mais de 75% das contrações registradas (ver parto monitorizado). O toque vaginal é realizado aproximadamente a cada 2 horas de acompanhamento, quando se avalia o padrão de apagamento/dilatação do colo, bem como a altura da apresentação. Dois toques com o colo apresentando o mesmo padrão já requer uma reavaliação clínica da evolução do trabalho de parto, seja relativo às contrações ou à posição da apresentação fetal no canal do parto. A amniotomia é um procedimento frequentemente utilizado nestes casos, se a dilatação permite. Ao final da fase ativa da dilatação observa-se a parturiente praticando os "Puxos abdominais" que se caracterizam pela contração involuntária da musculatura abdominal, como um desejo intenso de defecar. O exame de toque bimanual neste momento irá revelar o polo cefálico no estreito inferior e a dilatação completa do colo uterino, caracterizando o início do período expulsivo.

Período expulsivo (segundo período)

Esta etapa do parto inicia-se assim que o colo uterino se dilata totalmente. As contrações uterinas estarão em seu momento de maior frequência e intensidade, cerca de uma contração de 60 segundos de duração com um minuto de repouso. Portando cinco contrações em cada dez minutos.

Fases evolutivas do período de dilatação

Descida fetal	O feto será expulso através da pelve materna seguindo a passagem progressiva por seus diâmetros internos. Esses espaços permitem a adaptação das maiores dimensões do polo cefálico, diâmetro escapular e diâmetro pélvico aos maiores diâmetros dos estreitos superior, médio e inferior. O processo de insinuação na pelve materna inicia-se a partir da realização da flexão do polo cefálico. Ainda em posição oblíqua, ocorre a passagem pelo estreito superior da bacia. Ao atingir o estreito médio, o feto realiza o segundo movimento de adaptação e pratica a rotação interna, passando de posição oblíqua ou transversa para posição anteroposterior (sutura sagital coincidindo com diâmetro anteroposterior da pelve). Após executar esta rotação o feto estará encaixado e sinaliza para quase certeza do parto vaginal. Inicia-se então a descida do polo cefálico em direção ao estreito inferior, mantendo a posição da cabeça semelhante àquela presente no estreito médio.
Expulsão	Ao atingir a região perineal o feto apoia o occipito na face interna e inferior do osso púbico e pratica a deflexão da cabeça. Neste momento inicia-se a passagem dos ombros pelo estreito médio, o que faz com que o polo cefálico já exteriorizado realize a rotação externa, ficando com o rosto voltado para a face interna de uma das coxas materna. Neste momento, o obstetra traciona levemente o polo cefálico para baixo no sentido de liberar o ombro anterior e posteriormente com a elevação do polo cefálico em direção ao osso púbico, libera o ombro posterior, quando há então o total desprendimento do feto.

	Cuidados com a mãe: no período expulsivo, a parturiente deverá estar com veia cateterizada para qualquer emergência, permitindo uma via rápida de infusão. A posição para o parto será na maior parte das vezes a de litotomia (decúbito dorsal) com leve inclinação superior do tronco e cabeça. Algumas gestantes devidamente preparadas podem adotar a posição de cócoras neste período. A episiotomia, a ser realizada nas parturientes que possuem períneo íntegro, pode ser mediana ou médio-lateral, realizada quando o polo cefálico atinge o plano +2 de De Lee. O procedimento deve ser precedido de anestesia locorregional (bloqueio do nervo pudendo) ou peridural contínua.
Nascimento	No parto normal, a clampagem do cordão umbilical é realizada assim que cessarem suas pulsações. Seccionado o cordão, o neonato deve permanecer junto a mãe para manter-se na mesma temperatura corporal (no colo materno) ou colocado em berço aquecido. Será secado, aspirado e preparado para ser conduzido ao quarto da mãe. O uso de berçário e outras unidades de atenção neonatal deve ser restrito aos casos de nascimento prematuro ou crianças que apresentaram alguma intercorrência (hipóxia, depressão respiratória e outras).

Período de dequitação (secundamento)

Esta etapa é caracterizada pelo descolamento da placenta da parede interna uterina, descida pela cavidade uterina e vaginal, exteriorização e expulsão pelos genitais externos. A placenta pode ser expulsa pela face materna ou pela face fetal, na dependência exclusiva da maneira como se descolou no interior da cavidade uterina. O cordão umbilical deve ser mantido clampado e não pode ser tracionado para evitar a inversão uterina. O sinal de que ocorreu desprendimento da placenta é a saída de sangue vermelho vivo pela vagina, momento em que observa-se simultaneamente uma perda de resistência do coto umbilical à leve tração manual. Procede-se à exame minucioso da placenta e das membranas no sentido de detectar a falta (retenção) de cotilédones placentários ou de fragmentos de membrana amniótica. A aderência placentária maior que o habitual pode necessitar de extração manual. Neste caso, localiza-se manualmente com tração para o exterior para evitar maior perda sanguínea.

Período de observação (quarto período)

Este período se inicia imediatamente após a saída da placenta e termina no momento em que a puérpera esteja em condições clínicas estáveis. O útero contraído ao nível da cicatriz umbilical, forma o chamado "globo de segurança de Pinard", sinalizando contração uterina eficiente que resulta em sangramento fisiológico. É neste momento que se pratica uma revisão detalhada das paredes vaginais e do colo uterino, com sutura da episiotomia e de possíveis lacerações.

Fisiopatologia do parto

Embora o parto seja considerado um fenômeno fisiológico, algumas vezes anormalidades podem complicar o desencadeamento natural de suas etapas. Essas anormalidades são chamadas de distocia. Serão apresentadas as mais comuns e suas respectivas correções propostas.

Distocias do parto

Distocias de contração (discinesias)	Neste grupo consideram-se anormalidades quantitativas e qualitativas da contração uterina: o aumento de frequência das contrações uterinas, a polisistolia; aumento da intensidade contrátil, a hipertonia; a diminuição da frequência das contrações, a hiposistolia; e queda na força contrátil, a hipotonia. A contração uterina normal se inicia na região do fundo uterino e difunde-se até o colo uterino por intermédio das ligações do tipo GAP que se estabelecem entre as fibras musculares, os leiomiócitos (tríplice gradiente descendente). Não há inervação uterina responsável pela transmissão contrátil, ela é desencadeada por estímulo hormonal, sendo a ocitocina a principal substância envolvida nesse processo. *Hipersistolia:* refere-se ao aumento da frequência das contrações; acima do previsto para a fase evolutiva do trabalho de parto, suspeita-se de ansiedade materna com descarga adrenérgica aumentada ou uso abusivo de ocitocina sintética. A medida corretiva mais eficaz é a associação de amniotomia com analgesia de condução (peridural contínua). O uso de analgésicos por via parenteral, como a meperidina, pode ser alternativa quando o trabalho de parto está ainda inicial ou quando inexiste condição para analgesia de condução. *Hipertonia:* prolongamento da intensidade e/ou duração da contração uterina. Pode associar-se à hipersistolia. A melhor abordagem é a amniotomia para redução da pressão intracavitária uterina, com redução da distensão dos leiomiocitos. Se não corrigida prontamente, pode ocasionar quadro de asfixia fetal.

	Hiposistolia: a queda na frequência das contrações geralmente está associada a baixa liberação de ocitocina. Sua identificação se dá pela ausência da progressão do aumento do número de contrações e consequentemente da dilatação do colo uterino. No período da dilatação a contagem normal é de 3 em 10 minutos na fase de latência (até 5-6 cm de dilatação) e de 4 em 10 minutos na fase ativa da dilatação. No período expulsivo a contração apresenta frequência de 5 a cada 10 minutos. A correção será por infusão venosa de ocitocina sintética ou amniotomia. Na primeira opção, a infusão venosa de ocitócico atua diretamente nas fibras musculares do útero, promovendo sua contração. Na segunda opção, a amniotomia produz tanto um efeito mecânico (redução do volume intracavitário) quanto químico (liberação de prostaglandinas), que em conjunto aumentam da atividade contrátil do útero. ***Hipotonia:*** a dimunição da intensidade das contrações, detectada clinicamente ou pela cardiotocografia, tem mecanismo semelhante a hiposistolia. Pode ocorrer também por exaustão do músculo uterino (uso abusivo de ocitocina, gemelaridade ou polidramnia). Sua correção pode ser realizada da mesma maneira.
Distocia da dilatação	Nesses casos, há uma velocidade de dilatação do colo uterino menor que a esperada. Pode ser evidenciada a partir de dois exames de toque consecutivos sem progressão adequada da dilatação do colo, a despeito de um padrão normal de contrações uterinas.

	Caso as contrações estejam realmente adequadas deve-se pensar em resistência local ocasionada por cirurgias, cauterizações, anomalias ou ausência de anteparo da apresentação durante as contrações uterinas (desvio da apresentação em relação ao eixo do colo uterino – assinclitismo). Outras causas relacionadas com esse quadro são o polidrâmnia e anomalias fetais. A conduta para tentar-se corrigir a distocia de dilatação do colo é a amniotomia. Caso mantida a dificuldade de dilatação deve-se optar pela via abdominal.
Distocia de descida do polo cefálico fetal (desproporção cefalopélvica)	O polo cefálico fetal desce pela bacia óssea materna durante o período de dilatação e em caso excepcionais, geralmente em grandes multíparas, no período expulsivo. Na maioria das vezes, espera-se que a descida ocorra até o estreito médio (nível das espinhas ciáticas) no início da fase ativa do período de dilatação (colo dilatado pelo menos 6 cm). Ao longo da fase final de dilatação, o polo cefálico irá atingir o estreito inferior (planos + 1 e + 2). No período expulsivo ocorre a descida final do feto em direção ao plano + 3 e expulsão total. A não descida do polo cefálico fetal após duas horas de contrações uterinas adequadas durante a fase ativa do período de dilatação (entre 6 e 8 cm) é geralmente ocasionada pela desproporção cefalopélvica. Outras causas impeditivas da descida fetal são as anomalias fetais (hidrocefalia, tumores cervicais, onfalocele), deflexão do polo cefálico, procidência de membro ou circular de cordão. Nesses casos, realiza-se o parto operatório por cesariana ou fórcipe.

Distocia da dequitação (acretismo)	A placenta poderá não ser eliminada por diversas causas, ocasionando distocia. A ruptura do cordão umbilical, por exemplo, pode deixar a placenta dentro da cavidade uterina. Outro quadro de retenção placentária ocorre quando há acretismo, situação em que há uma maior aderência da placenta à parede uterina. Quando a aderência excessiva atingir apenas a decídua a placenta está acreta, quando atinge o miométrio a placenta é chamada increta e se atinge a serosa uterina a placenta é percreta. Nos casos restritos à decídua realiza-se a extração manual da placenta e curetagem uterina. Nas incretas e percretas a melhor conduta será a histerectomia parcial ou total.

Complicações do quarto período

Nesta fase, mesmo após o desprendimento fetal com sucesso, podem ocorrer complicações maternas importantes. A mais comum acontece quando há retenção de membrana ou cotilédone dentro da cavidade uterina que, se identificada precocemente, pode ser abordada através de curetagem imediata, evitando-se transtornos como grande perda sanguínea e infecção. A atonia uterina por esgotamento contrátil do músculo uterino também pode acontecer, sendo mais frequentes nos úteros superdistendidos (gemelaridade, polidrâmnia, trabalho de parto prolongado, manipulações excessivas sobre o útero no período expulsivo). O tratamento será curetagem e uso de metilergonovina (ocitócico de ação prolongada). Um cuidado especial na identificação e abordagem adequada de lesões vaginais e prolongamento de episiotomia são também fundamentais nesta fase. As lesões de esfíncter anal e de mucosa intestinal são complicações em partos de expulsão difícil com o uso de fórcipe. Mais raramente, surgem quadros graves levando a descompensação cardíaca por embolia pulmonar o edema agudo pulmonar.

Assistência clínica ao parto

Será realizada segundo o nível de complexidade exigido pela gestante e as possibilidades institucionais. Deve haver coerência entre o desejo da parturiente e a habilitação profissional e Institucional para os vários níveis de complexidade na assistência. Os casos de alto risco devem ser referenciados aos hospitais de nível terciário no sistema de saúde.

Quanto a modalidade de assistência, a abordagem pode variar de expectante, onde a ideia central é a não intervenção médica no processo fisiológico do nascimento, até a assistência ativa em todas as fases com amniotomia precoce o uso mais liberal de ocitócicos. Uma forma intermediária é a assistência por condução caracterizada por uma atitude intermediaria entre a passividade do primeiro tipo e a intervenção do segundo. Nestes casos opta-se pela correção de contrações uterinas inadequadas, amniotomia de rotina na fase ativa da dilatação. Em quaisquer das situações o obstetra deve estar preparado para intervir quando presente o risco materno ou fetal.

Rotina básica na condução do parto

Internação	De um modo geral as pacientes se beneficiarão da internação para o início da assistência ao parto quando apresentarem sinais evidentes de trabalho de parto: • Contrações com a frequência de duas ou mais em cada dez minutos, durando cada uma pelo menos 25 segundos; • Colo uterino dilatado 2 cm ou mais; • Colo uterino centralizado e apagado ; • Bolsa rota.

Preparo para parto vaginal	- *Clister intestinal:* seu objetivo principal é utilizar-se do reflexo de Ferguson que produz estímulo contrátil uterino pelo aumento do peristaltismo intestinal. Assim, espera-se maior intensidade e frequência das contrações após o clister. Também tem a função de evitar a contaminação da episiotomia com fezes no período expulsivo. Nos casos de dilatação do colo uterino acima de 8 cm, deve-se evitar sua realização, pois haverá eliminação de grande parte do conteúdo liquido fecal no período expulsivo. - A tonsura ou tricotomia vulvar pubiana será opcional para obstetra assistente e parturiente e seu único objetivo é facilitar a antissepsia e sutura da episiotomia. - *Posição:* a paciente poderá adotar a posição que melhor lhe convier até a realização da amniotomia, podendo inclusive deambular por áreas definidas da maternidade. Após início da fase ativa (após 6 cm de dilatação cervical), parturiente ficará em decúbito lateral e com infusão de soroterapia (SGI5%). - *Antissepsia:* realizada na região perineal e vaginal com PVPI degermante, no momento da internação e antes de todos os exames de toque bimanual. - A dieta será suspensa assim que a paciente estiver internada e acesso venoso avaliado, inicialmente para hidratação. - *Acesso venoso:* todas as parturientes devem ter uma veia com acesso a partir da fase final do trabalho de parto, pois a necessidade de ministrar-se fármacos pela via endovenosa pode ser imediata.

Partograma	Recomenda-se o emprego do registro gráfico sistemático da evolução do trabalho de parto em seus vários parâmetros evolutivos: contrações uterinas, dilatação do colo e descida do polo cefálico, em todos os trabalhos de parto. Para isto emprega-se o partograma, padronizado pela instituição que presta assistência ou empregando-se os recomendados na literatura. Os modelos de O'Driscoll e de Friedman são os preferidos.

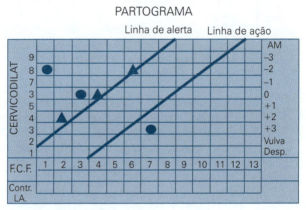

Figura 25.1 – Partograma.

Parto induzido

Em situações especiais pode ser importante o desencadeamento artificial das contrações uterinas. Denomina-se parto induzido aquele que se inicia em decorrência de alguma medida externa executada sobre a gestante. No passado, muitos métodos foram utilizados para esta finalidade, sendo empregados atualmente apenas dois recursos farmacológicos básicos: a ocitocina e as prostagladinas.

Indicações para indução do parto

Indicações	• Hipertensão induzida pela gravidez. • Ruptura prematura das membranas. • Corioaminionite. • Crescimento intrauterino restrito, anemia fetal. • Morte fetal. • Anomalia fetal incompatível com a vida. • Morbidade materna agravada com perda de função em órgão-alvo, quando o risco da continuidade da gestação supera os riscos do nascimento. • Gestação pós-termo.
Contraindicações	• Placenta prévia. • Posição fetal anômala. • Incisão uterina prévia (cesariana corporal). • Prolapso do cordão. • Infecção materna (Herpes e HIV).

Condições necessárias para indução do parto

- Gestante em condições de suportar o trabalho de parto e situação obstétrica favorável: provável proporção cefalopélvica, apresentação fetal cefálica, ausência de contraindicação para uso de ocitócicos.
- Feto com vitalidade comprovada ao início do trabalho de parto.
- Monitorização do parto (em todas as fases)
- Indicação precisa para o procedimento

Técnica de indução do parto

A indução deve ser avaliada inicialmente quanto à sua possibilidade de sucesso. Para tal, utiliza-se o índice de Bishop. Quando existe escore favorável para indução (colo apagado, centralizado e dilatado, contrações rítmicas e polo cefálico adaptado ou encaixado – pontuação acima de 9) inicia-se a indução com a infusão de ocitocina conforme esquema a seguir:

Ocitocina	Soro glicosado isotônico – 500 ml associado a 5,0 UI da ocitocina (Syntocinon). Infusão em bomba iniciando-se com 12 microgotas por minuto. Dobrar a velocidade de infusão a cada 20 minutos até estabelecer padrão contrátil desejado.
Prostaglandinas	No caso de colo desfavorável, pratica-se o chamado amadurecimento do colo uterino. Atualmente a maturação cervical é possível pela colocação de pessário de prostaglandina E no fundo de saco em contato com o colo uterino (dinoprostona – propess). Essa medida irá desencadear a quebra das fibras colágenas do colo uterino resultando em seu amolecimento e apagamento. Após se obter um índice de Bishop favorável, o que ocorre em torno de 24 horas, inicia-se a infusão de ocitocina conforme esquema citado. Alguns serviços obstétricos desenvolveram experiência com o misoprostol na forma de gel para esta mesma finalidade.

Parto monitorizado eletronicamente

A grande maioria dos partos são acompanhados a partir de parâmetros aferidos clinicamente: frequência e intensidade das contrações, frequência cardíaca fetal contata ao Pinard e dilatação do colo uterino. Mas em alguns países a maioria dos partos são monitorizados eletronicamente. Nos Estados Unidos, estima-se que 70 a 75% dos partos são acompanhados desta forma. A vantagem inegável do método é a documentação dos parâmetros evolutivos do trabalho de parto, assim como do bem-estar materno e fetal, acrescentando segurança ao processo e orientando a tomada de decisão. Em nosso meio, ainda não faz parte da rotina das maternidades, mas auxilia a condução em casos com evidências de anormalidades ou fatores de risco.

Indicações para o emprego da monitorização eletrônica do parto

- Líquido meconial após amniotomia.
- Prematuridade (abaixo de 34 semanas – cefálico).
- Diagnóstico antenatal de CIUR ou centralização de fluxo arterial fetal, determinação de oligoidrâmnio.
- Gravidez de alto risco (HAC, pré-eclâmpsia, diabetes, tireoideopatia e outras).

Fases da condução do parto pela monitorização eletrônica

Fase I	A rotina de monitorização eletrônica inicia-se geralmente de forma não invasiva, obtendo-se os parâmetros de contração uterina e batimentos cardíacos fetais por sensor externo, além da pressão arterial materna contínua.
Fase II	Após a ruptura de membranas e não havendo contraindicação para métodos invasivos deve-se instalar eletrodo no escalpo fetal para realização do ECG fetal contínuo. A monitorização das contrações uterinas pode ser também por sensor interno ou manter-se externa.
Fase III	Em caso de sinais de sofrimento fetal agudo pela cardiotocografia (externa ou interna) deve-se realizar punção do couro cabeludo fetal (escalpo) para estudo gasométrico ou implantar-se a oximetria fetal de pulso. Também a parturiente que já deve estar sendo monitorizada pela PAM, passa a ser avaliada quanto a saturação de oxigênio (oximetria de pulso).

Critérios de diagnóstico do sofrimento fetal agudo pela monitorização fetal intraparto

- DIP II em mais de 50% das contrações uterinas.
- DIP II com queda da FCF abaixo de 80 batimentos por minuto.
- Morfologia da desaceleração com forma de U ou W.
- Perda de variabilidade na desaceleração.
- Alongamento de segmento S-T ou do complexo QRS no eletrocardiograma fetal.
- Medida do pH de escalpo abaixo de 7,0.
- Oximetria de Pulso com saturação de oxigênio abaixo de 30%.

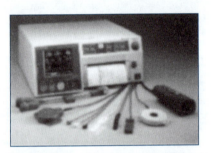

Figura 25.2 – Monitor materno-fetal para uso no trabalho de parto (DIP II).

Antibioticoprofilaxia no parto

Um ponto de grande controvérsia na assistência ao parto é o uso do antibiótico profilático nos partos vaginais e na cesariana. No entanto, o fator de risco isolado mais importante para infecção puerperal é o parto cirúrgico. Seu emprego não está indicado de rotina, mas seu valor é indiscutível na presença de fatores de risco.

Fatores de risco para infecção puerperal

- Trabalho de parto prolongado: acima de 12 horas.
- Bolsa rota por tempo prolongado: acima de 6 horas.
- Número de toques excessivos: acima de quatro.
- Parto operatório: fórcipe, extração fetal, extração manual de placenta, curetagem pós-secundamento, sutura de laceração vaginal e/ou de cérvice.
- Sangramento aumentado no quarto período (atonia).
- Gestante anêmica (hemoglobina abaixo de 10 g%).
- Uso contínuo de corticoide no antenatal.
- Pré-eclâmpsia e HAC forma grave.
- Diabete pré-gravídica ou gestacional.
- Hidropisia fetal ou placentária.
- Tempo de cesariana maior que 2 horas.
- Urgência cirúrgica com antissepsia precária.
- Bacteriúria assintomática.
- Emprego de anestesia geral.

Tanto a ampicilina como as cefalosporinas de primeira geração têm resultado similar na redução da endometrite puerperal. A escolha do melhor esquema deve seguir também orientações do controle de infecção hospitalar do serviço onde está sendo realizado o parto, pois levam em conta a prevalência dos patógenos e casos de resistência antibiótica.

Esquema sugerido para antibioticoprofilaxia no parto

Presença de um fator de risco	• Cefalotina (Keflin®): 1 g, IV, no momento da laqueadura do cordão umbilical, ou • Cefoxitina (Mefoxin®): 2 g, IV, no momento da laqueadura do cordão umbilical.

Presença de dois fatores de risco	• Cefalotina (Keflin®): 1 g, IV, no momento da laqueadura do cordão umbilical, após 6 a 12 horas da primeira dose, ou • Cefoxitina (Mefoxin®): 2 g, IV, no momento da laqueadura do cordão umbilical, após 6 a 12 horas da primeira dose.
Prevenção da endocardite bacteriana	30 min a 1 hora antes do procedimento: Ampicilina 1g, IV, associado a gentamicina 1,5 mg/kg (até 80 mg), IM. Repetir duas doses adicionais do esquema 8 horas após (Ministério da Saúde, 2000). Nas pacientes alérgicas a opção é cefoxitina 2g, IV.
Prevenção da sepsis neonatal pelo estreptococo beta-hemolítico	Nas pacientes sabidamente portadoras da bactéria na flora vaginal ou naquelas parturientes de risco para sépsis neonatal (história de filho anterior com sépsis, história de amniorrexe prematura anterior ou atual), recomenda-se o uso do antibiótico a cada 6 horas até o desprendimento fetal. Os antibióticos mais utilizados são: • Penicilina Cristalina, endovenosa, 5 milhões de unidades a cada 4 h até o nascimento, ou • Ampicilina, 1 g endovenosa, 6/6 horas até o nascimento. Em pacientes alérgicas, usar clindamicina 900 mg, IV, a cada 8 horas ou eritromicina 500 mg IV 6/6 horas até o parto.

Urgências intraparto

Existe um consenso científico e cultural de que o parto seja um evento fisiológico. Esta é uma verdade parcial, pois é sabido que, embora fisiológico, 2% destes cursam com complicações maternas e mais 2% com complicações perinatais de variada gravidade e repercussão médica, familiar e social. O conhecimento e o registro dos eventos clínicos e da mecânica do parto certamente são medidas eficazes para evitar ou mesmo minimizar a ocorrência destas complicações. Durante o pré-natal já é possível avaliar o tamanho do feto, a apresentação, as condições da bacia óssea, e com isso estabelecer as possibilidades do parto vaginal. No decurso do trabalho de parto, o acompanhamento atento a cada período será determinante para identificar precocemente as distocias (dis + toco), isto é, as anormalidades do trabalho de parto e parto, corrigindo-as prontamente para evitar ou minimizar desfechos desfavoráveis para a mãe e seu neonato.

Distocias do primeiro período do parto (período de dilatação)

Distocia de contrações

Sabemos que a ocorrência de contrações REGULARES e PROGRESSIVAS é INDISPENSÁVEL para a evolução adequada do trabalho de parto. A dinâmica uterina deve ser realizada a cada meia hora. Se a dinâmica inicial for de 2 contrações em 10 minutos, durante 30 segundos, espera-se este padrão deve aumentar em frequência e/ou duração progressivamente. Se não for essa a evolução, estamos diante de uma distocia de contrações, as quais defendemos que deva ser corrigida prontamente.

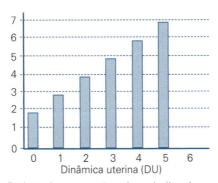

Figura 26.3 – Padrão de contrações do trabalho de parto.

Contrações hipoativas

As contrações não aumentam em frequência/ intensidade em duas avaliações seriadas.
- **Primeira opção:** estimulação fisiológica com ocitocina venosa. Possui ação direta sobre o músculo uterino, com início rápido de ação (4 minutos). O ideal é o uso em bomba de infusão. Dilui-se uma ampola (5 UI) em 500 ml de soro glicosado a 5% = 0,01UI/ml, ou 10 mUI/ml. Inicia-se com 8 a 10 gotas/min (4 a 5 mUI/ml). Aumentar, se necessário, 4 gotas a cada 15 minutos, até atingir o padrão de contrações esperado. O máximo permitido é de 16 mUI/ml (32 gotas/min).
- **Segunda opção:** amniotomia. A rotura das membranas estimula o padrão de contrações por ação mecânica e química, além de promover o contato direto entre a apresentação fetal e o canal do parto. Autores que defendem a conduta ativa no trabalho de parto recomendam a amniotomia com o objetivo de acelerar o trabalho de parto e reduzir os índices de cesariana, o que não se comprovou, além do risco de prolapso de cordão, outra emergência do trabalho de parto. Recomendamos a realização OPORTUNA da amniotomia, isto é, na fase ativa do trabalho de parto, com a bolsa formada ou herniada, na vigência de contrações eficazes e colo apagado de 6-8 cm. As vantagens são a correção do padrão hipoativo de contrações, a visualização do líquido amniótico, a prova de trabalho de parto.

Contrações hiperativas

Mais raras, podem ocorrer após amniotomia ou gotejamento inadequado do ocitócico. Podem provocar rotura uterina ou sofrimento fetal agudo se não for corrigida. Para sua correção, deve-se recorrer a:
- **Primeira opção:** medidas de suporte
  – Mudança de decúbito, oxigênio por cateter nasal à mãe

ASSISTÊNCIA AO PARTO

- **Segunda opção:** analgesia.
  - *Opioides:* podemos optar por uso de opioides por via venosa. O mais utilizado ainda é a meperidina, utilizada na dose de 50 a 100 mg (1 a 3 mg/kg), intramuscular, diluído em água destilada, solução glicosada ou mesmo com metoclopramida, 10 mg. Apresenta rápido início de ação, 5 a 7 minutos, pico máximo em 2 horas e tempo máximo de 4 horas. Pode ocorrer depressão respiratória no recém-nascido, principalmente se o parto ocorrer no momento do pico máximo de ação do medicamento (2 horas).
  - Anestesia: *pode-se* recorrer a bloqueio peridural, raquidiano ou bloqueio misto.
- **Terceira opção:** amniotomia. Se não tiver sido realizada, a amniotomia pode auxiliar na correção das contrações hiperativas ao reduzir o volume intrauterino. Outra vantagem é a verificação do aspecto do líquido amniótico.

Na falha dessas medidas, há risco de rotura uterina e de sofrimento fetal agudo. Recorre-se portanto, à cesariana.

Contrações discinéticas

Este padrão de contrações não possui a direção fisiológica, do fundo para o segmento uterino (triplo gradiente descendente). É identificada quando, ao se proceder a dinâmica uterina, o padrão é irregular e não vai repercutir em dilatação adequada do colo. A correção é feita pelas mesmas medidas adotadas para as contrações hipoativas.

Distocia de dilatação

Sabe-se que o padrão fisiológico de dilatação do colo é de 1 cm por hora em primigestas, e 1,5 cm por hora em multíparas. Se em duas avaliações seriadas (intervalo ideal de 2 horas) não se encontrar esta evolução, estamos diante de uma distocia de dilatação.

A causa principal é a distocia de contrações. Portanto, a primeira opção é corrigir o padrão de contrações. A outra causa é a presença das membranas íntegras que, interpondo-se entre a apresentação fetal e o canal do parto pode dificultar a dilatação do colo. A medida principal para sua correção é praticar a amniotomia assim que possível, garantindo-se antes que haja um padrão adequado de contrações. A analgesia neste momento é bem indicada, se houver necessidade. Para as primigestas, esse procedimento marca o início da prova de trabalho de parto. Na avaliação seguinte, se as condições do colo não se modificarem, podemos dizer que estamos diante de uma distocia de dilatação. A distocia de dilatação primária do colo é rara, sendo frequentemente secundária a desproporção cefalopélvica ou o assinclitismo fetal. Uma vez confirmada essa distocia, indica-se cesariana. São dramáticos os problemas decorrentes da falha desse diagnóstico. Forma-se uma bossa ou céfalo-hematoma, que fazem a descida no canal de parto, determinando o uso equivocado de fórcipe, com graves consequências perinatais.

Distocia de descida do polo cefálico

O polo cefálico fetal deve descer até o estreito médio quando se inicia a fase ativa do período de dilatação (em torno de 6 cm), desde que a amniotomia tenha sido feita previamente. No caso de nulíparas este achado deve ser indicativo de proporção cefalopélvica, em multíparas não é essencial. Quando não ocorre a descida do polo cefálico em nulíparas até a fase ativa, estando a bolsa rota e as contrações com padrão superior a três contrações a cada dez minutos e com duração média acima de 40 segundos, espera-se por uma a duas horas a evolução e caso não ocorra esta descida realiza-se o diagnóstico de desproporção cefalopélvica e recomenda-se a via abdominal para ultimar o parto. Em multíparas deve-se aguardar até o período expulsivo para ocorrer esta descida do polo cefálico.

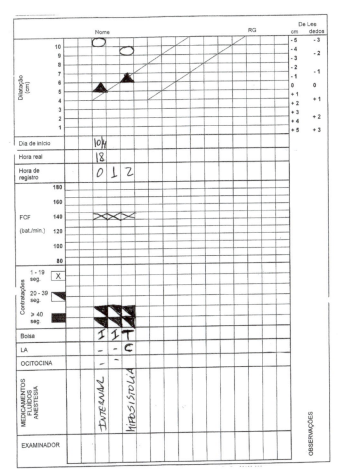

Figura 26.4 – Partograma mostrando dilatação insuficiente nos momentos hora zero e hora 2. Observa-se que a linha de alerta foi ultrapassada pelo baixo ritmo da dilatação do colo uterino. As contrações uterinas mantiveram-se estáveis indicando distocia de contração (hipossistolia).

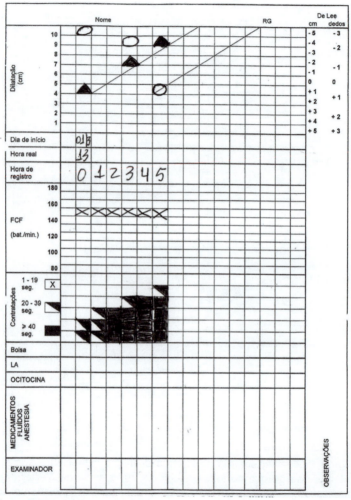

Figura 26.5 – Partograma indicando a descida do polo cefálico fetal na fase ativa do trabalho de parto de nulípara (ver hora 5 no plano +1).

Sofrimento fetal agudo

É sabido que episódios de bradicardia fetal podem ocorrer isoladamente em alguns momentos do primeiro período do trabalho de parto, e não significam a princípio, sofrimento fetal agudo. Por exemplo, logo após a amniotomia, após bloqueio anestésico. Entretanto, esses episódios são transitórios e melhoram com medidas como mudança de decúbito e oxigenação materna. Porém, se a frequência cardíaca fetal abaixa para menos que 110 bpm e permanece durante e após duas contrações seguidas, e não melhora com as medidas acima, estamos diante de sofrimento fetal agudo. Indica-se a cesariana.

Quadro 26.1
Medidas sequenciais de correção das emergências do primeiro período do trabalho de parto

Emergência	Ocitócico	Amniotomia	Medidas de suporte	Analgesia Anestesia	Cesariana
Contrações Hipoativas	1º	2º		3º	4º
Contrações hiperativas		3º	1º	2º	4º
Contrações discinéticas	1º	2º		3º	4º
Sofrimento fetal agudo			1º		2º

Obs.: 1, 2, 3 e 4 referem-se a ordem na sequência de correção das emergências. As situações descritas subentendem que as demais estão corrigidas

Urgências no período expulsivo

O período expulsivo inicia-se com o apagamento e dilatação completa do colo, e à partir do encaixamento da apresentação fetal no plano zero de De Lee. Deve-se encaminhar a parturiente ao bloco obstétrico com o feto no plano +1 de De Lee para o preparo para o parto. As principais urgências do período expulsivo são a parada de progressão e de desprendimento da apresentação além do sofrimento fetal agudo.

Parada de progressão na descida da apresentação

Esta é uma anormalidade que pode ocorrer com o feto, quando não acontece o movimento de rotação interna da cabeça fetal. Nas apresentações cefálicas de vértice, essa rotação não ocorre ou se faz em sentido occipito-sacro, ao invés de occipito-púbico, tornando esta descida muito lenta. Como corrigir:

- Inicialmente, deve sempre começar com a verificação do padrão de contrações, compatíveis com contrações de período expulsivo, isto é, contrações fortes, pelo menos 4 contrações em 10 minutos, durando pelo menos 45 segundos. O obstetra observa, em termos práticos, que deve ocorrer uma contração forte, seguida de 1 minuto de descanso. Se este não for o padrão, corrigir co-ocitocina.
- Se não ocorrer a descida e a rotação interna da apresentação, corrige-se com o parto instrumental. São descritos o uso do fórcipe de Kielland, tradicionalmente utilizado em países anglófonos e o vácuo extrator, mais utilizado em países da Europa continental. O fórcipe de Kielland se caracteriza por possuir colheres mais planas, o que permite o seu deslizamento dentro do canal do parto. Pelo toque vaginal, localiza-se a fontanela posterior e a sutura sagital, com isto, identifica-se a variedade de apresentação. Apresenta-se o fórcipe de Kielland perpendicularmente a esta posição, deslizando-se o fórcipe durante a contração, trazendo o feto para a variedade direta, isto é, anteroposterior. Depois, procede-se o desprendimento. A técnica de aplicação do vácuo extrator é mais adequada para planos médios e baixos sem rotação, sendo a rotação bem mais difícil. Na Figura 26.6, as possibilidades para o parto operatório.
- Na falha do parto instrumental, recorre-se à cesariana.

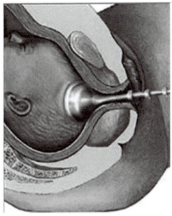 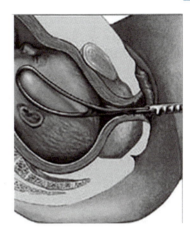

Figura 26.6

Parada do desprendimento

Neste plano, já houve a descida e a rotação interna da apresentação, resta apenas o desprendimento. Frente à parada neste momento, recorre-se ao parto instrumental, fórcipe de Simpson, que aplicado neste momento recebe o nome de fórcipe de alívio. O vácuo extrator é utilizado preferencialmente em países europeus. Há vários estudos comparativos entre esses dois métodos, apontando vantagens, como menos dor e trauma perineal para o segundo, mais efetividade para o primeiro.

Distocia de ombro

É uma complicação pouco frequente no período expulsivo, mais comum em gestantes obesas, com fetos macrossômicos. Após o desprendimento do polo cefálico, inicia-se o desprendimento do ombro anterior. A dificuldade neste procedimento caracteriza a distocia de ombro. O obstetra deve inicialmente proceder ampla anestesia perineal, realizar ou ampliar a episiotomia. Recomenda-se a presença do anestesista na sala de parto. O obstetra deverá praticar as seguintes manobras, em ordem de sequência:

Hiperflexão das coxas sobre o abdome (manobra de McRoberts): um auxiliar procede a flexão das coxas maternas até ao nível do abdome, enquanto se tenta novamente a tração inferior da cabeça

Pressão suprapúbica: deve ser conjugada à manobra anterior, de forma firme e contínua, por um auxiliar, de modo a rodar o ombro anterior em direção ao tórax do feto.

Na Figura 26.7, as manobras de auxílio ao desprendimento do ombro feral (Jacquemier).

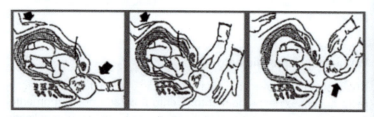

Figura 26.7

Com as manobras anteriores resolve-se a grande maioria das situações de distocia de ombros. Não havendo resolução da situação, recorre-se a outras manobras mais complexas, como fratura de clavícula, rotação do ombro posterior (manobra de rotação de Woods) para direcionar o diâmetro biacromial numa situação oblíqua, ou extração do ombro posterior, no qual traciona-se o braço e o ombro posterior. Uma vez extraído, o braço é usado como alavanca de tração para rodar o ombro posterior na direção do tórax fetal.

Os casos de insucesso após as manobras anteriormente descritas são as formas mais graves de distocia de ombros, nas quais o prognóstico fetal é extremamente reservado. A sinfisectomia e a manobra de Zavanelli (reintrodução da cabeça fetal na pelve e parto por cesariana) estão descritas como manobras de último recurso.

Sofrimento fetal agudo

Pode ocorrer o sofrimento fetal agudo em qualquer fase do período expulsivo, indicando-se a resolução imediata do parto. Dependendo da altura e variedade da apresentação, recorre-se ao parto instrumental, conforme visto acima. Se houver falha destes métodos, a cesariana imediata se faz necessária. No caso de optar-se pela via abdominal, importante manter oxigenoterapia por mascara na parturiente, com inalação de 5 litros/minuto de oxigênio durante todo período do sofrimento fetal. Caso as contrações estejam intensas e resultando em piora do quadro fetal (bradicardia severa) pode-se recorrer ao uso de bloqueadores da atividade uterina por via venosa (atosibano ou salbutamol) ambos uma ampola diluída em 10 cc de água destilada. As contrações irão diminuir pelo período necessário para retirada do concepto por via abdominal, porem o sangramento intraoperatório deverá ser mais abundante pela vasodilatação promovida por estes medicamentos. O neonatologista deve estar na sala de parto e preparado para reanimação neonatal imediata (entubação traqueal, correção de acidemia, uso de aminas).

Urgências na expulsão placentária

Após o período expulsivo, inicia-se o terceiro período do parto, a dequitação. O obstetra deve proceder neste momento a uma leve e contínua tração do coto umbilical. Desse modo, com a redução do volume da cavidade uterina, a borda placentária se descola naturalmente de seu sítio de implantação e se desprende. Trações repetidas podem provocar rompimento do cordão, fragmentação da placenta e mesmo inversão uterina. O acretismo placentário é a principal complicação desse período do parto. Consiste na invasão placentária em camadas mais profundas da cavidade uterina. De acordo com o grau de profundidade, tem-se a placenta acreta (invade a decídua basal e parte superficial do miométrio), increta (invade o miométrio) e percreta (invade a serosa da parede uterina). O principal fator de risco para o acretismo placentário é a presença de cicatriz prévia de cesariana. Na Figura 26.8, apresentamos os diversos tipos de acretismo placentário.

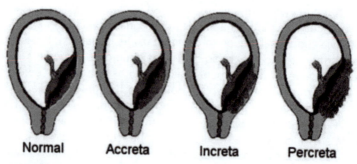

Figura 26.8

É identificado o acretismo placentário quando não ocorre a expulsão da placenta em até 20 minutos após o desprendimento fetal. Ocorre hipotonia uterina e hemorragia. O obstetra deve agir prontamente. Inicialmente, com medidas de suporte para evitar o choque hipovolêmico, com infusão de líquidos e eletrólitos. Paralelamente, recorrer às seguintes alternativas:

Extração manual da placenta. Esse procedimento é viável nos casos de acretismo. Consiste em proceder, com a introdução da mão na cavidade uterina, ao descolamento da placenta de seu sítio de implantação, retirando os fragmentos da placenta.

- Curetagem uterina. Utilizando-se da cureta de pós-parto, procede-se a raspagem da cavidade uterina, retirando os fragmentos de placenta aderida à decídua.

- Quando falham estas medidas, deve-se proceder imediatamente à histerectomia. Se a placenta for segmentar, a histerectomia deve ser total

Hemorragia no pós-parto

O quarto período do parto, chamado de período de observação, é um período crítico de observação das condições clínicas maternas. A principal complicação neste período é a hemorragia. É definida pela perda de sangue nas primeiras 24 horas de pós-parto, maior que 500 ml em partos vaginais e 1.000 ml em partos cesariana, ou queda de mais de 10% no hematocrito. Evidências científicas demonstram claramente benefícios de se realizar sua profilaxia, através do uso de 10 UI de ocitocina intramuscular logo após o desprendimento fetal, bem como o uso de ergonovina ou misoprostol.

A hemorragia pós-parto complica 10% dos partos, sendo uma das principais causas de morte materna. As causas principais são:
- Atonia/Hipotonia uterina
- Rotura uterina
- Lesões do canal do parto

Na ocorrência de hemorragia pós-parto, deve-se agir prontamente, com medidas gerais e específicas.

Medidas gerais

Tem por objetivo manter as funções vitais. Segundo as normas do Comitê de Trauma do Colégio Americano de Cirurgiões, através do manual do *Advanced Trauma Life Support*, dá-se prioridade ao "ABC", onde A corresponde a "via aérea"; B corresponde à respiração e "C" corresponde à circulação". Em obstetrícia, citam-se:
- Monitorização eletrônica de funções vitais, presença imediata de um anestesista na sala de parto.
- Manter a permeabilidade das vias aéreas, suporte ventilatório.

- Punção de vaso periférico de grande calibre, para reposição volêmica, com infusão de líquidos, eletrólitos ou hemoderivados. Os cristaloides são as soluções mais empregadas para a reposição volêmica, iniciando-se com a solução de Ringer lactato ou soro fisiológico a 0,9%, 500 ml em 30 minutos, seguidos de 50-100 ml/kg. Controle da reposição volêmica através de PVC (pressão venosa central), controle da pressão arterial.
- Sondagem vesical para controle de diurese.

Critérios de classificação da intensidade hemorrágica

	Classe I	*Classe II*	*Classe III*	*Classe IV*
Perda sanguínea (ml)	Até 750 (15%)	750-1500	1500-2000	>2000
Frequência de pulso	<100	>100	>120	>140
Pressão arterial	Normal	Normal	Diminuída	Diminuída
Sinais/sintomas	Leve taquicardia, palpitações	Taquicardia Palpitações	Fatigabilidade exacerbada Taquicardia Sudorese fria Vertigem	Confusão mental Taquicardia Sudorese
Frequência respiratória	14-20	20-30	30-40	>40
Diurese (ml/h)	>30	20-30	5-15	Desprezível
Estado mental	Ansiedade leve	Ansiedade Moderada	Ansiedade e confusão	Confusão e letargia
Reposição volêmica	Cristaloide	Cristaloide	Cristaloide e sangue	Cristaloide e sangue

ASSISTÊNCIA AO PARTO

Medidas específicas

Paralelamente às medidas de suporte, deve-se identificar e combater prontamente a hemorragia, através de uma rápida sequência de medidas:

Contração uterina

O útero deve contrair-se logo após a dequitação, atingindo a altura da cicatriz umbilical no 4º período do trabalho de parto. Se isto não ocorre, o útero se torna amolecido, ocorrendo infiltração da parede com sangue, originando a atonia/hipotonia uterina, principal causa da hemorragia puerperal. Para sua correção, deve-se inicialmente proceder à massagem do fundo uterino, para que ele contraia e atinja a cicatriz umbilical. Era comum o uso de sacos de areia no abdome materno. Na falha deste procedimento, recorre-se imediatamente às medidas farmacológicas:

- **1ª opção**: ocitocina venosa. Infusão de 30 a 60U de ocitocina em 1000ml de solução Glicosada, a 40 gotas/min. Se o tratamento não for eficaz, pesquisar a possibilidade de restos placentários ou lacerações do canal do parto
- **2ª opção:** alcaloides de ergotamina (derivados do esporão de centeio) são potentes alfas adrenérgicos. O uso de 0,2mg intramuscular ou endovenoso promovem, dentro de 6 a 15 minutos, uma contração tetânica firme no útero após o parto. Após a contração tetânica inicial, sobrevém uma sucessão de pequenos relaxamentos e contrações. A duração do relaxamento aumenta gradativamente por um período de cerca de uma hora a uma hora e meia; porém, as contrações rítmicas vigorosas continuam por um período de três horas ou mais após a injeção. A contração inicial prolongada é necessária para controlar a hemorragia uterina. Possui potente efeito vasoconstritor, o que limita o seu uso em hipertensas.

- **3ª opção:** misoprostol. os derivados de prostaglandina são potentes agentes de contração uterina. Se as medidas acima não forem eficazes, pesquisar a possibilidade de restos placentários ou lacerações do canal do parto

Revisão do canal do parto

Deve-se realizar uma revisão cuidadosa do colo uterino, paredes vaginais, músculo e esfíncter anal, sob anestesia e com um auxiliar para ajudar na exposição das estruturas, a procura de vasos sangrentos, com sutura imediata

Laparotomia

Caso as medidas acima não sejam suficientes para coibir a hemorragia, deve-se recorrer à laparotomia imediata. O inventário da pelve pode identificar lacerações ou roturas no útero ou nos ligamentos uterinos, atonia ou hipotonia uterina ou até mesmo lacerações em outros órgãos da pelve. Tenta-se, então, as seguintes medidas:
- Correção de lacerações ou roturas existentes
- Correção da atonia ou hipotonia uterina Massagem sobre o útero, uso de ocitocina venosa ou de ergotamina devem ser tentados inicialmente. Na falha destas medidas, recorre-se ao uso do balão intrauterino (Figura 26.9) ou procedimentos cirúrgicos (ligadura das artérias uterinas ou a histerectomia).
- Apesar de todas as medidas que conhecemos e que foram apresentados, os quadros de hemorragia pós-parto ainda situa-se entre as três causas de óbito materno em nosso país.

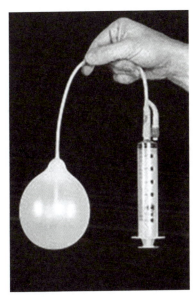

Figura 26.9.

Capítulo 27

ASSISTÊNCIA AO PUERPÉRIO

Acompanhamento da paciente no puerpério
Ao término do parto inicia-se o período denominado puerpério, que se estende por cerca de seis semanas (40 dias), período no qual ocorre o retorno do organismo materno às condições pré-gestacionais, exceto pelo aleitamento e ovulação cíclica. No puerpério imediato. No puerpério imediato (primeiras horas após o parto), é importante observar o estado clínico da puérpera, verificando pulso, pressão arterial, mucosas. O útero deverá estar contraído ao nível da cicatriz umbilical e deve-se estar atento ao volume do sangramento vaginal. Em seguida, alguns cuidados devem ser observados, após o parto vaginal ou pós-cesariana.

Ocitócicos	O uso de ergotrate, via intramuscular, no pós-parto está reservado exclusivamente a indicação do obstetra. Sua prescrição justifica-se no sangramento aumentado em útero hipotônico. São fatores de risco para o sangramento pós parto a sobredistensão uterina promovida pela gemelaridade, polidramnio e gravidez associada a mioma uterino. Nestes casos indica-se de rotina o uso de uma ampola de metilergonovina (Ergotrate®) ou infusão continua de 500 ml de soro glicosilado isotônico com 10 unidades da ocitocina (Syntocinon®).
Analgésicos	A dor no puerpério está relacionada com a sutura da episiotomia ou o fechamento da laparotomia. O retorno dos órgãos pélvicos com as contrações uterinas também resulta em dolorimento abdominal. No pós-parto vaginal o uso dos anti-inflamatórios não esteroides são suficientes para alívio da dor e redução de edemas. Sugere-se o seguinte esquema: • Diclofenaco sódico (Voltaren®) 1 supositório, 50 mg, via retal, de 12/12 horas até a alta hospitalar; • Se necessário: Tramadol (Tramal® 50 mg, 1 ampola intramuscular nos intervalos em caso de dor. No pós-parto cesariana sugere-se a associação de anti-inflamatórios e analgésicos gerais no controle da dor: • Diclofenaco sódico (Voltaren®), 50 mg, 1 supositório via retal de 8/8 horas por 48 horas e de 12/12 horas até o 5º dia de pós-operatório; • Tramadol (Tramal®), 50 mg, 1 ampola intramuscular ou via oral, de 12/12 horas em caso de dor (se necessário).

ASSISTÊNCIA AO PUERPÉRIO

Soroterapia	As puérperas de parto vaginal serão hidratadas por soroterapia com indicação explícita do obstetra. São indicações para reposição volêmica no pós-parto vaginal os episódios de hipotonia e sangramento por laceração vaginal. Nos casos após cesariana deverá ser realizado soroterapia para repor perdas relacionadas ao sangramento cirúrgico (1.000 ml), abertura do peritônio (250 ml), suspensão de dieta por 6 a 8 horas (250 ml), com isso deverá ocorrer em média uma reposição de 1.500 ml de líquidos em condições habituais. Sugere-se como esquema básico: • Soro glicosilado isotônico – 1.000 ml; • Solução fisiológica – 500 ml; • IV com gotejamento de 60 gotas/minuto. ou • Ringer Lactato – 1.000 ml; • Soro glicosilado isotônico – 500 ml, IV, com gotejamento de 60 gotas/minuto.
Sonda vesical	A sondagem vesical na cesariana é opcional, porém torna-se mandatória quando se faz a analgesia por bloqueio espinhal em que se associa derivados de morfina. Caso seja realizada, deverá ser retirada ao término da soroterapia, exceto em casos de pré-eclâmpsia ou outra intercorrência que justifique a observação rigorosa da diurese por mais tempo.
Verificação de lóquios	Denomina-se lóquios as secreções eliminadas pelo colo uterino a partir do quarto período do trabalho de parto. Inicialmente os lóquios são sanguíneos (sangramento pós-parto) perdurando assim por sete dias. Posteriormente observa-se uma progressiva diluição do lóquio sanguíneo que se torna serossanguinolento, permanecendo assim até 28 dias. Desde momento em diante os lóquios são serosos. Quanto a rotina de observação algumas medidas devem ser feitas já no quarto período do parto.

	A paciente no pós-parto vaginal deve ser avaliada quanto a sangramento vaginal na primeira e terceira hora de pós-parto. Deverá ser anotada na evolução da enfermagem esta avaliação. No caso de cesariana a avaliação será realizada após 3 horas – na cicatriz cirúrgica e sangramento vaginal.
Deambulação	O início será imediato em caso de parto vaginal (dependendo da analgesia realizada). Na pós-cesariana será iniciada após a retirada da sonda vesical ou após seis horas de pós-parto. A deambulação ou movimentação de membros o mais precocemente possível previne tromboembolismo, estimula a micção e funcionamento intestinal.
Curativos	A lavagem de períneo com PVPI externo degermante será realizado após 24 horas do parto. No caso de dor na episiotomia pode ser aplicado Andolba spray na região. O curativo da cicatriz de cesariana será trocado de rotina após 24 horas da cirurgia e realizado antissepsia com PVPI externo degermante e alcoólico. A manutenção de curativo será opcional, podendo se restringir ao uso de Micropore sobre a incisão cirúrgica.
Enfaixamento abdominal	Tanto no pós-parto vaginal como na cesariana o enfaixamento do abdome com faixa de crepom larga deve ser realizada a partir do segundo dia de pós-parto. Até o dia da alta o abdome deve ser mantido enfaixado, sendo substituído pela paciente pela cinta abdominal no domicilio. A cinta promove compressão da parede, permitindo maior conforto e parece que favorece o retorno do tônus muscular.

Complicações mais comuns nas mamas

Fissuras mamárias	O ideal é adotar medidas de prevenção das fissuras durante o pré-natal. Pequenos períodos de banho de sol nas mamas, friccionar os mamilos com bucha vegetal durante o banho, exercícios para everter mamilos planos podem ser suficientes. Logo após o nascimento, ao iniciar o aleitamento, é importante não prolongar o tempo das mamadas. A hidratação sistemática após cada mamada pode também ser benéfica nos primeiros dias. Os mais usados são aqueles com propriedades cicatrizantes, como a lanolina, a calêndula, além de cremes, como o dexpantenol (Bepantol®) ou Clostebol (Bepantol®). Deve-se utilizar os bicos intermediários de silicone nestas ocasiões, mesmo que alternadamente com aleitamento direto na mama.
Apojadura mamária	No terceiro ou quarto dia de puerpério as mamas apresentam um quadro de intumescimento denominado "apojadura", que coincide com a mudança das características do leite, de colostro para o leite maduro e definitivo. Existe neste momento vasodilatação dos vasos mamários que resulta em aquecimento da pele e sensação de febre. A expressão das mamas não resulta em eliminação de leite. A sensação de que a mama está cheia contrapõe a não saída de leite na expressão mamária. Deve-se evitar massagens ou expressão da mama. O uso de compressas de gelo ou de água fria, bem como o enfaixamento das mamas atenuam a sensação de febre. Pode-se utilizar analgésicos ou anti-inflamatórios não esteroides (Diclofenaco ou Piroxican). A sucção frequente, seguida do esvaziamento, pode minimizar o desconforto da apojadura. Passado o estímulo inicial, a produção de leite se adequa às demandas do neonato.

Ingurgitamento mamário	Este quadro que começa a acontecer a partir da segunda semana de puerpério se refere a retenção de leite no interior das mamas. Existe a produção acima do consumo que o neonato demanda. A expressão da mama exibe a saída de leite com facilidade. Nesse quadro, as mamas ficam dolorosas e pesadas, também se apresenta a sensação de febre. O tratamento será a retirada do leite retido após as mamadas e seu acondicionamento em freezer para posterior utilização ou doação para bancos de leite. O enfaixamento das mamas e uso de compressas frias também pode ser útil nestes casos. Um recurso que ajuda o esvaziamento das mamas é o uso de ocitocina em *spray* (Syntocinon® *spray*) cerca de 10 a 15 minutos antes do neonato iniciar a sucção. O leite sairá mais facilmente e pode corrigir o quadro de ingurgitamento. O uso de bombas de sucção podem ser um recurso válido em casos mais acentuados.
Mastite	Na terceira semana de puerpério podem ocorrer casos de infecções nas mamas. O quadro caracteriza-se por febre, dor local e sinais flogísticos (pele de região da mama vermelha e quente). O diagnóstico clínico resolve a maior parte dos casos. Ocasionalmente pode-se recorrer ao ultrassom para localizar abscessos mamários profundos. O tratamento será realizado pelo uso de anti-inflamatórios não esteroides (Piroxican 40 mg/dia ou Diclofenaco 100 mg/dia) e antibióticos de largo espectro, dando-se preferência aos derivados de penicilina, como o amoxicilina/Clavulanato (Clavulin BD®, 875 mg, BID) ou cefalexina (Keflex®,1 g de 12/12 horas). Casos em que já exibem flutuação do abscesso devem ser drenados. Nunca utilizar compressa quente na região comprometida.

Suspensão do aleitamento

Ocasiões excepcionais podem necessitar de suspensão do aleitamento e assim deve-se recorrer ao uso de medicamentos. Recomenda-se o uso dos dopaminérgicos, como a Carbomegolina (Dostinex® 0,5 mg) 2 comprimidos em dose única. Associa-se medidas de redução da ingestão de líquidos, uso de sutiã apertado e nunca retirar o leite já produzido pela mama por massagens ou bombas de sucção. Na figura abaixo visualizamos uma mama com quadro de abcesso mamário puerperal, com indicação de drenagem cirúrgica.

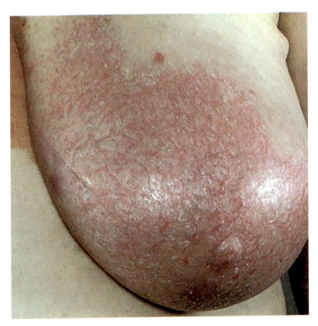

Figura 27.1

Depressão e psicose puerperal

A incidência da depressão no pós-parto é elevada chegando a percentual de 10 a 15% nas mulheres que amamentam. O período de maior incidência está em torno dos primeiros dias do pós-parto. A psicose puerperal é um quadro delirante, frequentemente alucinatório, grave e agudo que aparece do segundo dia a 3 meses depois do parto. As alterações psíquicas mais comuns do puerpério são divididas em três tipos: a tristeza materna (*maternity blues*), a psicose puerperal e a depressão pós-parto. A tristeza materna atinge até dois terços das puérperas, desenvolve-se nos 10 primeiros dias de pós-parto e se caracteriza por irritabilidade, depressão, labilidade do humor, choro fácil e indisposição. A depressão é um quadro mais pronunciado e cursa com afastamento do convívio familiar, desânimo intenso nos afazeres com o neonato e choro constante e imotivado. A psicose, como já dito é alienante do convívio social e cursa com descolamento total da realidade. O tratamento com antidepressivos tem indicação para os dois casos iniciais onde a depressão está comprometendo a função e o bem estar da mãe. Recomenda-se atualmente os antidepressivos inibidores seletivos da recaptação da serotonina (ISRS) que apresentam baixa concentração no leite materno. Entre estes, a fluxetina e paroxetina parecem as melhores alternativas. Nos casos de psicose puerperal o tratamento deve ser hospitalar e com medidas farmacológicas apropriadas. Dependendo da intensidade do estado psicótico estão recomendados os fármacos tradicionais como a clorpromazina, haloperidol, flufenazina e sulpiride. Existem quadros mais graves que exigem o uso do carbonato de lítio, que tem especial efeito neste tipo de psicose. Medidas de apoio psicológico são terapêuticas.

Contracepção puerperal

O período do puerpério apresenta particularidades hormonais que justificam esquemas de contracepção específicos. O evento central da mulher no pós-parto é a amamentação e este fato tem que ser considerado na escolha do método contraceptivo. Mulheres que não amamentam se assemelham às mulheres no menacme, no que se refere à contracepção. A fertilidade no pós-parto retorna discretamente a partir do segundo mês, quando pode-se observar início de maturação folicular. Nos casos de amamentação natural e exclusiva, os níveis de prolactina que são mantidos elevados impedem este amadurecimento folicular, tornando estas mulheres anovulatórias, porém eventualmente é possível ocorrer a ovulação. Este processo é observado até o sexto mês, quando a frequência das mamadas se tornam incapazes de manter níveis anovulatórios de prolactina. A ausência de amadurecimento folicular resulta em níveis baixos de estrogênio e como consequência a mucosa vaginal mantém-se atrófica, resultando em reduzida atividade sexual pelo desconforto que provoca nestas circunstâncias. Estes fatos levam a mulher no puerpério (primeiros seis meses) a uma reduzida fertilidade. Apesar desses fatos, é importante que algum método contraceptivo seja utilizado a partir do segundo mês de pós-parto. O útero já se apresenta totalmente involuído aos 40 dias de puerpério, permitindo a utilização de dispositivos intrauterinos.

Métodos contraceptivos no puerpério

Métodos hormonais	Uma importante análise para escolha do contraceptivo hormonal se refere a não redução do volume de leite a ser produzido e nenhuma alteração na qualidade láctea. Os contraceptivos que possuem estrogênios são contraindicados pois alteram tanto o volume quanto as características do leite materno. Resta para uso no puerpério os contraceptivos hormonais que utilizam progestágenos naturais ou sintéticos.

	• ***Esquema 1:*** início com 30 dias de comprimidos diários de Progestínicos (Cerazette). Uso continuo enquanto estiver em aleitamento. Embora tenha uma eficácia pouco inferior aos contraceptivos combinados, o uso correto é bastante seguro. • ***Esquema 2:*** com 30 a 40 dias aplicação de 01 ampola (IM) de Medroxi-progesterona 150 mg. Repetir a cada 90 dias enquanto estiver amamentando. Método bastante eficaz porém não se recomenda seu uso por tempo prolongado, devido aos seus efeitos na redução da massa óssea, retenção líquida e mesmo pela maior dificuldade do retorno aos ciclos ovulatórios após a sua suspensão.
Métodos intra-uterinos	Após quarenta dias a cavidade uterina tem involução total e o colo uterino encontra-se fechado. Torna-se possível a aplicação de dispositivo intraútero (DIU) a partir deste momento. Podem ser utilizados os medicados, DIU de Cobre 380, que tem durabilidade de 10 anos, e os de progestágeno, destacando-se o de Levonogestrel 20 mcg/24 horas (Mirena®), cuja durabilidade é de 5 anos com a paciente mantendo-se em amenorreia durante este período.
Métodos de barreira	A utilização de condom e diafragma pode ocorrer a partir de 40 dias de pós-parto quando o colo uterino estará anatomicamente recuperado. Um fator limitante a estes métodos se refere ao fato de a mucosa vaginal estar muito sensível ao uso de espermicida e lubrificantes contidos nestes produtos.

Capítulo 28

INFECÇÃO PUERPERAL

Importância e epidemiologia

As infecções que se seguem ao parto ou ao abortamento são potencialmente graves em decorrência da flora vaginal polimicrobiana que frequentemente se envolve neste processo. Os partos operatórios (fórcipe e cesariana) são mais associados a esta complicação. Fatores de risco para infecção puerperal são decorrentes das condições maternas: anemia, uso de corticoides, doença autoimune e das condições do parto: grande número de toques vaginais, manipulações, traumatismo intraparto, monitorização interna, extração manual da placenta, bolsa rota por tempo prolongado (mais de12 horas).

Em nosso meio se constitui ainda em uma das três principais causas de morte materna. Inclui-se como infecção puerperal toda aquela que ocorre no puerpério, vinculada ao processo de parturição. Assim, considera-se a infecção de parede na cesariana e as mastites como infecções puerperais. A incidência de infecções puerperais situam-se em torno de 2 a 3% de todos os partos e considerando todas as formas de gravidade.

Os quadros de infecção genital após o parto são denominados infecção puerperal.

Diagnóstico

O diagnóstico desta infecção intracavitária se baseia no achado de febre (vide abaixo), dor abdominal, presença de lóquios pio – sanguinolentos ou mesmo purulentos com odor fétido, além de presença de útero subinvoluído.

Vários fatores têm sido descritos como facilitadores da infecção puerperal. Entre os fatores gerais citamos a anemia, a desnutrição, condições socioeconômicas desfavoráveis, cuidados de higiene insatisfatórios e história de infecções prévias. Como já foi dito, o parto cesáreo apresenta maior risco de infecção quando comparado com o parto vaginal. Com relação a intercorrências da gravidez são fatores importantes a rotura prematura de membranas e infecções durante a gestação (infecção do trato urinário, por exemplo). No que se refere à assistência obstétrica destaca-se a duração prolongada do trabalho de parto, o desrespeito às normas usuais de antissepsia, o traumatismo do canal de parto e persistência de restos placentários.

A extensão do comprometimento uterino pode determinar quadros de gravidade variável, sendo que alguns casos podem evoluir para o choque séptico e óbito materno. Em nosso meio as infecções puerperais constituem junto com as síndromes hipertensivas da gravidez e hemorragias as três principais causas de morte materna.

Diagnóstico clínico e laboratorial da infecção puerperal

Sintomas	Dor na região pélvica, distensão abdominal, constipação intestinal, secreção vaginal com odor fétido.
Sinais clínicos	Hipertermia maior que 38° em pelo menos duas ocasiões, principalmente vespertina, prostração e cansaço, lóquios serossanguíneos persistentes e abundantes, secreção purulenta uterina, deficiência na involução uterina puerperal e colo dilatado. Diminuição do peristaltismo intestinal e distensão.

Sinais laboratoriais	Leucocitose, com desvio para esquerda (formas jovens de leucócitos), proteína C reativa maior que 5 mg%, Gama GT elevada. Ultrassom pélvico mostrando subinvolução do útero, líquido livre na pelve ou em anexo. Presença de distensão de alças intestinais ao estudo radiológico.

Classificação e conduta, segundo o estadiamento do quadro infeccioso

Estádio 1	Infecção de episiotomia, superfície interna da cavidade uterina. Ausência de aumento do volume uterino e ausência de peritonismo. Lóquios purulentos. Febre mantida. Estado geral preservado. ***Tratamento:*** Avaliar necessidade de curetagem. Antibioticoterapia: • Amoxicilina/Clavulanato (Clavulin BD®), 875mg de 8/8 horas por 7 a 10 dias; • Clindamicina (Dalacin®, 0,6 g de 12/ 12 horas, por 7 a 10 dias ou até pelo menos 48 horas sem febre; • Cefoxitina (Mefoxin®), 1 g (IM) de 12/12 horas por 7 a 10 dias.
Estádio 2	Infecção se estende à parede uterina. Ocorre aumento do volume uterino (endomiometrite), acometimento geral, febre sustentada. Ausência de irritação peritonial. ***Tratamento:*** Avaliar necessidade de curetagem. Antibioticoterapia: • A associação mais utilizada é Clindamicina 600 mg endovenoso de 8/8 horas ou 1,2 g a cada 12 horas associado a um aminoglicosídeo, Gentamicina, 1,5 mg/kg de peso, endovenoso de 8/8 horas ou 240 mg EV a cada 24 horas. Manter esquema parenteral até 48 horas afebril. A Clindamicina pode ser substituída eventualmente pelo Metronidazol (Flagyl®) 1 g de 12/12 horas;

	• Associação de Clindamicina, 1,2 g EV de 12/12 horas com Cefoxitina, 1 g EV de 12/12 horas, até 48 horas afebril; • Outros esquemas incluem monodrogas: Cefalosporinas de terceira geração (Cefoxitina, Cefotaxima, Ceftriaxona) ou derivados sintéticos de penicilina, como Sulbactam/Ampicilina sódico (Unasyn® 1,5 g EV de 12/12 horas; • Imipenem em combinação com Cilastina Tienam® 500 mg EV de 6/6 horas) são reservados para os casos mais graves que não respondem aos esquemas anteriores.
Estádio 3	Presença de irritação peritoneal com ecografia exibindo líquido livre na pelve. Estado geral comprometido. ***Tratamento:*** Avaliar necessidade de histerectomia. Antibioticoterapia: • Esquema 1: associação de Ceftriaxona (Rocefin®) – 1 g, IV, de 12/12 horas; com Clindamicina – 1,2 g, IV, de 12/12 horas; • Esquema 2: Metronidazol – 2 g/dia, IV; com Penicilina cristalina – 15 milhões de unidades/24 horas, EV; e, gentamicina – 80 mg, IM de 8/8 horas. Deve ser mantida até a melhora significativa dos parâmetros clínicos (48 a 72 horas sem febre) e laboratoriais (leucocitose e proteína C reativa).
Estádio 4	Presença de abscesso tubo ovariano roto ou integro. ***Tratamento:*** Avaliar laparotomia e histerectomia. Antibioticoterapia: • Esquema 1: associação de Rocefin – 1 g, IV, de 12/12 horas; com clindamicina – 2,4 mg, IV, de 12/12 horas; e metronidazol – 2 g, IV, diário. Deve ser mantida até a melhora significativa dos parâmetros clínicos (48 a 72 horas sem febre) e laboratoriais (leucocitose e proteína C reativa).

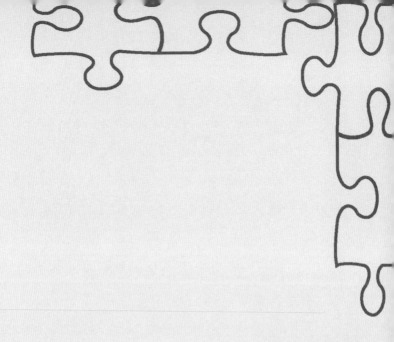

Parte 2

TABELAS E PADRÕES EM OBSTETRÍCIA E MEDICINA FETAL

Classificação dos fármacos pelo risco de teratogênese (FDA-OMS)

Nesta classificação os fármacos são agrupados em cinco categorias (A, B, C, D e X), conforme o risco de teratogênese pelos estudos e evidencias clínicas disponíveis no momento.

	Características
Categoria A	Estudos controlados em gestantes não mostram risco para o feto em nenhum trimestre gestacional. O risco de teratogênese é remoto
Categoria B	Estudos de exposição de gestantes e animais ao fármaco não demonstram risco. Os fetos humanos não estão sujeitos a risco no primeiro trimestre pelos estudos controlados já realizados
Categoria B	Estudos em animais de experimentação demonstram risco fetal (teratogenecidade ou embriogenicidade). Os fármacos só devem ser administrados se o risco potencial for em muito ultrapassado pelos benefícios a serem obtidos pelo fármaco
Categoria D	Evidência forte e demonstrada de risco para os fetos humanos. O uso somente deverá ocorrer diante do risco evidente de vida ou doenças graves nas quais o fármaco é a única alternativa
Categoria X	Efeito desastroso sobre fetos humanos. Não há benefícios possíveis que superem os riscos já estabelecidos pelo fármaco em mulheres grávidas. Estabelece-se contraindicação do uso do fármaco em grávidas e em mulheres com risco de engravidar

Sumário dos riscos de teratogênese nos fármacos padronizados (OMS)

Fármacos	Categoria
Ansiolíticos: Diazepan, clonazepan	D
Ansiolíticos: Lorazepan	C
Antiácidos: Cimetidina, Ranitidina	B
Antiácidos: Omeprazol	C
Antibióticos: Claritromicina	D
Antibióticos: Penicilina, Ampicilina, Amoxicilina, Fosfomicina, Clavulanato de Potássio, Clindamicina, Cefalosporinas, Nitrofurantoína	B
Antibióticos: Sulbactam/Ampicilina, Gentamicina, Quinolonas	C
Antibióticos: Tetraciclina, Doxicilina, Minociclina	X
Anticoagulantes: Cumarínicos	X
Anticoagulantes: Heparina, Enoxaparina	B
Anticonvulsivantes: Fenobarbital, Fenitoína, Carbamazepina	D
Anticonvulsivantes: Sulfato de Magnésio	B
Antieméticos: Ondansetrona, Dimenidrato, Metoclopramida	B
Antifúngicos: Cetoconazol, Tioconazol, Itraconazol, Isoconazol	C
Antifúngicos: Clotrimazol, Nistatina, Nitrato de miconazol	B
Antifúngicos: Fluconazol	C
Anti-hipertensivos: Bloqueadores de canais de cálcio, Propranolol, Hidralazina	C

Anti-hipertensivos: Metil Dopa	C
Anti-hipertensivos: Inibidores da ECA	D
Anti-hipertensivos: BRA (Losartana)	D
Anti-hipertensivos: Pindolol	B
Anti-hipertensivos : Carvedilol	C
Anti-inflamatórios: Diclofenaco, Piroxican	B/D
Antimalárico: Quinina	X
Antiparasitários: Tiabendazol, Ivermectina, Albendazol	C
Antiprotozoário: Metronidazol	X/B
Hipoglicemiantes orais: Metformina, Gliburida, Glibenclamida	B
Hormônios: Progesterona	D
Hormônios: Progesterona sintética	X
Inibidores da contração uterina: Ritodrina, Terbutalina, Atosibano	B
Insulinas	B
Vitaminas: A, B, ácido fólico e outros	A
Vitaminas: isotretinoína (análogo sintético da vitamina A)	X

Curva de valores normais da altura uterina
Fonte: Silvio Martinelli, Roberto E. Bittar, Marcelo Zugaib. Rev. Bras. Ginecol. Obstet. v.23 n.4 Rio de Janeiro, maio, 2001.

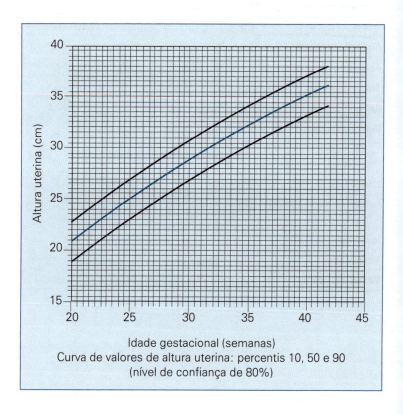

Curva de valores de altura uterina: percentis 10, 50 e 90
(nível de confiança de 80%)

Comparação de valores de altura uterina em vários estudos

Fonte: Silvio Martinelli, Roberto E. Bittar, Marcelo Zugaib Rev. Bras. Ginecol. Obstet. v. 23 n. 4 Rio de Janeiro maio 2001.

Comparação entre valores de medidas de altura uterina em vários estudos (percentil 50), segundo a técnica de Belizán et al.

Estudos	Medidas de Altura Uterina (cm) Idade Gestacional (semanas)					
	20	24	28	32	36	40
Belizán et al., 1978 (Argentina)	18,5	22,5	26,5	30,5	33,5	34,5
Quaranta et al., 1981 (Inglaterra)	20,2	24,1	28,1	31,8	34,7	36,3
Calvert et al., 1982 (Inglaterra)	18,8	22,9	26,8	30,2	33,7	36,2
Taylor et al., 1984 (Austrália)	18,0	23,0	28,0	31,0	34,0	36,5
Mathai et al., 1987 (Índia)		21,5	24,5	27,5	31,5	33,5
Azziz et al., 1988 (EUA)	20,5	24,6	28,3	32,8	36,5	39,8
Steingrimsdóttir et al., 1995 (Suécia)	19,0	23,1	27,1	30,1	33,6	35,8
Silva et al., 1986 (Brasil)	19,0	23,0	26,0	30,0	32,5	34,0
Barini, 1989 (Brasil)	18,5	22,2	25,9	29,3	32,2	34,2
Presente estudo, 2000 (Brasil)	20,7	24,2	27,5	30,4	32,9	35,2

Ganho de peso esperado na gravidez
Fonte: Journal of The American Diety Association, 1995.

Classificação	IMC	Ganho de Peso Esperado na Gravidez
Magra	<19,8	12,5 a 18 kg
Normal	19,8 - 26	11,5 a 16 kg
Sobrepeso	26 - 29	7 a 11,5 kg
Obesa	< 29	Pelo menos 7 kg

$$IMC = PESO / ALTURA^2$$

Acurácia do cálculo da idade gestacional
Fonte: OTT: Clin Obstet Gynecol, Volume 49(2), 295-307. June 2006.

Parâmetro	*Erro (95%)*
In vitro	1 dia
Indução da ovulação	3 dias
Temperatura corporal basal	4 dias
Comprimento cabeça-nádega	3 a 5 dias
Diâmetro biparietal (<28 semanas)	5 a 7 dias
Diâmetro do saco gestacional	7 dias
Exame físico (primeiro trimestre)	14 dias
Data da última menstruação (excelente história)	14 a 17 dias
Medida do fundo uterino (1º/2º trimestre)	14 a 28 dias
Data da última menstruação (história ruim)	> 28 dias
Medida do fundo uterino (3º trimestre)	28 a 36 dias

Cálculo da idade gestacional ao ultrassom a partir da medida do comprimento cabeça-nádega (CNN)
Fonte: OTT: Clin Obstet Gynecol, Volume 49(2), 295-307.June 2006.

Idade gestacional (semanas) = $5.73 + 0.19224 CCN - 0.00145 CCN2 + 0.000006144 CCN3$

Fórmulas para o cálculo do peso fetal (medidas em centímetros)
Fonte: OTT: Clin Obstet Gynecol, Volume 49(2), 295-307. June 2006.

(Hadlock *et al.*) Log_{10}
Peso fetal = 15622 – 0,01080
Circunferência cefálica + 0,04680
Circunferência abdominal + 0,00034
Cirunferência cefálica^2 + 0,003685
Circunferência abdominal × comprimento do fêmur

(Ott *et al.*) Log_{10}
Peso fetal = 2.0660 – 0,04355
Circunferência cefálica + 0,05394
Circunferência abdominal + 0,0008582
Cirunferência cefálica × circunferência abdominal + 1.2594
Comprimento do fêmur/circunferência abdominal

(Shepard *et al.*) Log_{10}
Peso fetal = –1,7492 + 0,166
Diâmetro biparietal + 0,046
Circunferência abdominal + 0,00246
Diâmetro biparietal × cirunferência abdominal

Peso fetal para idade gestacional (peso em gramas)
Fonte: OTT: Clin Obstet Gynecol, Volume 49(2), 295-307. June 2006.

Idade (sem.)	5th	10th	50th	90th	95th
15	115	119	139	158	162
16	127	131	152	174	178
17	150	155	180	205	210
18	184	190	221	251	257
19	229	237	274	312	319
20	285	294	340	386	395
21	350	362	418	474	486
22	426	439	508	576	589
23	510	526	608	690	706
24	603	622	720	817	837
25	704	727	842	957	979
26	813	840	974	1.108	1.131
27	930	960	1.115	1.270	1.301
28	1.053	1.088	1.266	1.444	1.479
29	1.183	1.223	1.426	1.628	1.668
30	1.318	1.1364	1.594	1.823	1.869
31	1.460	1.511	1.770	2.028	2.079
32	1.606	1.663	1.953	2.243	2.300
33	1.757	1.821	2.144	2.467	2.531
34	1.912	1.983	2.342	2.700	2.771
35	2.071	2.149	2.546	2.942	3.020
36	2.233	2.320	2.756	3.192	3.278

37	2.399	2.493	2.971	3.449	3.544
38	2.566	2.669	3.192	3.715	3.818
39	2.736	2.848	3.418	3.987	4.099
40	2.907	3.029	3.648	4.266	4.388
41	3.079	3.211	3.882	4.552	4.684
42	3.252	3.395	4.119	4.844	4.987

Peso fetal por idade gestacional em diversos estudos
(peso em gramas)
Fonte: OTT: Clin Obstet Gynecol, Volume 49(2), 295-307.June 2006.

Autor	Sexo	Descrição da População Raça	Descrição da População Paridade	28	32	36	38	40	42
Alexander	M, F	W, B	P, M	798	1.495	2.354	2.714	2.929	2.935
Babson	M, F	W	P, M	695	1.351	2.173	2.602	2.880	3.039
Brenner	M, F	W, B	P, M	770	1.310	2.190	2.510	2.750	2.830
Lubchenco	M, F	W	P, M	890	1.290	2.050	2.430	2.630	2.720
Williams	M, F	W, B	P, M	727	1.301	2.229	2.629	2.848	2.965
Diferença (g)				*195*	*205*	*304*	*284*	*299*	*319*
Alexander	M	W, B	P, M	828	1.521	2.407	2.769	2.986	2.998
Hoffman	M	W	P, M	843	1.548	2.259	2.621	2.890	3.010
Lubchenco	M	W	P, M	915	1.220	2.105	2.505	2.700	2.730
Miller & Merrit	M	W	M	–	–	–	2.860	3.190	3.450
Williams	M	W, B	P, M	762	1.348	2.278	2.696	2.944	3.086
Zhang	M	W	M	1.100	1.840	2.588	2.894	3.138	–
Diferença (g)				*338*	*520*	*483*	*389*	*490*	*720*

Parâmetros ultrassonográficos e diagnóstico do crescimento intrauterino restrito

Fonte: OTT: Clin Obstet Gynecol, Volume 49(2), 295-307. June 2006.

	Peso Fetal	AC	HC/AC	AC/FL	Doppler
Sensibilidade (%)	65,8	62,2	49,1	28,9	66,7
Especificidade (%)	88,9	90,7	83,7	47,8	68,5
Valor de predição positivo (%)	63,6	67,3	47,1	47,8	38,4
Valor de predição negativo (%)	89,8	89,8	84,8	81,3	87,5
Falso positivo (%)	8,6	7,2	12,6	7,2	24,4
Falso negativo (%)	7,8	8,0	11,6	16,2	7,8

AC: circunferência abdominal, HC: circunferência cefálica, FL: comprimento do fêmur.

Predição do trabalho de parto prematuro pelo ultrassom transvaginal em gestações únicas assintomáticas em estudos transversais

Fonte: Berghella: Clin Obstet Gynecol, Volume 46(4), 947-962. December 2003.

Autor	N	PTB (%)	PTB Definido (sem.)	Estudo GA (sem.)	CL cut-off (mm)	% Abs	Sets	Spec	PPV	NPV	RR
Anderson**	113	15	<37	7-30	34	25	47	54	35	90	3,4
Tongsong	730	13	<37	28-30	25	2	6	98	31	89	2,6
Lavex	2.915	4,3	<35	22-25	25	10	37	92	18	97	6,2*
Lavex	II	II	II	II	20	5	23	97	26	97	9,4*
Heath	1.252	2,3	<35	23	15	2	38	II	II	II	II
Heath	II	II	II	II	20	3	58	93	11	99	1,1
Taijink	3.654	0,8	<35	18-22	29	3	19	97	6	99	1,1
Taijink	II	II	II	II	25	0,3	7	100	15	99	20,0
Hiblurd	760	6,7	<35	16-22	27	5	29	97	44	94	7,5

* = comparado aos valores abaixo do 75th percentil.

**nomes em itálico indicam estudos cegos em relação ao resultado do ultrassom. Para estudos listando 2 grupos de valores para acurácia preditiva, diferentes pontos de corte forma usados. PTB% = incidência de nascimento pré-termo; GA = idade gestacional; CL = comprimento cervical; % abu = percentuais anormais sens = sensibilidade; spec = especificidade; PPV = valor de predição positiva; NPV = valor de predição negative; RR = risco relativo comparado àquelas com comprimento do colo normal exceto *).

Categorias de diagnóstico para o índice de líquido amniótico (ILA). Adaptado de Phelan *et al*.

Fonte: Schrimmer: Clin Obstet Gynecol, Volume 45(4), 1026-1038. December 2002.

Volume de líquido amniótico	Valor do ILA	Percentual de pacientes
Muito baixo	≤5cm	8%
Baixo	5,1-8,0cm	20%
Normal	8,1-18,0cm	66%
Alto	>18cm	6%

Valores normais do índice de líquido amniótico na gestação (adaptado de Magann *et al*.)

Fonte: Schrimmer: Clin Obstet Gynecol, Volume 45(4), 1026-1038. December 2002.

Semanas	Percentil (valores em cm) 5º	50º	95º
16	3	6	9
17	3	6	9
18	4	7	10
19	4	7	10
20	5	8	11
21	5	9	12
22	6	9	13
23	6	10	14
24	6	11	15
25	7	11	16
26	7	12	17
27	7	13	18
28	8	13	19
29	8	13	19
30	8	14	20
31	8	14	20
32	8	14	21
33	7	13	21
34	7	13	20
35	7	12	20

36	6	12	19
37	6	11	19
38	6	10	18
39	5	9	17
40	5	9	16
41	4	8	15

Critérios ultrassonográficos para maximizar a qualidade da translucência nucal ultrassonográfica

Fonte: WELCH: Clin Obstet Gynecol, Volume 46(4), 909-922. December 2003.

1. TN ultrassonográfica deve somente ser realizado por ultrassonografista certificado na técnica.

2. Abordagem transabdominal ou transvaginal deve basear-se em hábitos maternos, idade gestacional e posição fetal.

3. Idade gestacional deve ser limitada entre 10 e 14 semanas (CCN 36-80 mm).

4. Feto deve ser examinado em um plano sagital médio.

5. Pescoço fetal deve estar em posição neutra.

6. Imagem fetal deve ocupar pelo menos 75% da visibilidade da tela.

7. Movimento fetal deve ser aguardado para distinguir entre âmnio e pele fetal.

8. Calipers devem ser colocados nas bordas internas da prega nucal.

9. Calipers devem ser colocados perpendicularmente ao eixo do corpo fetal.

10. Pelo menos 3 medidas da TN devem ser obtidas, com o valor médio delas usado na avaliação de risco e no aconselhamento.

11. Pelo menos 20 minutos precisam ser dedicados a medida da TN antes de abandonar os esforços como falha.

Modificações nos índices de detecção de síndrome de Down usando TN ultrassonográfica e idade materna (Fundação de Medicina Fetal)

Fonte: WELCH: Clin Obstet Gynecol, Volume 46(4), 909-922. December 2003.

Estudo	Ano	Detecção (%)	Falso positivo (%)
Nicolaides *et al.*	1996	84	6
Cuckle	1997	79	5
Snijders *et al.*	1998	77	5
Nicolaides *et al.*	1998	73	5
Bindra *et al.*	2002	79	5

Performance do estudo de fluxo do Doppler venoso como ferramenta de rastreamento para aneuploidia no primeiro trimestre da gravidez (ducto venoso anormal inclui ausência ou reversão do fluxo durante a contração atrial)

Fonte: WELCH: Clin Obstet Gynecol, Volume 46(4), 909-922. December 2003.

Estudo	Tamanho do Estudo	Aneuploidia (%)	Euploidia (%)
Matias *et al.*	486	91	3
Bilardo *et al.*	186	65	21
Antolin *et al.*	1.371	65	4
Zoppi *et al.*	330	70	12
Murta *et al.*	372	93	2
Mavrides *et al.*	256	59	5

Sumário da sensibilidade e especificidade para cada marcador ultrassonográfico

Fonte: Smith Bindman: JAMA, Volume 285(8), 1044-1055. February 28, 2001.

Marcador	Identificado como	Nº de Estudos	Sensibilidade (95% CI)	Especificidade (95% CI)
Transluscência nucal	Localização isolada	10	0,04 (0,02-0,10)	0,99 (0,99-1,00)‡
	Desconhecido	12	0,36 (0,27-0,47)	0,98 (0,96-0,99)‡
	Com anomalias estruturais	10†	0,26 (0,16-0,40)‡	0,99 (0,98-1,00)‡
Cisto plexo coroide	Localização isolada	3	0,01 (0-0,03)	0,99 (0,97-1,00)§
	Desconhecido	2	0,02 (0-0,15)	0,98 (0,97-0,98)
	Com anomalias estruturais	4	0,11 (0,06-0,20)	0,99 (0,98-1,00)§
Comprimento do fémur	Localização isolada	4	0,16 (0,05-0,40)‡	0,96 (0,94-0,98)‡
	Desconhecido	22	0,31 (0,25-0,38)	0,91 (0,88-0,93)‡
	Com anomalias estruturais	4	0,51 (0,34-0,68)	0,94 (0,86-0,97)‡
Comprimento do úmero	Localização isolada	2	0,09 (0,01-0,64)‡	0,97 (0,91-0,99)§
	Desconhecido	7	0,39 (0,30-0,50)‡	0,94 (0,91-0,96)§
	Com anomalias estruturais	2	0,54 (0,42-0,65)	0,94 (0,93-0,96)
Ecogenicidade intestinal	Localização isolada	3	0,04 (0,01-0,18)	0,99 (0,97-1,00)§
	Desconhecido	2	0,14 (0,05-0,33)	0,98 (0,98-0,99)
	Com anomalias estruturais	6	0,16 (0,10-0,25)	1,00 (0,99-1,00)
Foco ecogênico intracardíaco	Localização isolada	3	0,11 (0,06-0,18)	0,96 (0,94-0,97)
	Desconhecido	0	—	—
	Com anomalias estruturais	3	0,20 (0,14-0,27)	0,95 (0,93-09,96)
Pieloectasia renal	Localização isolada	4	0,02 (0,01-0,06)	0,99 (0,98-0,99)‡
	Desconhecido	1	0,19 (0,07-0,36)	0,99 (0,98-0,99)
	Com anomalias estruturais	5	0,16 (0,10-0,25)	0,99 (0,97-0,99)
Várias conclusões	Marcadores ultrassonográfico de anomalias estruturais	18	0,69 (0,63-0,75)‡	0,92 (0,90-0,94)‡

*Estratificação por se o marcador foi visto como uma anomalia isolada ou em conjunto com anomalias estruturais fetais. CI = indica o intervalo de confiança; não aplicável. † = Correlação entre as taxas de verdadeiro-positivos e falso-positivos, P = 0,07. ‡ = Heterogeneidade dos resultados do estudo comparado ao que espera por acaso superior a 10-rebativeis. § Heterogeneidade dos resultados do estudo comparado ao que espera por acaso superior 50-rebativeis.

Valores de referência para concentrações da hemoglobina fetal em função da idade gestacional

Fonte: Mari: N Engl J Med, Volume 342(1), 9-14.January, 2000.

Semanas de Gestação	\multicolumn{5}{c}{Múltiplos da Mediana}
	1,16	1,00 Mediana	0,84	0,65	0,55
	\multicolumn{5}{c}{Gramas por decilitro}
18	12,3	10,6	8,9	6,9	5,8
20	12,9	11,1	9,3	7,2	6,1
22	13,4	11,6	9,7	7,5	6,4
24	13,9	12,0	10,1	7,8	6,6
26	14,3	12,3	10,3	8,0	6,8
28	14,6	12,6	10,6	8,2	6,9
30	14,8	12,8	10,8	8,3	7,1
32	15,2	13,1	10,9	8,5	7,2
34	15,4	13,3	11,2	8,6	7,6
36	15,6	13,5	11,3	8,7	7,4
38	15,8	13,6	11,4	8,9	7,5
40	16,0	13,8	11,6	9,0	7,6

Os valores de hemoglobina de 0,65 e 0,55 múltiplos da mediana (pontos de corte para anemia leve e moderada, respectivamente) são também mostrados. Os valores de 1,16 e 0,84 múltiplos da mediana correspondem ao 90º percentis e 5º percentis, respectivamente (limites do normal).

Dopplerfluxometria da artéria cerebral média e anemia fetal. Valor de referência para fetos normais (linha pontilhada), fetos levemente anêmicos (linha fina) e gravemente anêmicos (linha grossa)
Fonte: DETTI: Clin Obstet Gynecol, Volume 46(4), 923-930. December 2003.

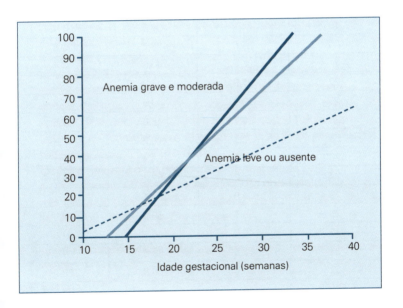

Valores do pico da velocidade sistólica (média) da artéria cerebral média, em diferentes idades gestacionais
(1,5 e 1,55 MoM representam pontos de corte para anemia fetal moderada e grave)
Fonte: DETTI: Clin Obstet Gynecol, Volume 46(4), 923-930. December 2003.

Semanas	Média	1,5 MoM	1,55 MoM
18	23,2	24,8	36,0
19	24,3	36,5	37,7
20	25,5	38,2	39,5
21	26,7	40,0	41,3
22	27,9	41,9	43,3
23	29,3	43,9	45,4
24	30,7	46,0	47,5
25	32,1	48,2	49,8
26	33,6	50,4	52,1
27	35,2	52,8	54,6
28	36,9	55,4	57,2
29	38,7	58,0	59,9
30	40,5	60,7	62,8
31	42,4	63,6	65,7
32	44,4	66,6	68,9
33	46,5	69,8	72,1
34	48,7	73,1	75,6
35	51,1	76,6	79,1
36	53,5	80,2	80,9

37	56,0	84,0	86,8
38	58,7	88,0	91,0
39	61,5	92,2	95,3
40	64,4	96,6	99,8

MoM = múltiplos da mediana.

Perfil de ação das insulinas
Fonte: GABBE, Obst Gynecol, 2003.

Classificação	Início de Ação	Pico (Horas)	Duração (Horas)
Lipro	1-15 min.	1-2	4-5
Regular	30-60 min.	2-4	6-8
NPH	1-3 h	5-7	13-18
Lenta	1-3 h	4-8	13-20
Ultralenta	2-4 h	8-14	18-30

Partograma – OMS

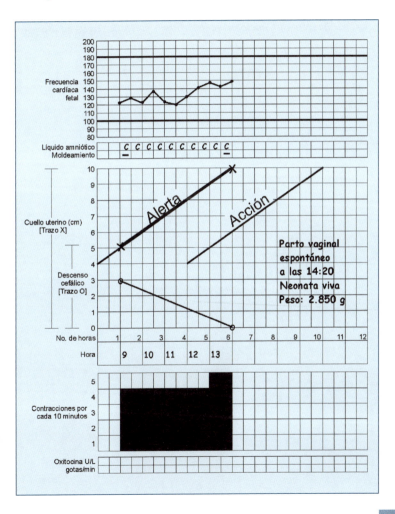

ÍNDICE REMISSIVO

A

Aceleração transitória (AT) ao, 56
 estímulo sonoro (ES), 56
 movimento fetal (MF), 56
Acretismo placentário, 326
Acurácia do cálculo da idade gestacional, 355
Alterações agudas na fundoscopia, 208
Anemias na gravidez, 99
 diagnóstico, 100
 esquemas para reposição de ferro na gravidez, 102
 exames complementares de seguimento das anemias na gestação, 101
  carências, 101
  hemolíticas, 101
  tipo de anemia, 101
 tratamento, 101
 valores de referência para o hemograma na gestação (valores mínimos), 100
Ascite fetal, 73
Assistência ao parto, 295
 antibioticoprofilaxia no parto, 312
  contração uterina, 329
   primeira opção, 329
   segunda opção, 329
   terceira opção, 330
  critérios de classificação da intensidade hemorrágica, 328
  distócias, 315, 318, 323
   de descida do polo cefálico, 318
   de ombro, 323
   do primeiro período do parto (período de dilatação), 315
   contrações, 316-317
    discinéticas, 317
    hiperativas, 316
     primeira opção, 316
     segunda opção, 317
     terceira opção, 317
   contrações hipoativas, 316
    primeira opção, 316
    segunda opção, 316
   distócia de
    contrações, 315
    dilatação, 317
  esquema sugerido para antibioticoprofilaxia no parto, 313
   presença de, 313-314
   dois fatores de risco, 314
   um fator de risco, 313
   prevenção da, 314
   endocardite bacteriana, 314
   sepsis neonatal pelo streptococcus beta-hemolítico, 314
  fatores de risco para infecção puerperal, 313
  hemorragia no pós-parto, 327
  medidas, 327, 329
   específicas, 329
   gerais, 327
  parada, 322-323
   de progressão na descida da apresentação, 322
   do desprendimento, 323
  revisão do canal do parto, 330
   laparotomia, 330
  sofrimento fetal agudo, 321, 325
  urgências, 314, 321, 325
   intraparto, 314
   na expulsão placentária, 325
   no período expulsivo, 321
 assistência clínica ao parto, 306
  condições necessárias para indução do parto, 309
  critérios de diagnóstico do sofrimento fetal agudo pela monitorização fetal intraparto, 312
  fases da condução do parto pela monitorização eletrônica, 311
  indicações para indução do parto, 309
   contraindicações, 309
   indicações, 309
  indicações para o emprego da monitorização eletrônica do parto, 311
  ocitocina, 310
  parto, 308, 310
   induzido, 308
   monitorizado eletronicamente, 310
  prostaglandinas, 310
  rotina básica na condução do parto, 306
   internação, 306

377

partograma, 308
preparo para parto vaginal, 307
técnica de indução do parto, 309
fisiologia do parto, 295
fases evolutivas do período de dilatação (partograma de O'Driscoll), 297
ativa, 297
latência, 297
fases evolutivas do período de dilatação, 299
descida fetal, 299
expulsão, 299
nascimento, 300
partograma, 296
período de, 296, 298, 300-301
de dequitação (secundamento), 300
de dilatação, 296
de observação (quarto período), 301
expulsivo (segundo período), 298
fisiopatologia do parto, 301
complicações do quarto período, 305
distócias do parto, 302
distocias, 302-305
da dequitação (acretismo), 305
da dilatação, 303
de descida do polo cefálico fetal (desproporção cefalopélvica), 304
de contração (discinesias), 302
Assistência ao puerpério, 333
acompanhamento da paciente no puerpério, 333
analgésicos, 334
complicações mais comuns nas mamas, 337
apojadura mamária, 337
complicações mais comuns nas mamas, 337
depressão e psicose puerperal, 340
ingurgitamento mamário, 338
mastite, 338
suspensão do aleitamento, 339
curativos, 336
deambulação, 336
enfaixamento abdominal, 336
ocitócicos, 334
sonda vesical, 335
soroterapia, 335
verificação de lóquios, 335
contracepção puerperal, 341

métodos contraceptivos no puerpério, 341
métodos, 341-342
de barreira, 342
hormonais, 341
intrauterinos, 342
Assistência pré-natal, 13
alterações fisiológicas da gestante, 26
sistema, 26-27
cardiovascular, 26
endócrino, 27
musculoesquelético, 27
nervoso central, 27
renal, 26
tegumentar, 26
anamnese, 13
estado civil, 13
gravidez atual, 15
hábitos e costumes, 14
histórias, 14
familiar, 14
ginecológica, 14
obstétrica, 14
idade materna, 13
passado mórbido, 14
profissão, 13
aspectos psicoemocionais na gravidez, 28
exame físico, 15
abdome, 15
aparelho cardiovascular, 15
membros, 15
peso corporal, 15
tórax, 15
exame ginecológico e obstétrico, 16
avaliação das mamas, 16
exame especular, 16
manobras de leopold, 16
medida da altura do fundo uterino, 16
pelvimetria clínica, 17
toque bimanual, 17
queixas e manifestações comuns do pré-natal, 24
alterações mamárias, 25
constipação intestinal, 25
dor lombar, 25
edema de membros inferiores, 25
manchas cutâneas, 25
náuseas e vômitos, 24

ÍNDICE REMISSIVO

poliúria, 24
sialorreia, 24
recomendações complementares de rotina no pré-natal, 21
  exercícios físicos, 22
  ganho ponderal e dieta, 21
  suplementação de ferro e vitaminas, 23
  vacinação e imunoglobulina anti-rh, 22
rotina de atendimento pré-natal, 17
  avaliação a partir de 36 semanas, 18
    propedêutica em casos especiais, 20
    doppler obstétrico, 20
    propedêutica genética, 20
    propedêutica infecciosa fetal, 21
    indicações, 21
    teste complementar, 21
    rotina laboratorial básica, 18
    consulta de, 18-19
      24 semanas, 18
      34 semanas, 19
    coombs indireto, 19
    primeira consulta, 18
    ultrassom, 19
  avaliação entre 34 e 36 semanas, 18
  frequência das consultas, 18
Avaliação complementar da gestante lúpica, 230

B

Balão intrauterino, 330

C

Categorias de diagnóstico para o índice de líquido amniótico (ILA), 363
Causas de sensibilização materna pelo fator Rh (HC-UFMG), 260
Classificação, 236, 279, 349
  da intensidade da hemorragia obstétrica, 279
  dos fármacos pelo risco de teratogênese (FDA-OMS), 349
  dos quadros de tireoidiopatias na gravidez, 236
Comparação de valores de altura uterina em vários estudos, 353
Comparação entre valores de medidas de altura uterina em vários estudos (percentil 50), 353
Complicações maternas e perinatais associadas a gemelaridade, 268
Conduta na êmese e hiperêmese gravídica, 95
  avaliação materna e fetal para diferenciação dos quadros de vômitos na gravidez, 96
  conduta na hiperêmese gravídica, 97
    alimentação, 97
    antieméticos, 97
    bloqueadores de histamina, 97
    hidratação, 97
    sedação, 98
Conduta na gestante portadora de cardiopatia, 249
  achados clínicos e laboratoriais do IAM, 256
    tratamento, 256
      arritmias cardíacas, 256
      taquiarritmias, 257
  aspectos relevantes na condução da cardiopatia na gravidez, 252
    edema agudo pulmonar, 254
      tratamento, 254
    infarto do miocárdio, 255
    insuficiência cardíaca, 253
    miocardiopatia periparto, 254
  classificação funcional das cardiopatias na gestação, 251
  critérios de prognóstico, 250
    prognóstico, 250
      fetal, 250
      materno, 250
  diagnostico da taquicardia em gestantes, 257
    bradiarritmias, 258
Conduta na gravidez ectópica, 127
  associação de sintomas e sinais observados nos quadros de gravidez ectópica, 129
  conduta na gravidez ectópica, 130
  cuidados adicionais, 131
  diagnóstico, 128
  fatores predisponentes para ocorrência de gravidez ectópica, 127

rastreamento para o diagnóstico precoce da gravidez ectópica, 128
  dosagens hormonais, 128
  exame de ultrassom, 128
Conduta na rotura prematura de membranas, 163
  cristalização arboriforme do muco cervical, 166
  determinação do pH vaginal, 166
  ultrassom, 166
    complicações, 167
    conduta, 167
      conduta conservadora, 169
      acompanhamento da gestação em conduta conservadora, 170
        antibióticos, 170
        avaliação do bem-estar fetal, 170
        corticoides, 171
        internação, 170
        profilaxia de sépsis por estreptococo do grupo b, 171
        rastreamento de corioamnionite, 170
        tocólise, 171
      argumentos para a conduta conservadora, 169
      condições para adotar a conduta conservadora, 170
      conduta conservadora deve ser abandonada nas seguintes situações, A, 171
      entre 26 e 32 semanas, 169
      gestação, 168
      a termo, 168
      de 32 a 36 semanas, 168
Conduta, 117, 164, 201
  na rotura prematura de membranas, 164
  nas síndromes hipertensivas, 201
  no abortamento, 117
    abortamento infectado, 124
      complicações do abortamento, 124
      cuidados gerais nos quadros de abortamento, 125
      esquema de antibioticoterapia no abortamento infectado, 124
      esquema tríplice, 124
      monoterapia, 124
    causas principais de abortamento espontâneos, 120

abortos, 120
  precoce, 120
  tardio, 120
avaliação clínica e laboratorial da gestante nos abortamentos, 122
avaliação clínica da paciente, 122
exames, 122
  ecográfico, 122
  laboratorial, 122
avaliação da paciente com quadro de abortamento, 120
conduta nos quadros de abortamento, 123
  abortamentos, 123
    de repetição, 123
    em evolução, incompleto, inevitável e retido, 123
  ameaça de abortamento, 123
classificação evolutiva dos abortamentos, 118
  abortamentos, 118-119
    completo, 119
    em evolução, 118
    incompleto, 118
    infectado, 119
  ameaça de aborto, 118
classificação temporal dos abortamentos, 119
  abortamentos, 119
    habitual (repetição), 119
    precoce, 119
    tardio, 119
Conduta no diabetes durante a gravidez, 189
  abordagem do diabete na gestação, 193
    primeiro trimestre, 193
    segundo trimestre, 194
    terceiro trimestre, 194
  classificações de, 190
    Gabbe para o diabetes na gestação, 190
    P. White para gestantes diabéticas, 190
  coma diabético (cetoacidose diabética) na gestação, 197
    tratamento materno, 198
  conceituação, 201
    hipertensão arterial crônica (HAC), 201
    pré-eclâmpsia, 202
  controle do diabete, 192-193

antes da gestação: avaliação preconcepcional, 193
  na gestação, 192
critérios de rastreamento e diagnóstico do diabete na gestação, 191
  diagnóstico através da curva de tolerância a glicose, 192
  primeira consulta de pré-natal, 191
  semana gestacional, 24a a 26a, 191
fármacos para tratamento anti-hipertensivo na emergência, 209
  avaliação da vitalidade fetal, 210
    conduta obstétrica, 210
fatores de mau prognóstico de pedersen, 190
hipertensão arterial crônica na gestação, 202
  formas, 202-203
    grave, 203
    leve, 202
medidas gerais para o controle da gestante diabética, 195
  atividade física, 195
  controle laboratorial, 195
  dieta, 195
parto da gestante diabética, 199
pré-eclâmpsia, 204
  formas, 204-205
    grave, 205
    leve, 204
rastreamento e diagnóstico, 191
recomendações alimentares para a gestante com diabete gestacional (diabete tipo a), 195
  dieta, 195
  ganho de peso, 195
  hipoglicemiantes orais, 195
urgências hipertensivas, 207
  crise hipertensiva, 207
  hipotensor, 209
Conduta no trabalho de parto prematuro, 155
  risco de parto prematuro, 155
    conduta no trabalho de parto prematuro, 159
      assistência ao parto prematuro, 161
      avaliação: índice de tocólise, 159
      inibição com medicamentos, 159
      internação e cuidados gerais, 159
      uso de corticoide, 161
    conduta, 159
    diagnóstico, 157
    esquemas de corticoterapia para indução de maturidade pulmonar fetal, 161
    fatores de risco de parto prematuro, 156
      fatores de risco, 156
      maiores, 156
      menores, 156
    índice de tocólise, 157
    medidas preventivas no grupo de risco para o parto prematuro, 156
      consultas, 156
      na presença de modificações no colo uterino, 157
      tratamento das infecções, 157
Controle tiroideano na gestação, 233
  indicações para rastreamento da função tiroidiana em gestantes, 234
  doença nodular tiroidiana, 240
  hipertireoidismo na gravidez, 236
  hipotireoidismo na gravidez, 238
  tireoidite pós-parto, 239
  tireotoxicose, 239
Cordocentese, 75
Critérios, 228, 366
  para diagnóstico de Lúpus sistêmico, 228
  ultrassonográficos para maximizar a qualidade da translucência nucal ultrassonográfica, 366
Cuidados intensivos em obstetrícia, 273
  doenças agravadas pela gravidez, 284
    acidente vascular cerebral, 290
    choque séptico, 290
    classificação clínica dos quadros de AVC (escala de Hunt-Hess), 291
    coagulação intravascular disseminada, 284
    estados de hipercoagulibilidade na gestação, 289
      tromboembolismo pulmonar (TEP), 289
    fatores causais de CID em obstetrícia, 285
      diagnóstico, 286
      tratamento, 288

fatores predisponentes na gestante ao AVC, 291
síndrome de, 292
  angustia respiratória do adulto (SARA), 292
  resposta inflamatória sistêmica, 292
tromboembolia, 288
  trombose venosa profunda (TVP), 288
doenças induzidas pela gravidez, 274
  abdome agudo em obstetrícia, 281
    diagnóstico, 282
    clinico, 282
    laboratorial e de imagem, 282
  abdome agudo. tipos e achados, 282
  causas de choque hemorrágico em obstetrícia, 280
    acompanhamento pós tratamento, 281
    diagnóstico, 280
    reposição sanguínea, 281
    soluções, 280
    coloides, 280
    cristaloides, 280
    tratamento, 280-281
    do choque hipovolêmico, 280
    etiológico, 281
  choque hemorrágico em obstetrícia, 279
  doenças obstétricas associadas ao abdome agudo, 283
  embolia amniótica, 283
  fígado gorduroso gravídico e colestase intra-hepática da gravidez, 275
  hemorragia obstétrica, 278
  pré-eclâmpsia/eclâmpsia e HELLP síndrome, 274
Curva de valores normais da altura uterina, 352

D

Dengue, 115-116
  clássica, 115
  hemorrágica, 116
Determinação da idade gestacional pelo CCN, 65
Dinâmica uterina (DU), 315
Distribuição das doenças que podem evoluir, 273

Doença trofoblástica gestacional (mola hidatiforme), 133
  classificação histopatológica, 133
    coriocarcinoma, 135
    mola hidatiforme, 134
      completa (MHC), 134
      invasora, 134
      parcial (MHP), 134
  conduta, 139-140
    clinica e obstétrica, 139
    especiais, 140
      histerectomia profilática, 140
      quimioprofilaxia, 140
  condutas específicas, 139
    esvaziamento uterino, 139
    uso de ocitocina, 139
  exames complementares, 137
    dosagem de bHCG, 138
    ultrassom, 137
  quadro clínico, 135
    outros sintomas, 136
      anemia, 136
      cistos tecaluteínicos, 136
      coagulação intravascular disseminada e embolização trofoblástica, 137
      crise tireotóxica, 137
      pré-eclâmpsia, 137
  seguimento pós-molar, 141
    contracepção, 142
    futuro reprodutivo, 142
    seguimentos, 141-142
      clínico, 141
      dopplerfluxométrico, 142
      laboratorial, 141
      radiológico, 142
      ultrassonográfico, 141
Doenças autoimunes na gestação (lúpus, síndrome antifosfolípede), 227
  lúpus eritematoso sistêmico, 227
    diagnóstico, 228
    tratamento clínico, 228
    conduta obstétrica, 231
  síndrome antifosfolipídica, 231
Doppler de artéria oftálmica com queda do índice de resistência, 208
Dopplerfluxometria da artéria cerebral média e anemia fetal, 371

E

Ecografia mostrando o saco gestacional na região tubária, 130
Ecos amorfos intrauterinos, 138
Estado imunológico materno, 114
Estudo do pico da velocidade sistólica da artéria cerebral media, 265
Exames e estadiamento de gravidade da cetoacidose diabética em gestantes, 197

F

Fatores relacionados com RPM, 165
Fisiopatologia da isoimunização materna pelo Fator Rh, 261
Fórmulas para o cálculo do peso fetal (medidas em centímetros), 356

G

Ganho de peso esperado na gravidez, 354
Gestação gemelar, 267
  gemelaridade, 267
    generalidades, 267
      assistência ao parto na gemelaridade, 272
      avaliação da morfologia fetal, 269
      conduta obstétrica no pré-natal na gemelaridade, 271
      detecção precoce da prematuridade, 271
      diagnostico de, 271
        CIUR unifetal, 271
        transfusão fetofetal, 271
      óbito em um dos gêmeos, 272
      rastreamento de, 271
        diabetes gestacional, 271
        pré-eclâmpsia, 271
      suspeita de doença unifetal, 271
    determinações, 268-269
    da zigosidade da gemelaridade, 268
    do crescimento fetal, 269
      CIUR unifetal, 270
      Doença UniFetal, 271
      transfusão feto-fetal (STFF), 269
Guia de bolso de obstetrícia, 03

I

Imagens, 121, 145
  ecográfica de placenta prévia central, 145
  uterina com restos ovulares de um abortamento Incompleto, 121
Infecção puerperal, 343
  classificação e conduta, segundo o estadiamento do quadro infeccioso, 345
  diagnóstico clínico e laboratorial da infecção puerperal, 344
    sinais,344-345
      clínicos, 344
      laboratoriais, 345
    sintomas, 344
  diagnóstico, 344
  importância e epidemiologia, 343
Infecções na gravidez, 103
  conduta na gestação e parto, 109
  diagnóstico e conduta da infeção pelo HIV durante a gestação, 110
    aleitamento, 111
    conduta na gestação, 110
    rastreamento e diagnóstico, 110
    via de parto, 111
  diagnóstico e conduta na infeção pelo citomegalovírus (CMV) durante a gestação, 113
    conduta na gestação e parto, 114
    rastreamento e diagnóstico, 113
  diagnóstico e conduta na infeção pelo condiloma acuminado (HPV) durante a gestação, 107
    conduta na gestação, 108
    rastreamento e diagnóstico, 107
    via de parto, 108
  diagnóstico e conduta na infeção vaginal e vaginoses durante a gestação, 103
    conduta na gestação, 104
    rastreamento e diagnóstico, 103
    via de parto, 106
  diagnóstico e conduta na, 106, 109
    infecção vaginal por estreptococos beta hemolítico durante a gestação, 106
    sífilis durante a gestação, 109
      conduta na gestação, 109
      rastreamento e diagnóstico, 109
      via de parto e aleitamento,110
  diagnóstico e conduta na toxoplasmose aguda durante a gestação, 112

conduta na gestação, 112
rastreamento e diagnóstico, 112
via de parto e aleitamento, 113
diagnóstico e conduta no herpes genital durante a gestação, 108
rastreamento e diagnóstico, 108
infecções pelo, 114-116
vírus da dengue, 115
vírus Influenza e H1N1, 116
Zika Virus, 114
Infecções pulmonares e de vias aéreas na gestação, 177
asma brônquica, 181
estadiamento de gravidade da asma brônquica na gestante, 181
achados laboratoriais, 181
sinais, 181
respiratórios, 181
hemodinâmico, 181
psíquico, 181
outras infecções pulmonares da gestante, 180
sinusite, 177
diagnóstico, 177
pneumonia comunitária, 179
antibióticos, 179
quadro clinico, 179
sintomáticos, 179
tratamento da sinusite na gestação, 178
cirurgia, 178
medicamentos, 178
tratamento, 177
Infecções urinárias na gestação, 173
conduta na gestação, por gravidade do quadro infeccioso, 174
bacteriúria assintomática, 174
controles, 174-175
de resposta terapêutica, 174
dos sintomas, 175
infecção urinária baixa, 174
pielonefrite, 174
recidivas, 175
diagnóstico e rastreamento, 173
Isoimunização materna ao fator Rh, 259
comentários finais, 266
diagnóstico, 262
acompanhamento da Gestante Rh negativo, 262-263
não sensibilizada, 262

sensibilizada, 263
fisiopatologia, 259
tratamento Fetal, 265

M

Macroscilações no registro da cardiotocografia, 55
Manobras de auxílio ao desprendimento do ombro feral (jacquemier), 324
Medidas sequenciais de correção das emergências do primeiro período do trabalho de parto, 321
Microscilação pela cardiotocografia computadorizada, 54
Modificações nos índices de detecção de síndrome de Down, 367
Monitor materno-fetal para uso no trabalho de parto (DIP II), 312

N

Normas fundamentais de assistência a gestante de alto risco, 183
anamnese clínico-obstétrica, 183
hábitos, 184
história familiar, 184
identificação, 183
passado obstétrico, 184
profissão, 184
situação social, 184
critérios de interrupção em gestações de alto risco, 188
condições, 188
fetais após 32 semanas, 188
maternas, 188
obstétricas após 34 semanas, 188
cuidados especiais na gestação de risco, 186
consultas, 186
propedêutica, 186-187
fetal mínima, 186
materna mínima, 187
exames, 185
físico, 185
complementares, 185

principais indicações para acompanhamento obstétrico no ambulatório de alto risco, 185
rotina de seguimento e propedêutica complementar, 186

P

Paracentese fetal, 72
Parâmetros ultrassonográficos e diagnóstico do crescimento intrauterino restrito, 361
Parte, 11, 347
  1: protocolos e rotinas em obstetrícia, 11
  2: tabelas e padrões em obstetrícia e medicina fetal, 347
Partograma, 308, 319-320, 375
  OMS, 375
  indicando a descida do polo cefálico fetal na fase ativa do trabalho de parto de nulípara, 320
  mostrando dilatação insuficiente nos momentos hora zero e hora 2, 319
Perfil de ação das insulinas, 374
Performance do estudo de fluxo do Doppler venoso como ferramenta de rastreamento para aneuploidia no primeiro trimestre da gravidez, 368
Peso fetal, 358, 360
  para idade gestacional (peso em gramas), 358
  por idade gestacional em diversos estudos (peso em gramas), 360
Placenta prévia e descolamento prematuro da placenta, 143
  descolamento prematuro de placenta, 148
    complicações, 151
      choque hipovolêmico, 151
      coagulopatia intravascular disseminada (CID), 151
      insuficiência renal aguda, 152
      útero de "Couvelaire" (atonia uterina pós-parto), 152
    conduta, 152
      conduta obstétrica, 153
      parto, 153
      medidas gerais, 152
      alívio da dor, 153
      estabilização hemodinâmica, 152
      útero de couvelaire, 153
    síndromes hipertensivas, 148
      traumatismo abdominal, 149
    anemia, 149
    miomas, 149
    recorrência, 149
    relacionado ao cordão umbilical, 149
    retração uterina, 149
    tabagismo, 149
    trombofilias, 149
    uso de drogas, 149
    versão fetal externa, 149
  placenta prévia, 143
    classificações da placenta prévia quanto à posição, 144
    conduta, 146
    critérios de gravidade a partir do sangramento, na placenta prévia, 145
    diagnóstico, 144
    via de parto, 148
Possibilidades para o parto operatório, 323
Predição do trabalho de parto prematuro pelo ultrassom transvaginal, 362
Propedêutica em obstetrícia e medicina fetal, 29
  amniocentese, 34
  determinações, 37-38
    da concentração de alfa-feto proteína, 37
    do rh fetal, 38
  estudo, 36, 38, 40
    da concentração de bilirrubina do líquido amniótico, 38
    da maturidade pulmonar fetal, 40
    genético, 36
  indicações e contraindicações da amniocentese, 35
    amniocentese, 35-36
    propedêutica, 35
    terapêutica, 36
    contraindicações, 36
  indicações terapêuticas, 40
  infecções, 37, 39
    amniótica, 39
    congênitas, 37
  morfologia fetal, 39
  técnicas da amniocentese, 41

comentários finais, 42
complicações do procedimento, 42
técnica do procedimento, 41
biópsia de vilo corial, 29
cardiotocografia anteparto, 51
  comentários finais, 58
  fisiologia da resposta fetal, 52
  indicações do exame, 52
    Acelerações da frequência cardíaca fetal (FCF), 55
    linha de base, 53
    oscilações da FCF, 53
comentários finais, 93
cordocentese, 42
  comentários finais, 51
  cordocentese terapêutica, 46
  doença hemolítica perinatal, 46
  doenças infecciosas, 45
  estudo genético, 45
  indicações, 43-44
    da cordocentese, 43
    e contraindicações para realização da cordocentese, 44
    contraindicações, 44
    cordocentese, 44
      propedêutica, 44
      terapêutica, 44
  técnica cordocentese, 47
    complicações, 50
    confirmação do sangue fetal, 49
    dificuldades, 49
    punção, 47
  vitalidade fetal, 46
doppler em obstetrícia, 76
  aplicações do doppler em obstetrícia, 79
    doppler das artérias uterinas, 80
  doppler venoso, 90
  estudo da centralização de fluxo fetal, 86
  estudo dopplerfluxométrico da artéria, 82, 84
    cerebral média, 84
    umbilical, 82
  índices dopplerfluxométricos, 78
  interpretação do resultado do doppler das artérias uterinas, 81
  doppler de vasos fetais, 82
  outros vasos de importância clínica, 87
  principais, 79, 91
    índices de fluxo utilizados em obstetrícia, 79
    vasos para o estudo dopplerfluxométrico do sistema venoso fetal, 91
  tipos de doppler, 77
  tipos de doppler em obstetrícia, 77
indicações e contraindicações da biópsia de vilo corial, 31
  contraindicações, 31
    técnica da biópsia, 3-32
    de vilo corial, 32
      comentários finais, 34
      complicações da biópsia de vilo corial, 33
      técnicas via, 32
      abdominal, 32
      cervical, 32
  indicações para realização da biópsia de vilo corial, 31
teste genético não invasivo, 29
ultrassonografia em obstetrícia, 59
  avaliação morfológica fetal, 71
  classificações, 60, 69
    do volume de líquido amniótico, segundo o índice de líquido amniótico (ila), 69
    dos exames ultrassonográficos, 60
      classificação dos exames de ultrassom em obstetrícia, 60
      morfologia fetal (nível 3), 60
      rotina obstétrica (nível 1), 60
      vitalidade fetal (nível 2), 60
  comentários finais, 76
  considerações sobre sua utilização, 61
  determinação, 62-64, 68
    da idade gestacional, 64
    da vitalidade embrionária (sangramento de primeiro trimestre), 62
    das características da gemelaridade, 63
    do peso e acompanhamento do crescimento do fetal, 68
  estudos, 67-68
    da posição fetal e placentária, 67
    do volume do líquido amniótico, 68
  indicações do exame de ultrassom obstétrico, 61

indicações para a realização do exame de ultrassom obstétrico, 61
    avaliação placentária, 62
    biometria fetal, 62
    crescimento fetal, 62
    determinação da implantação do saco gestacional visualização embrionária, 61
    método auxiliar de propedêutica invasiva, 62
    morfologia fetal, 62
    posição fetal e colo uterino, 62
    visualização fetal, 62
    vitalidade fetal (perfil biofísico), 62
marcadores ultrassonográficos de cromossomopatias, 73
    exame morfológico fetal, 73
método auxiliar de procedimentos invasivos, 75
parâmetros, 66, 70
    de determinação da idade gestacional, 66
    do perfil biofísico fetal, 70
perfil biofísico fetal, 70
súmula do exame morfológico fetal, 74
ultrassonografia no intraparto, 74
ultrassonografia puerperal, 74

R

Resultados de Cardiotocografia Basal e Estimulada, 58

S

Sonograma, 81, 86, 93
    da artéria uterina alterada e com a presença de incisura protodiastólica, 81
    da veia umbilical pulsátil, 93
    de artéria cerebral média, 86
Sumário, 350, 369
    da sensibilidade e especificidade para cada marcador ultrassonográfico, 369
    dos riscos de teratogênese nos fármacos padronizados (OMS), 350
Suspensão do aleitamento, 339

T

Teratogênese e epilepsia, 244
Tipos de descolamento placentário, 151
Transfusão intravascular para tratamento de feto anêmico (HC-UFMG), 266
transluscência nucal aumentada, 72
Tratamento da eclampsia e HELLP síndrome, 211
  eclâmpsia, 211
    avaliações, 214-215
      fetal e conduta obstétrica, 214
      pós-parto da paciente eclâmptica, 215
    opções terapêuticas para controle ou profilaxia da crise convulsiva, 213
    tratamento da eclampsia, 212
      controles, 212-213
      da convulsão, 212
      controle pressórico, 213
  HELLP síndrome, 216
    critérios de diagnóstico da HELLP síndrome, 216
    cuidados e recomendações no parto abdominal da portadora de HELLP síndrome, 218
    tratamento da HELLP síndrome, 217
      conduta, 217
      clinica, 217
      obstétrica, 217
Tratamento da epilepsia na gestação, 241
  amamentação, 247
  controle de pré-natal, 245
  cuidados durante o parto, 246
  efeitos da, 242, 244
    gravidez na epilepsia, 242
    da epilepsia na gravidez, 244
  puerpério, 248
  teratogênese e epilepsia, 243
  vitamina K, 245
Tratamento do tromboembolismo e da síndrome antifosfolipídica (SAF) na gestação, 219
  embolia pulmonar (TEP), 223
  fatores de risco para tromboembolismo na gestação, 219
  síndrome AntiFosfolipídica (SAF), 224
    anticorpos de dosagem laboratorial, 225
    profilaxia da manifestação da SAF, 225

terapia da SAF com maior gravidade (dois ou mais anticorpos e passado de TVP), 225
trombofilias, 220
   profilaxia do tromboembolismo na gestação, 221
      anticoagulante, 221
      outras medidas, 222
   rastreamento de trombofilias na gestação, 220
trombose venosa profunda (TVP), 222
   diagnóstico e tratamento da trombose venosa profunda na gestação, 222
      anticoagulante, 223
      complicações, 223
      exame complementar, 222
      tratamento, 222

V

Valores, 364, 370, 372
   de referência para concentrações da hemoglobina fetal em função da idade gestacional, 370
   do pico da velocidade sistólica (média) da artéria cerebral média, 372
   normais do índice de líquido amniótico na gestação, 364